Dr. E. S. RAJENDRAN MD (Hom) PhD

NANODYNAMIK

Übersetzt von
Dr. Miguel Corty Friedrich

edition winterwork

Bibliografische Informationen der Deutschen Nationalbibliothek:
Die Deutsche Nationalbibliothek verzeichnet diese Publikation in der Deutschen Nationalbibliografie. Detaillierte bibliografische Daten im Internet über http://www.d-nb.de abrufbar.

Originalausgabe veröffentlicht durch:
Mohna Publications, XI/150 CB -10
Kunnumpuran, Kakkanad, Cochin 682030
Kerala, Indien Tel: +91 9446446087
ISBN 81-902048-2-3
Autor: rajendranes@gmail.com
Übersetzung des Buches und dreier zusätzlicher Kapitel aus dem Englischen durch Dr. Miguel Corty Friedrich (buecher@heptopathie.de)

Impressum

Dr. E S Rajendran, »Nanodynamik«
Übersetzt von Dr. Miguel Corty Friedrich
www.edition-winterwork.de

Satz: Thomas Marquardt
Umschlag: Thomas Marquardt
Druck und Bindung: winterwork Borsdorf

ISBN 978-3-96014-551-6

NANODYNAMIK

Dr. E. S. RAJENDRAN MD (Hom) PhD

Übersetzt von
Dr. Miguel Corty Friedrich

edition winterwork

INHALTSVERZEICHNIS

VORWORT DES ÜBERSETZERS

Nichts hat die homöopathische Welt auf das Erscheinen dieser Bilder vorbereitet, und dabei lag es doch nahe, diesen Schritt zu tun: Dr. E S Rajendran hat in 5-jähriger Arbeit die meistverwendeten homöopathischen Heilmittel in Lösung mittels hochauflösender Elektronenmikroskopie abfotografiert.

Bei der Recherche zu meinem Werk „Die Krebsrevolution" stieß ich auf seine erst 2015 fertiggestellte Arbeit aus Indien und war sofort fasziniert von der Vielzahl der Formen, überrascht von der Menge an Nanopartikeln und verblüfft über die ständig wechselnden Elementzusammensetzungen der Mittel, die selbst noch in einer $10^{-200.000}$ Verdünnung, einer „CM" Potenz, nachweisbar waren.

Dazu hat er uns auch die Zusammensetzung der Nanopartikel geliefert, womit klar wird, dass jede Potenz ein anderes Mittel ist: anders in der Größe und Art der Partikel, anders in der Zusammensetzung. So tut sich nun, 175 Jahre nach dem Tod des Meisters Samuel Hahnemanns, eine Welt zu beschreibender Indikationen der Mittel auf, die jenseits der klassischen „C30" Potenz liegt.

Auch für fortschreitende Potenzierungen der „LM" Potenzen konnte Dr. Rajendran eine andere Dynamik, andere Gesetzmäßigkeiten nachweisen, als sie für die „C"-Potenzen gelten!

Voller Dankbarkeit für dieses bahnbrechende Werk bin ich stolz darauf, es übersetzen zu dürfen, und ich vertraue darauf, dass bald jeder Homöopath ein solches Nachschlagewerk auf seinem Schreibtisch liegen haben wird. Und sei es nur, um den Zweiflern und ewig auf dem „Plazebo Effekt" bestehenden Rechenkünstlern dieser Welt sagen zu können: „Wieso soll da nichts drin sein? Schlagen Sie mal Seite 72 nach: Da sehen Sie Natrum mur C200 fotografiert und umseitig die Elementzusammensetzung!"

Mögen noch viele Unerschrockene folgen, die bereit sind, langwierige Studien durchzuführen, um den biologischen Therapieansätzen zu bleibender Anerkennung zu verhelfen.

Dr. Miguel Corty Friedrich

VORWORT

Die Medizin gilt als die dynamischste der biologischen Wissenschaften. Dennoch muss sich die moderne Medizin ständig wechselnden Gefahren anpassen. Da steht zum einen eine zunehmende Wirkungslosigkeit für Antibiotika und zum anderen ein eher bescheidenes therapeutisches Ergebnis bei chronischen Krankheiten. Der trotzdem als wachsender Erfolg der Medizin angesehene Fortschritt leitet sich aus Erkenntnissen und technologischem Fortschritt in Physik, Chemie und weiteren Naturwissenschaften ab. Hier hat es wichtige Neuentwicklungen gegeben, wohingegen die klinischen Behandlungserfolge seit langer Zeit eher stagnieren.

In der Entwicklung neuer Erkenntnisbereiche wird das mechanistische, kartesianische Denkmodel schrittweise abgebaut, um einer neuen Vision für die Wirklichkeit Platz zu machen: den Nano-Wissenschaften und der auf sie aufbauenden Technologien. Wir können heute die winzigsten Strukturen einer Welt beobachten, auf denen alles Weitere aufgebaut ist.

Die neue Nano-Wissenschaft und Nano-Technologie zwingt uns anzuerkennen, das Partikel von unter 100 Nanometern (nm) vollkommen andere Eigenschaften haben als Partikel von darübersteigenden Größenordnungen. (Anm.: Ein Nanometer (nm) ist der 1-Milliardste Teil eines Meters). Sie zeigen uns physikalisches Verhalten und chemische Reaktionsbereitschaft, die bei größeren Teilchen nicht mehr zu finden sind. Man hat feststellen müssen, dass Teilchen unterhalb einer kritischen Größe sich vollkommen anders darstellen als ihre größeren Geschwister, was Elektronenkonfiguration, Konduktivität, Reaktionsbereitschaft, Fusionspunkt und viele andere typische Eigenschaften angeht.

Die Therapierichtung, die man gemeinhin als "Homöopathie" bezeichnet, wurde 1790 durch Dr. Samuel Hahnemann entdeckt. In den folgenden vier Jahrzehnten wurde ein vollständiges Therapiesystem daraus, dass mittels speziell hergestellter Heilmittel einer inneren Ordnung folgte und sinnvoll eingesetzt werden konnte. Die Heilmittel, verdünnte, bekannte Stoffe die kräftig geschüttelt wurden, und als "homöopathische Potenzen" bekannt wurden, bilden die Grundlage der homöopathischen Wirkung. Die wahre Natur dieser Heilmittel, geordnet in Potenzen und spezifischen Anwendungen, war bisher eines der größten Geheimnisse der Medizin. Die jüngsten Fortschritte der Nano-Wissenschaft und ihrer Techniken, wie die Elektronenmikroskopie, führt uns zu einem neuen Verständnis, das unser Konzept von Homöopathie und homöopathischer Wirkung vollständig verändert.

Die hier vorgestellte Arbeit zeigt, dass homöopathische Lösungen keineswegs einfache “Placebo” Lösungen sind, sondern, im Gegenteil, eine fast unbegrenzte Quelle von Nanopartikeln und “Quantum Dots” (QD) darstellen, gewonnen aus einer Ursprungssubstanz medizinischer Lösungen. Daraus folgt, dass die Homöopathie seit ihrer Entdeckung durch Samuel Hahnemann nichts anderes ist als Nanomedizin.

Durch diese Richtigstellung kann die Homöopathie, von Vorurteilen befreit, sich erneut in die Welt wissenschaftlicher Erkenntnisse einreihen und unendlich viele neue Möglichkeiten mitbringen. Es zeigen sich zudem neue Aspekte zum Dualismus “Körper und Geist”, und es verlangt nach einer neuen Beurteilung der Grenzen, ein Thema, dass schon seit Langem ein Enigma für Wissenschaftler und Philosophen darstellt. Wir brauchen ein neues Bild des Menschen, in dem das überholte mechanizistisch-kartesianische Model mit seinen Begrenzungen und Vorurteilen aus den früheren Erkenntnissen aus Zelltheorie und Biochemie abgelöst wird. Neue Dimensionen aus hochenergetischen Bausteinen wie Nanopartikel und Quantum Dots (QD) sowie weiteren feinen Elementen zeichnen ein energetisches, reineres Bild der Biologie.

Dieses Werk zeigt sich als Ergebnis meiner Forschung mit homöopathischen Potenzen. Es ist langsam an der Zeit, dass wir die molekulare Weltsicht der medizinischen Forschung verändern und feinere physische Dimensionen, die Welt der Nanopartikel, hinzunehmen, um auf diese Weise unsere Wissenschaft um neue Größenordnungen bereichern zu können. Daraus tritt ins Besondere die Homöopathie hervor. Ich hoffe, dass aus den Ergebnissen dieser Arbeit neue Entdeckungen zur Funktion der menschlichen Biologie folgen mögen, und ich lade dazu ein, weitere Arbeiten in diesem Sinne anzufangen, was mehr als dringend nötig ist. Wir brauchen einen neuen interdisziplinären Dialog zwischen Chemie, Physik, Nano-Wissenschaft und Medizin, damit wir einen gemeinsamen Anfang für neuartige Wissensbereiche schaffen können.

Bei der Durchführung dieser Arbeit konnte ich feststellen, wie sehr Feynmann recht hatte, als er seinen berühmten Satz “Es gibt sehr viel Platz da unten” aussprach. Ich bin überzeugt, es gibt noch viel zu entdecken und in der Nano-Wissenschaft zu entwickeln.

Der menschliche Körper zeigt sich uns heute als ein Nanosystem mit biologischen Fähigkeiten, daher ist es nur folgerichtig, wenn wir unsere therapeutischen Maßnahmen auf dieses System anpassen, um Behandlungserfolge zu beschleunigen und neue Heilungsansätze finden zu können. Diese drastische Wende könnte zu einer revolutionären Änderung unserer Medizin führen und somit zu einem Segen für die Menschheit werden.

Vor uns liegt eine große Anstrengung, für Forscher und Wissenschaftler, um die wahre Natur des Menschen zu entdecken, seine Erkrankungen zu verstehen, und eine neue Art der Verschreibung und Behandlung zu finden, die auf der nano-wissenschaftlichen Realität aufbaut, kurzum, einer neuen intelligenten Form der Heilung.

An dieser Stelle möchte ich mich bei verschiedenen Institutionen für die Unterstützung und Hilfe bedanken, die ich über die Dauer meiner Forschung dort erhalten habe.

Zunächst, an das Zentrum zu Nano-Wissenschaftlicher Forschung und Entwicklung in Bangalore, an das Internationale und Inter-Universitäre Institut für Nano-Wissenschaften und Nanotechnologie der Mahatma Gandhi Universität in Kottayam (Kerala), wo ich die FESEM, EDS und HRTEM - EDS Maschinen nutzen konnte, die diese Arbeit möglich gemacht haben.

Ebenso möchte ich Prof. Sabu Thomas, Prof. Nandakumar Kalarikkal und Dr. B. Raneesh von der International- und Inter-Universität der Nano-Wissenschaften und Nano-Technologien danken. Mein Dank geht ebenso an Prof. Rudra Pratap, Präsident, Dr. Girish Kunte und Hr. Varadharaja Perumal, alle im Zentrum in Bangalore, für ihre Hilfe und Geleit durch endlose Datenmengen und Laborsystematik. Mein Dank geht auch an Dr. Soney Varghese, Att. Prof. des Nanoscience Department der N.I.T. Calicut, für seine Vorschläge.

Herzlichen Dank an Kanzler Dr. A.S. Ganesan, Vizekanzler Dr. S. Sharavanan, Vizepräsident Hr. N.V. Chandrasekar und Hr. J. Satheesh Kumar von der Vinayaka Missions Universität.

Ich möchte mich bei Dr. V.R. Rajendran, Vizekanzler der Vinayaka Missions Universität für die Aufmunterungen bedanken. Ebenfalls viel Unterstützung und Hilfe erhielt ich vom Universitätssekretär Prof. Y. Abraham und Dekan für Forschung Dr. K. Rajendran von der Vinayaka Missions Universität, Salem.

Besonders möchte ich die unermüdliche Unterstützung durch Prof. T. Abdurahiman erwähnen, der mich durch dieses Forschungsprogramm geleitet hat.

Salem, 10.7.2015 Dr. E.S. Rajendran

EINLEITUNG

Die Komplexität des menschlichen Organismus ist faszinierend. Universale Kräfte wie Zeit, Raum, Gravitation, etc. mögen uns für immer als Elemente der externen Welt verschlossen sein, aber die Organisation unserer Körper als Teil der medizinischen Studien kann unvorhergesehene Überraschungen bringen. Wir verstehen in der kurzen Spanne unseres Lebens doch recht wenig von der Welt.

Schon als Medizinstudent wollte ich mich mit den Begrenzungen der historischen Lehrinhalte und dem vorgegebenen Bild der Wirklichkeit nicht zufriedengeben. Meine Überlegungen zum logischen Inhalt und den philosophischen Argumenten zur Homöopathie habe ich an anderer Stelle bereits niedergelegt ("Neues Licht - Vorlesungen zu Homöopathie und Philosophie" und "Der Kern - Vorlesungen zu Chronischer Krankheit und Miasmen"). In der Einleitung zu "Neues Licht" führte ich aus, wie ich immer nach den Fundamenten der Erkenntnisse Dr. Hahnemanns gesucht habe, dem Ursprung der Potenzierung, was ja der Schlüssel zu seiner wichtigsten Entdeckung wurde. Seine charakteristische Art, die Medizin mittels "Potenzierung" herzustellen, hat ihm seinerzeit die Kritik seiner Kollegen eingebracht, die die Wissenschaftlichkeit seiner Methode immer infrage stellten. Doch genau hier liegt der Grund zur Wiedergeburt der Homöopathie, welche eine tiefgreifende Bedeutung für die Zukunft unserer Wissenschaften wie Physik und Chemie hat.

Dr. Hahnemann ging davon aus, dass erst die Potenzierung die eigentliche Natur der Mittel ans Licht brächte. Ausgestattet mit den spärlichen Kenntnissen des 18. Jahrhunderts bildete diese Annahme die Basis, auf der Hahnemann sich auf ein völlig unbekanntes Gebiet wagte. Seine schwachen Erklärungsversuche haben nie den Wert seiner Entdeckung geschmälert. Die wissenschaftliche Welt seiner Zeit war jedoch nicht in der Lage, seine Entdeckungen zu beurteilen.

Der Hoffnungsschimmer erschien uns 1939 mit der Erfindung des Elekronenmikroskops. Die folgenden Jahrzehnte brachten ständige Verbesserungen, wie das TEM (Transmissions Elektronenmikroskop), das SEM (Scanner Elektronenmikroskop) und das STEM (Scanner und Transmissions-Mikroskop). Diese wichtigen Neuentwicklungen leisteten zum Verständnis der Homöopathie zunächst leider noch wenig Hilfe. Die Geheimnisse der Nano-Welten wurden erst durch Richard Feynmann während eines visionären Vortrages beim Kongress der amerikanischen Gesellschaft für Physik 1960 enthüllt: Er stellte fest, dass die Entwicklung biologischer Funktionen seit dem Entstehen des Lebens mit dem Entwickeln nanometrischer Funktionen einhergegangen sei. Sein Argument war, dass wir noch viel von der Biologie zum Verständnis nanostrukturierter Prozesse lernen müssten.

Heute scheint es offensichtlich, das biologische Systeme auf einer nanodimensionalen Ebene funktionieren, welche unterhalb des zellulären und makrobiologischen Niveaus liegen, und dass es sehr wahrscheinlich ist, dass homöopathische Mittel bestehend aus Nanopartikeln und Quantumdots der Biochemie konventioneller Medizin in ihrer Wirkung überlegen sind. Während meiner Untersuchungen habe ich 96 homöopathisch aufbereitete Substanzen in unterschiedlichen Potenzen untersucht. Die Stoffe entstammen unterschiedlichen Quellen, pflanzlich, mineralisch, metallisch und Nosoden. Die üblichen in der Praxis angewendeten Verdünnungen wurden untersucht. Um die Unterschiede der von Dr. Hahnemann vorgeschlagenen Potenzen beurteilen zu können, habe ich parallel Hunderterpotenzen ("C") und 50.000er Potenzen ("LM") verglichen. Komplexmittel, die von den klassisch arbeitenden Homöopathen als "abscheulich" verurteilt werden, wurden auf dieselbe Weise untersucht und so von einer neutraleren Perspektive aus beurteilt.

In dieser Studie wurde die HRTEM mit EDS Methode eingesetzt bei allen mineralischen und metallischen Mitteln ("hochauflösende Transmissions Elektronenmikroskopie mit Energiedispersions- Spektroskopie"), sowie FESEM und EDS bei Substanzen aus pflanzlicher Quelle und Nosoden ("Oberflächen Scanner Elektronenmikroskopie mit Energiedispersions-Spektroskopie"). Die Ergebnisse und Konklusionen werden in diesem Buch dargestellt.

Die Ergebnisse zeigen, dass alle Potenzen, von der Niedrigsten bis zur Höchsten, Nanopartikel (NP) und Quantum Dots (QD) enthalten. Hieraus ergibt sich recht eindeutig, dass jeder Skeptizismus über homöopathische Mittel und ihre therapeutische Wirkung überholt ist. Ich hoffe, anhand dieser Studie die Glaubwürdigkeit der Homöopathie als therapeutisches System zu untermauern. Außerdem glaube ich, dass diese Ergebnisse genügend Aufmerksamkeit erregen, so dass künftig mehr Energie in weiterführende Grundlagenforschung zu dieser Heilmethode investiert wird und auch mehr Menschen mit einer vernünftigen Therapie geholfen werden kann.

Die 12 medizinischen Substanzen unter HRTEM decken 45 Proben ab, und die 15 Substanzen unter FESEM decken weitere 51 Proben ab. Insgesamt wurden 279 Bilder und 122 vergleichende Tabellen aufgenommen. Ich denke, dass die genannte Anzahl der Proben ausreicht, um die tatsächliche Natur der homöopathischen Potenzen hinreichend zu beleuchten.

Dr. E.S. Rajendran

ABBILDUNGSVERZEICHNIS

HRTEM Analysen

TABELLENVERZEICHNIS

HRTEM und EDS Analyse

ABKÜRZUNGEN

Ziffer	Abkürzung	Beschreibung
01	HRTEM	Hochauflösendes Transmissions-Elektronenmikroskop
02	FESEM	Feld-Emissions-Scanner Elektronenmikroskop
03	EDS	Energiestreuungs-Spektroskopie
04	STEM	Scanner- und Transmissions-Elektronenmikroskop
05	AFM	Atombindungskraft Mikroskop
06	STM	Tunnel-Scanner Elektronenmikroskop
07	QD	quantum dots (wörtlich: "Quantische Pünktchen")
08	NPs	Nanopartikel (im Plural)
09	CAM	Komplementäre- und alternative Medizin
10	GNP	Gold-Nanopartikel
11	LSPR	lokale Oberflächen Plasma Resonanz
12	ICP-MS	Kopplungs-induzierte Massenspektroskopie
13	NNI	Nationale Nanotechnologie Initiative
14	NIST	Nationales Institut für Standards und Technologie
15	PRINT	Partikel Replikation im Trockenmodell
16	Aur met	Aurum metallicum
17	Nat mur	Natrium muriaticum
18	Lyco	Lycopodium

KAPITEL 1
NANOWISSENSCHAFTEN

A. URSPRUNG

Die Nanowissenschaft handelt von der mikroskopischen Untersuchung der Materie und ihrer letztendlich darin enthaltenen Teilchen, wobei der Begriff "Nanotechnologie" sich auf den Umgang und die Kontrolle der Materie in der Größenordnung von 1/ 1Milliarde ($1x10^{-9}$) Meter bezieht. Die Struktur eines jeden Organismus oder materiellen Stoffes kann in feinstes Pulver, oder "Nanostoffe" zerrieben werden. Die zwischenstofflichen Beziehungen kann man als "Nanoregulation" verstehen, den Umgang mit solchen Stoffen als "Nanoprozesse/ nanoprocessing" bezeichnen. All diese Beziehungen sind außerordentlich feine und präzise Prozesse. Das Verständnis zur Organisation der Nanomaterialien wird für viele Bereiche der modernen Biologie als zentraler Punkt betrachtet und intensiv erforscht.

Um die mikroskopische Kleinheit des Nanometers zu verstehen, muss man sich vorstellen, dass 1nm 100.000-mal kleiner ist als die Dicke einer Papierseite, oder anders ausgedrückt der 1/5000 Teil eines roten Blutkörperchens. Ein Nanometerdurchmesser eines Fullerens (ein sphärisches Nanopartikel, in das 60 Kohlenstoffatome passen) ist also 10^{8}-mal kleiner als ein Fußball. Zusammenfassend kann man sagen, dass die Entwicklung der Wissenschaft von großen zu kleinen Dingen, von grobstofflich zu feinstofflich, von Makro zu Mikro unterwegs ist [(2)].

Die industrielle Revolution begann in der 2. Hälfte des 19. Jahrhunderts mit der Entwicklung riesiger Dampfmaschinen, die den kleineren Dieselmotoren weichen mussten. Vor der Erfindung des Elektronenmikroskops war die Sicht auf keine Dinge durch das optische Mikroskop auf Mikrometer begrenzt. Doch heute können wir dank des Elektronenmikroskops Proben bis in den Nanometerbereich betrachten.

In den letzten 20 Jahren hat sich die Nanowissenschaft schneller entwickelt als jede andere Naturwissenschaft. Alle Bereiche sind davon betroffen, Chemie, Physik, Genetik, Biologie oder Proteomik. Die Entwicklung und Spezialisierung der Nanowissenschaften begann in den 60-er Jahren des letzten Jahrhunderts.

Richard Feynmann stellte eine visionäre Behauptung auf mit seinem berühmt gewordenen Satz "Es ist viel Platz da unten!" Damit begann die Reise in die Nanowelt [(4)]. Seine Voraussagen zu Anwendungsmöglichkeiten in der Nanotechnologie öffneten ein Fenster in eine neue Welt der Materialkunde.

Doch tatsächlich hatte die Entdeckung der Nanopartikel wesentlich früher begonnen als die Visionen Feynmanns. Über lange Zeit war die Anwendung von Nanopartikeln technologisch und therapeutisch bekannt. Das beste Beispiel dafür sind Buntgläser: sie entstehen durch das Einbinden von Metallionen der Übergangselemente als metallische Nanopartikel. Glasprodukte wurden schon im Altertum als Trinkgefäße oder Fensterscheiben benutzt. Das "Rubinrot" war im Römischen Reich sehr beliebt. Heute wissen wir, dass die roten Schimmer durch Oberflächenplasmaresonanz (LSPR) von Goldpartikeln in einer Größenordnung von unter 100nm entstehen [(5)].

Das "Lycurgo Glas" (aus dem 4. Jahrhundert vor Christus) ist ein schönes Beispiel für "rubinrotes Glas" aus der Römerzeit. Die Farbe des Glases changiert je nach Lichteinfall aufgrund eines optischen Effektes den man "Dichroismus" nennt. Der "Lycurgus Effekt" entsteht durch die Präsenz winziger Mengen eingeschlossenen Gold-Silber Aleationsmaterials in Nanopartikel Größe. Im Alten Rom gab es viele Glasgegenstände mit Dichroismuseffekt, aber das Herstellungsverfahren ist leider in der Vergangenheit verschollen [(5)].

Die Anwendung von Nanopartikeln als Therapie wurde vermutlich in der indischen Medizin begonnen, genauer, im "Ayurveda" (`Ayur` bedeutet Leben, und ´Veda´ Wissenschaft). Bei der Ayurveda verwendet man sowohl Stoffkonzentrationen als auch unbegrenzte Stoffverdünnungen. Die Herstellung dieser Medikamente, bei der sich ausgehend von Rohsubstanzen Stück für Stück Nanopartikel bilden, ist ganz klar das Ergebnis eines systematischen Verdünnungsprozesses.

Doch die erste systematische Anwendung von Nanopartikeln mit therapeutischem Effekt trat mit der Entwicklung der Homöopathie durch Dr. C. F. S. Hahnemann um 1790 auf. Der therapeutische Effekt, vermittelt durch in homöopathischen Produkten enthaltenen Nanopartikeln, ist bisher ein Geheimnis gewesen. Erst die allerneueste Forschung konnte dieses Geheimnis im wahrsten Sinne des Wortes ans Licht bringen. Die Zeit ist nun reif dafür, das volle Potential der Homöopathie mit ihrem gewaltigen Erfahrungsschatz aus 200 Jahren Entwicklung, Literaturentstehung und klinischer Erfahrung unter die Lupe zu nehmen. Die neuesten Entdeckungen in der Homöopathie, zusammen mit dem exponentiellen Wachstum der Nanotechnologie, werden den Weg für eine neue therapeutische Sichtweise und ihre Anwendung ebnen, welche effizienter, kostengünstiger und wissenschaftlicher sein kann, noch dazu ohne Nebenwirkungen, so dass die Weltwirtschaft höheres Wachstum und höhere Lebensqualität entwickeln kann.

B. ENTWICKLUNG

In der Nanotechnology gibt es zwei Strategien, welche zur Herstellung von Nanometergrößen verwendet werden: das "Top Down" und das "Bottom up" Verfahren. Beim Top Down werden Nanopartikel aus dem Zermahlen und Zerstören größerer Ausgangsmaterialien mittels "Steinmühlen" gewonnen ("physikalischer Top Down Prozess") oder durch den Einsatz von chemischen Prozessen ("chemisches Top Down"). Bei der Methode "Bottom up" werden Nanopartikel aus Basisbausteinen wie Atomen und Molekülen hergestellt, die zur Reaktion zusammengebracht werden oder sich nach "self - assembling" Effekten von allein zusammenfügen. Eine Variante sind die "Depot Prozesse", bei denen man atomare Monofilamente mit chemischen Dämpfen zur Reaktion bringt, oder die "Schnell-Nukleation", bei der Reagenzien zur Ausbildung größerer Moleküle über Liganden oder " Oberflächenagenzien" zusammengebracht werden.[(6)].

Bei allen klassischen Nanotechniken zum physischen Top Down verwendet man üblicherweise Photonen (optische Lithographie), Elektronen (Lithographie per Elektronenstrahl) oder Ionen (Lithographie per ionisiertem Strahl) während das chemische Top Down mittels chemischen Reaktionen auf Säure-Basereaktion aufgebaut ist oder mit großer Hitzezufuhr arbeitet.[(6)].

Die Nano Herstellung des Dr. Samuel Hahnemann basiert auf einem physikalischen Top Down in zwei Schritten. Im ersten Schritt werden unlösliche Substanzen, wie mineralische Stoffe oder Metalle, in einem Verhältnis 1:99 vermischt, meist Milchzucker (ein Teil Substanz auf 99 Teile Zucker, allgemein als inerter Stoff oder "Trägersubstanz" akzeptiert), was man "Trituration" nennt. Dadurch wird die Ursprungssubstanz löslich. Die löslichen Substanzen werden im Verhältnis 1:99 mittels zehn kräftiger Schläge (z. B. in einem Glasbehälter gegen einen elastischen Gegenstand) gelöst, genannt "Sukussion". Man hat immer behauptet, diese Verdünnungsreihen führten zu "Nichts", da nach 12 solcher Schritte nur noch Alkohol enthalten sein könne, die Substanzen seien jenseits der "Avogadros´schen Zahl" unauffindbar verdünnt.

Die vorliegende Untersuchung zeigt, dass unabhängig jeglicher Annahme, Nanopartikel in allen Potenzen vorhanden sind, angefangen bei den niedrigsten Verdünnungen von 10^{-12} bis zu den höchsten Verdünnungen wie "CM", der $10^{-200.000}$.

Da mangels optischer Systeme, die bis auf die atomare Ebene Bilder erstellen können, bisher niemals ein Nachweis über die materiellen Inhaltsstoffe der Potenzen erbracht werden konnte, wurde die Homöopathie auch nicht in die Familie der medizinischen Wissenschaften aufgenommen, sondern ihre Entwicklung behindert. Doch inzwischen sind diese Geräte verfügbar; und so kann sich die Homöopathie neu definieren und als eine zulässige Therapieoption selbst wiederentdecken,

Die einfachste Form, den Nachweis zu vorhandenen Nanopartikeln zu erbringen, besteht in der Elektronenmikroskopie. Man kann dazu unter anderem Transmissions-Elektronenmikroskope (TEM) einsetzen, oder Scanner (SEM), oder auch Feld-Emissions-Scanner-Elektronenmikroskope wie die FESEM.

Alle jüngeren Daten zur Erfassung von therapeutisch anwendbaren Nanopartikeln zeigen in diese neue Forschungsrichtung der Medizin.

C. ELEKTRONENMIKROSKOPE

Ein Mikroskop ist ein Instrument, mit dem man vergrößerte Bilder von Gegenständen betrachten kann. Das Bild wird dabei auf unsere Netzhaut ins Auge geschickt. Die Ursprungsbezeichnung aus dem Griechischen stammt von „micros" „klein" und „skopos" „etwas betrachten" ab. Das erste Mikroskop wurde von Antoni von Leewenhock (1632-1723) gebaut.

Zunächst ein paar Definitionen:

Auflösung: Damit ist die Kapazität des Gerätes gemeint, zwischen zwei aneinander liegenden Punkten als zwei unterschiedlichen Punkten (in Entfernungsgrößen) zu unterscheiden.

Auflösungskapazität: Ist die unter optimalen Umständen maximal mögliche Auflösung.

Mikroskope:

1. Transmission: Bei diesem Elektronenmikroskoptyp wird der untersuchende Elektronenstrahl durch die Probe geschickt, abgelenkt und schließlich absorbiert

2. Scanner (Oberflächenscanner): Bei diesem Elektronenmikroskoptyp bewegt sich der untersuchende Strahl über die Oberfläche der Probe, wird abgelenkt, und liefert bei der Resorption ein Bild, das Punkt für Punkt wiederaufgebaut wird.

Das "Standardmikroskop" besteht aus einer beobachtbaren und beleuchteten Oberfläche. Eine Kondensatorlinse bringt das gebündelte Licht auf die Probe, und eine Objektivlinse vergrößert das Bild. Schließlich wird das Bild über die Projektionslinse auf eine plane Oberfläche geworfen, von wo aus das Bild gespeichert oder fotografiert werden kann.

Beim Elektronenmikroskop nutzt man die Doppelnatur des Elektrons zwischen Welle und Teilchen, um ein Bild zu erzeugen. Es gibt im Wesentlichen zwei Typen: den Elektronenscanner "SEM", der mittels Elektronenstrahl eine Oberfläche abtastet, und das

Transmissions- Elektronenmikroskop (TEM), bei dem die Elektronen durch die Probe geschickt werden.

Bei optischen Mikroskopen sind die Linsen aus Glas, in einem Elektronenmikroskop bestehen sie aus elektromagnetischen Feldern. In der Elektronenmikroskopie besteht der "Leuchtstrahl" aus beschleunigten Elektronen. Der erste Prototyp wurde 1931 durch den deutschen Physiker Ernst Ruska und den Elektroingenieur Max Knoll gebaut. Hans Busch hatte 1926 die ersten elektromagnetischen "Linsen" konstruiert. Eine erstes im Handel verfügbares Elektronenmikroskop stammte 1939 von Siemens[(1)].

Transmissions - Elektronenmikroskope (TEM)

Bei der TEM wird ein energiereicher ("hochvoltaischer") Elektronenstrahl genutzt, um ein Bild zu erzeugen. Der Strahl wird durch ein Elektronengewehr erzeugt (üblich ist eine Anode von +100KeV, variabel von +40 bis +400 KeV), der über elektrostatische und elektromagnetische Linsen auf die Kathode gelenkt wird. Der Elektronenstrahl wird durch die Probe geleitet, die teilweise elektronendurchlässig ist und teilweise Elektronen ablenkt.

Sobald die Elektronen durch die Probe hindurch sind, bringen sie Information über die Struktur der Probe, vergrößert durch die Objektivlinsen des Mikroskops. Das Bild wird sichtbar dank eines elektronischen Bildes, das auf einen fluoreszierenden Phosphorbildschirm geschickt wird, oder auf ähnliche szintillierende Substanzen wie z. B. Zinksulfit. Die hochauflösenden Phosphorschirme werden über optische Systeme an eine Kamera angeschlossen oder per Fiberglasoptik an einen CCD Sensor geleitet. Der CCD Sensor ist ein Anschluss System zwischen einem Monitor und/oder einem Computer.

Die Hochauflösende Transmissions-Elektronenmikroskopie (HRTEM) erlaubt Bilder in einer Auflösung von bis 0.5 Angstrom (50 Pictometer oder 0.05nm). Damit erreicht man eine Auflösung, die die Position der Atome in einem Werkstoff bestimmen kann, wodurch die HRTEM zu einem wichtigen Werkzeug für Materialforschung und Nanotechnologie geworden ist. Mittlerweile kennt man HRTEM mit Auflösungskapazitäten von unter 1 Angstrom[(1)]

Scanner Elektronenmikroskop (SEM)

Dieser Typ Elektronenmikroskop produziert Bilder durch das Scannen/Abtasten einer Probe mit einem auf die Probe gerichteten Elektronenstrahl. Es stellt sich eine Interaktion zwischen den Atomen, der Oberfläche und den Elektronen ein. Dabei können die unterschiedlichen Abweichungen und Signale aufgefangen und Information über Topografie und Komposition der Probe preisgeben werden. Häufig geschieht dies durch angeregte Elektronen, die der Atomschale entrissen wurden. Die modernsten SEM sind in der Lage, Bilder von Proben bis zu 0.5nm Auflösung zu liefern. Die modernen SEM erhalten wiederum Bilder durch sekundäre Elektronen, die aus den Atomschalen der Probe herausgesprengt und aufgefangen werden. Daher bezeichnet man diese als Feld-Emissions-Scanner- Elektronenmikroskope (FESEM)[(7)]. Die Anwendung solcher Geräte gehört heutzutage zur Routine.

Kombiniertes Scanner- und Transmissions-Elektronenmikroskop (STEM)

Dieses Elektronenmikroskop vereint die Fähigkeiten zwischen TEM und SEM. Die Sonde sendet ein TEM Strahl von Elektronen, der unfokussiert die Probe abtastet und gleichzeitig wie ein Scanner arbeitet[(1)].

Rastersonden Mikroskope

Es handelt sich um Geräte mit einer winzigen Sonde, die im Rasterverfahren die Probe abtastet und das Bild Bereich für Bereich aufbaut. Im Wesentlichen unterscheidet man zwischen zwei Typen: dem "Raster- Tunnelmikroskop" (STM) und dem Rasterkraftmikroskop (AFM, Atomic Force Microscopy).

Raster Tunnelmikroskop STM

Dieser Mikroskoptyp wurde 1982 entwickelt. Seine Erfinder erhielten dafür 1986 den Nobelpreis für Physik. Der Elektronen-Tunneleffekt wird eingesetzt, um Bilder der Oberfläche einer Probe zu erhalten. Das STM hat viele Bereiche der Grundlagenforschung verändert. Oberflächen können bis in die atomaren Größenordnungen hinein untersucht werden, es erlaubt, den Prozess an sich zu beobachten und dies auch unter atmosphärischen Bedingungen.

Technisch kann man mit einem STM atomare Strukturen manipulieren. Man kann neue Strukturen schaffen, Atom für Atom, und somit die Vorhersage von Feynman über die atomare Beschaffenheit der Materie belegen. Die Rekonstruktionen solcher Nanostrukturen zeigen den Effekt der "eingesperrten Elektronen", und auch quantenmechanische Effekte können belegt und beobachtet werden. Wenn man zum Beispiel eine elliptische Ansammlung von Kobaltatomen schafft und ein weiteres Kobaltatom auf einen der Brennpunkte platziert, zeigt der andere Brennpunkt typische Eigenschaften von Kobaltatomen, auch wenn dort kein Kobalt liegt! Entfernt man das Kobaltatom vom anderen Focus, ist der Effekt verschwunden. Dieser quantenmechanische "Verschränkungseffekt" beweist den Datentransfer in einer quantenmechanischen Größenordnung[(8)].

Rasterkraft Mikroskope (Atomic Force Microscopy) (AFM)

Bei der AFM werden die Bilder durch atomare Zwischenwirkungen ausgebildet, die zwischen der Sondenspitze und der Probe auftreten. Alle SPM Mikroskope arbeiten dreidimensional, die Bilder werden durch die Geometrie der Sonden bestimmt. Je spitzer die Sonde, desto besser die Auflösung. Es gibt mittlerweile viele ähnliche Mikroskopie-

Techniken, die Nanomaterialien mittels weiterentwickelter optischer und elektronischer Mikroskope untersuchen [1].

D. RÖNTGEN DIFFRAKTIONS MIKRO ANALYSEN

Energiedispersions-Spektroskopie mittels Röntgenstrahlung (EDS) ist die übliche Methode zur mikroanalytischen Bestimmung von Materialien bei TEM oder SEM Mikroskopie.

Bei EDS wird ein Elektronenstrahl durch eine Basis ("Matrix") Probe geschickt, ausreichend um eine Interaktion auszulösen, die die Menge und Auflösung der Probe bei Volumina der Größenordnung einiger weniger Mikrometer (< 100nm) messbar macht.

Der Elektronenstrahl regt die Probe an, wodurch Eigenschaften messbar werden, die Auskunft über die Elemente geben, die in der Probe enthalten sind. Röntgenstrahlen werden durch das Zurückfallen der Elektronen in ihre Orbitalschalen charakteristisch von der Probe abgestrahlt, was die vormals angeregten Elementpartikel erkennen und zuordnen lässt. Ein Detektor verwandelt die charakteristischen Röntgensignale über einen "Prozessor" in typische Elementsignale. Die Intensität der Signale gibt Auskunft über die Menge der entsprechenden Elemente.

E. TECHNIKEN

Nanotechnologie basiert auf physikalischen und chemischen Materialeigenschaften. Sie ist eine fortgeschrittene Technologie, die von der Synthese von Nanopartikeln handelt (NPs), der Verarbeitung von Nanomaterialien und ihren Anwendungen. Im Verhältnis zu groben Materialien sind die Nanopartikel eher vergleichbar mit atomaren Größenordnungen. Daher sind ihre charakteristischen Eigenschaften vollkommen anders als die der grobstofflichen Materialien.

Eine typische Form, Nanopartikel herzustellen, ist das Zermahlen eines Stoffes, zum Beispiel in einer Wasser-gekühlten Stahlmühle von 500 ml mit elektrischem Mühlenmotor. Spezielle Stahlkugeln, über Speichen mit einer motorgetriebenen Achse betrieben, zermahlen die Substanz. Man kann die Parameter des Zermahlens oder Zerreibens gut bestimmen. Wenn man dem Kühlmittel Substanzen zur Reduzierung der Oberflächenspannung beigibt (Oberflächenagentien) nimmt die Effizienz weiter zu. Je länger und fester gemahlen wird, desto kleinere Partikel entstehen. Wenn man zum Beispiel Nanopartikel von α-Siliziumkarbid in einer Größe von 37nm herstellen möchte, muss man etwa 12 Stunden mahlen. Diese Herstellungsmethode ist in etwa vergleichbar mit jener, die

Dr. Hahnemann entdeckt hatte. Wir können durch unsere heutigen Techniken viel besser nachvollziehen, welche Nanopartikel Dr. Hahnemann damals als therapeutisch aktive Stoffe herstellen konnte [7].

Dr. Hahnemann entwickelte verschiedene Methoden, um wasserlösliche und unlösliche Substanzen aus Mineralien, Metallen und organischen Substanzen aufzubereiten. Ein gutes Beispiel ist die Verarbeitung von Aurum met und im Vergleich dazu Natrum mur Potenzen, um das Genie Dr. Hahnemanns zu begreifen.

Herstellung von Aurum metallicum [9]

Um 1000g Trituration von Aurum metallicum herzustellen, zermahlt man 100g Aurum metallicum (einen Goldbarren von 24 Karat in Goldpulver) in 900 g Milchzucker. Die Herstellungsweise ist wie folgt:

Zunächst teilt man den Milchzucker in drei Teile ein: im Verhältnis 1:3:5. Dann nimmt man die 100g Goldpulver und den ersten Teil (100 g) Milchzucker. Gut mischen und zerreiben für 6 min. Dann kratzt man sorgfältig Mörser und Pistill mit einem Spatel sauber und achtet darauf, dass alles im Mörser verbleibt. Dann für 4 min mischen. Im Anschluss den Vorgang wiederholen, 6 min mörsern, 4 min verreiben.

Dann folgt in den Mörser die 2. Menge (300g) Milchzucker, und der Mischvorgang wird wiederholt.

Es folgt der 3. Teil (500g), und der Vorgang des Verrührens wird wiederholt. Die Mischung am Ende dieses Vorganges ist die Potenz 1X oder D1.

Für die nächst höhere Potenz wird der Prozess des Verrührens wiederholt: 1 Teil 1X (D1) mit 9 Teilen Milchzucker. Dies ergibt 2X (D2). Das Ganze wird wiederholt bis zur 6. Potenz 6X (D6)

Dann löst man eine Gewichtseinheit 6X Trituration in 50 Teilen (Volumen) Wasser und 50 Teilen (Volumen) von (Apotheken reinem) Alkohol. Man gibt dieser Lösung 10 kräftige Schläge abwärts ("Sukussionen"). Die so gewonnene Lösung entspricht 8X oder C4.

Von C4 ist der nächste Schritt ein Teil C4 in 99 Teilen Wasser/Alkohol-Gemisch, wiederum durch 10 kräftige Schläge gegen eine harte Oberfläche. Durch das Mischen von 1 Teil in 99 Teilen Flüssigkeit erhöht sich die Potenz in jedem Schritt um 1C.

Aurum met C6 erhält man durch das Einbringen von 1 Teil Aurum met C5 in 99 Teile Wasser/Alkohol Gemisch und nach 10 kräftigen Schlägen.

Aurum met C30 erhält man durch das Einbringen von 1 Teil Aurum met C29 in 99 Teile Wasser/Alkohol-Gemisch und nach 10 kräftigen Schlägen.

Aurum met C 200 erhält man durch das Einbringen von 1 Teil Aurum met C 199 in 99 Teile Wasser/Alkohol-Gemisch und nach 10 kräftigen Schlägen.

Aurum met 1 M ist die tausendste Potenz in Hunderterschritten. 1M erhält man durch das Einbringen von 1 Teil Aurum met C 999 in 99 Teile Wasser/Alkohol-Gemisch und nach 10 kräftigen Schlägen.

Aurum met 10M erhält man durch das Einbringen von 1 Teil Aurum met C 9999 in 99 Teile Wasser/Alkohol-Gemisch und nach 10 kräftigen Schlägen.

Aurum met 50M erhält man durch das Einbringen von 1 Teil Aurum met C 49.999 in 99 Teile Wasser/Alkohol-Gemisch und nach 10 kräftigen Schlägen.

Aurum met CM ist die hunderttausendste Potenz. Diese erhält man durch das Einbringen von 1 Teil Aurum met C 99.999 in 99 Teile Wasser/Alkohol-Gemisch und nach 10 kräftigen Schlägen.

Herstellung von Natrium muriaticum[9]

Um 1000g Natrum muriaticum D1 zu erhalten muss man 100 g Natriumchlorid (Tafelsalz) mit 900 g Milchzucker verreiben, so wie oben beschrieben. Ein Teil der erhaltenen Dosis D1 wird erneut mit 9 Teilen Milchzucker (Laktose) verrieben, um die D2 zu erreichen, und so weiter, bis zur D6. Hier wird der Stoff verflüssigt, indem ein Teil D6 in 50 Teilen reinen Wassers und 50 Teilen Medizinalalkohol aufgelöst wird. Wieder 10 kräftige Schläge nach unten (Sukussionen), und die erste flüssige Potenz D8 ist entstanden, die jetzt als C4 weiterverwendet wird. Alle folgenden Potenzen folgen dem Beispiel von 1 Teil verdünnt in 99 Teilen Wasser/Alkohol-Gemisch, und steigen nach den 10 Sukussionen um jeweils 1 Potenz an[9].

Aufgrund ihrer winzigen Dimensionen können Nanopartikel in alle physiologischen Bereiche des Körpers eindringen. Gewebe, Zellen und subzelluläre Strukturen werden erreicht. Daher sollte man sich ernsthaft die Frage nach der Toxizität solcher Elemente stellen, bekannt als "Nanotoxizität". Untersuchungen zur Nanotoxizität stellen heute ein wichtiges Forschungsgebiet dar, denn viele Nanopartikel haben sich als genetisch und zellulär toxisch herausgestellt.

Daher muss nun auf die Unterschiede in der Herstellung von Nanopartikeln zwischen Nanotechnologie und Homöopathie eingegangen werden. Die technisch hergestellten Nanopartikel bezeichnen wir als "nackte" Nanopartikel, da sie aus der konventionellen Zerstörung größerer Elemente entstehen, während die in homöopathischen Potenzen enthaltenen Nanopartikel an organische Elemente gebunden sind, meist an Kohlenstoff,

Sauerstoff, manchmal Wasserstoff. Die Herstellungsmethode erklärt, warum diese Verbindungen zwischen organischen und anorganischen Strukturen auftreten. Allgemein gilt, dass metallische Nanopartikel toxisch sind, doch die nach Dr. Samuel Hahnemanns Methode hergestellten, seit über 200 Jahren in Gebrauch befindlichen Potenzen, haben niemals andere als verträgliche Effekte bewiesen, wenn sie am Patienten angewendet wurden. Wir können davon ausgehen, dass die Komplexbildung zwischen organischen Substanzen und metallischen Nanopartikeln gegen unerwünschte, toxische Effekte schützt, wohingegen sie bei der Anwendung von "nackten" Nanopartikeln auftreten.

Aus ähnlichen Gründen ist die Toxizität von hochgiftigen Substanzen in der Homöopathie unbekannt, wie bewiesen bei der Anwendung von Arsen, Veratrum album, Zyanid, Schlangengiften wie Lachesis, Naya, Crotalus sowie viele Spinnengiften wie Tarantula hisp, T. cubensis, und viele andere mehr.

Warum haben Nanopartikel andere Eigenschaften als die großen Stoffe?

1. Sie bieten eine größere Oberfläche pro Masseeinheit, was die physikalischen Eigenschaften erhöht und die chemische Reaktionsbereitschaft vergrößert.

2. Quantenmechanische Effekte treten bereits bei Nanogrößen auf und verändern die Grundeigenschaften der Materie.

Nanopartikel werden allgemein als eine Ansammlung von Atomen oder Molekülen beschrieben, deren Gesamtdurchmesser unter 100nm liegt. Ein "Nanometer" misst 10^{-9} m oder 10 A°. Partikel unter 1000 A° bezeichnen wir als Nanopartikel.

Es stellen sich Veränderungen in der Elektronenverteilung ein, wenn ein größeres Metall in einen kleinen Cluster verwandelt, oder wenn es sogar noch in einzelne Atomelementcluster von unter 15 Atomen reduziert wird. Der Cluster verhält sich ähnlich wie ein Molekül mit sehr niedrigen Energieniveaus mit Elektronen in bindenden und antibindenden Orbitalen. Schließlich werden Größenordnungen erreicht, bei denen die Oberflächen der Partikel durch Abstände getrennt sind, die etwa der Wellenlänge der Elektronen entsprechen. Dann muss man die Energieniveaus mit Hilfe quantenmechanischer Modelle beschreiben. Es stellt sich der "quantische Größeneffekt" ein: es treten neue elektro-magnetische Eigenschaften auf, die nach dem Unschärfeprinzip nach Heisenberg beschrieben werden: je geringer die räumliche Bewegungsfreiheit eines Elektrons ist, desto mehr nimmt sein Impuls zu. Der mittlere Energiestatus wird nicht mehr so sehr durch die chemische Qualität bestimmt, als durch seine physische Größe. Interessant ist auch anzumerken, dass der quantische Größeneffekt auch in größeren Strukturen erreicht werden kann, wie zum Beispiel in Halbleitern. Hier wirken sich verlängerte Wellenlängen durch Elektronenüberleitung und "Quantenpunkte" in den Halbleitern aus.

In einem Halbleiter kann die Wellenlänge etwa einen Mikrometer betragen, während sie im Normalfall in einem Metall bei einer Größenordnung um 0.5nm liegt. Sehr kleine Nanopartikel zeigen alle oder fast alle ihre Atome auf der Oberfläche. Oberflächenatome sind weniger begrenzt in ihrer Fähigkeit zu schwingen als die im Inneren, und sie erreichen größere Abstände zu ihren "Ruhe" - Gleichgewichtspositionen. Das kann die Partikelstruktur verändern. Gold Cluster von 10 - 100 A° Radius werden im Vakuum hergestellt und auf einen Silikat Träger aufgebracht, anschließend überdeckt man sie mit einem Siliziumdioxyd Film. Elektronenmikroskopische Bilder der Gold Nanopartikel zeigen zu unterschiedlichen Zeiten Fluktuationen im strukturellen Arrangement. Bei steigenden Temperaturen zeigt sich eine Auflösung der Symmetrie der Nanopartikel, die in eine Art flüssige Formation wie ein atomarer Tropfen übergeht.[(7)]

Beim Studium der Nanopartikel unter Elektronenmikroskop finden sich unterschiedliche Partikel. Das NIOSH (Nat Institut für Sicherheit am Arbeitsplatz) unterscheidet 11 Arten von Nanostrukturen:

1. Aggregate (runde)
2. Kolloide
3. Kristallförmige
4. Nanofilm
5. Unregelmäßige (Nanohorn)
6. Nano "Stangen", "Röhren"
7. Nanodraht
8. "Quantum" Punkte (Quantum Dots, QD)
9. Kreisförmige
10. Andere Formen [(2)]

Es gibt viele weitere Ausdrücke um Nanopartikel nach ihrer Form zu beschreiben:

- Partikel (oder "Kristalle")
- Dentrimere (verästelte Strukturen)
- Aggregate
- "Andere" Formen [(2)]

Dentrimere

Dentrimere (oder verästelte Nanopartikel) sind außergewöhnliche Teilchen, um Nanopartikel bei niedriger Temperatur entstehen zu lassen, weil sie regelmäßige Formen zeigen und eine breite chemische Anwendbarkeit besitzen. Sie bestehen aus drei wesentlichen Elementen: dem Kern, den mehr oder weniger regelmäßigen Verästelungen und funktionellen chemischen Endgruppen (1-5). Die physikalisch chemischen Eigenschaften beruhen auf der Kombination der drei Elemente sowie auf der Gesamtgröße. So sind größere Dentrimere mehr oder weniger rund und enthalten Leerstellen im Inneren, während kleinere eher flach und offen erscheinen. Auch die Substituenten beeinflussen die Löslichkeit und Absorptionsfähigkeit, wobei dies nicht ausschließlich von ihnen abhängt.[(10)]

Quantum Dots

Quantum Dots wurden zuerst von Alexey Ekimov 1981 entdeckt. Mark Reed bezeichnete sie als quantum dots (QD). Es handelt sich dabei um ein Nanokristall, das aus potentiellen Halbleitermaterialien besteht und klein genug ist, um quantenmechanische Eigenschaften zu besitzen. Die "Exzitonen" werden in alle drei Richtungen des Raumes ausgerichtet. Man könnte QD auch beschreiben durch die Exzitonen in einem Quanteneinschluss der "0" - Dimension in einem winzigen Punkt eines Halbleitermaterials. Diese Exzitonen besitzen nur "geschlossene" Zustände, es sind keine frei beweglichen Exzitonen. Das hat zur Folge, dass sich QD auf neuartige Weise verhalten. QD können tausend Atome enthalten und trotzdem nur eine begrenzte Zahl an zulässigen Zuständen einnehmen. Jeder Zustand würde sich klar von den anderen abheben. Ein QD ist eher als ein Einzelatom als als ein Vielzahlatom zu beschreiben. Sie sind die idealen Kandidaten um damit Quantencomputer zu entwickeln.

Die elektronischen Zustandsbeschreibungen sind eng gekoppelt an Form und Größe. Die Bandbreite des ausgesendeten Lichts von einem QD steht im umgekehrten Verhältnis zu seiner Größe. Auf dem Fluoreszenzbildschirm steigt die Frequenz des abgestrahlten Lichts in dem Maß wie die Größe des QD abnimmt, und die Farbe wechselt von Rot zu Blau, wenn die QD kleiner werden. Daraus folgt, dass Exzitation und Emission aus QDs leicht regulierbar sind.

Nanodraht

Nanodrähte sind eindimensionale (1-D) Nanomaterialien. Bei einem Nanodraht ist das Verhältnis "Länge" zu "Breite" höher als 1000. Man kann sie auch als Nanostrukturen mit einem Durchmesser zwischen 10 und 100nm und unbegrenzter Länge definieren. Die quantenmechanischen Effekte sind in dieser Größenordnung recht bedeutend.

Nanodrähte gibt es bei Gold, Eisen, Silber oder in Halbleitern wie Silizium, Zinkoxyd und Germanium.

Die herkömmliche Wissenschaft hat bisher alles in makroskopischen Größenordnungen untersucht. Dann wurden die Objekte immer kleiner. Optische Mikroskope erlaubten uns, die Mikrometerwelt zu erforschen, doch mit der Erfindung des Elektronenmikroskops können wir die nanometrische Welt erkunden. Die quantenmechanische Begrenzung in Nanopartikeln bringt uns zu vollkommen anderen physikalisch - chemischen Eigenschaften als wir es von den makroskopischen Materialien gewohnt sind.[1]

Nanotechnologie und Nanobiologie

Auch wenn menschliche Wesen größer und schwerer aussehen, so sind ihre Grundfunktionen doch durch Schlüsselmoleküle wie DNA, RNA, Hormone, Enzyme, Rezeptoren, Antigene, Antikörper, Hämoglobin und viele weitere biochemische Grundkörper festgelegt. Sie alle unterliegen nanometrischen Dimensionen. Es zeigt sich also, dass alle grundsätzlichen Prozesse der Biologie in einem Rahmen von 1 bis 100nm stattfinden. Erst langsam beginnt die Biologie sich hin zu einer Nanobiologie zu entwickeln. Dies wird für kommende Generationen eine wesentliche Weiterentwicklung bedeuten, und viele neue Geheimnisse über das Leben warten noch auf ihre Entdeckung.

Die Synthese aus Nanotechnologie und Biotechnologie wird neuartige Konzepte und Methoden entwickeln, die viele Probleme lösen werden, von denen unsere konventionelle Biologie und Medizin noch weit entfernt sind. Diese Synthese nimmt weiter Fahrt auf, da die Nanotechnologie jetzt in Bereiche wie Genomik, Onkologie, Biologie, Immunologie, etc., vordringt.

Zurzeit sind viele Forschungsgebiete aktiv:

1. Zwischenwirkungen von Biomolekülen und Nanopartikeloberflächen
2. Die neuen Bilder der Biologie seit der Entdeckung der Nanopartikel
3. Analytische Anwendungen der Nanobiologie
4. Diagnosetechnik und zielgeführte Medikation durch Nanotechnologie
5. Biosynthese von Nanomaterialien

Überall geht es rasch voran, aber auf einem Gebiet wird wenig geforscht, nämlich dort, wo es um eine ungiftige Art von Nanopartikeln als Heilmittel geht. Dies macht diese Anfangsphase nicht gerade leichter.

In diesem Werk geht es darum, die Untersuchungsmöglichkeiten der Elektronenmikroskopie HRTEM & EDS und FESEM & EDS auf etwa 100 Proben homöopathischer Potenzen anzuwenden. Das Ergebnis dieser Untersuchung sowie die ausführliche Erforschung der wissenschaftlichen Literatur über mehrere Jahre hat mich zu der Überzeugung gebracht, dass das, wonach eine neue Generation von Wissenschaftlern so eifrig sucht, in der der Homöopathie zu finden ist, die trotz mangelnder Unterstützung schon seit über 200 Jahren auf der ganzen Welt praktiziert wird. Ich möchte behaupten, dass alle homöopathischen Labore weltweit einfach Orte der Herstellung von nanomedizinischen Wirkstoffen sind, obwohl die herkömmliche Wissenschaft dies bisher noch nicht beweisen konnte. In demselben Sinn sind alle homöopathisch arbeitenden Ärzte in der Welt "Nanomediziner", ohne dass sie bisher diese spezielle Qualität ihrer Arbeit gekannt haben.

Diese mit äußerster Sorgfalt und absolut neuraler Einstellung zum Ergebnis ausgeführte Untersuchung hat mir erlaubt, viele bisher unbekannte Geheimnisse der Homöopathie zu entdecken. Die wesentlichen Elemente der Homöopathie beruhen auf Tatsachen, aber die historische Sichtweise, die sich mittlerweile über 200 Jahre etabliert hat, bedarf nun dringend einer Kurskorrektur. Ich bin von meinen Ergebnissen selber überrascht worden und stelle die Einzelheiten dieser Untersuchung nun in den folgenden Kapiteln allen interessierten Wissenschaftlern, Akademikern, Studenten und Lesern zur Verfügung, damit jeder sich sein eigenes Urteil bilden möge.

KAPITEL II
HOMÖOPATHIE

A. URSPRUNG UND ENTWICKLUNG

Homöopathie ist eine zufällige Entdeckung der Studien des deutschen Arztes Dr. Christian Friedrich Samuel Hahnemann (1755 - 1843). In Europa steckte die Medizin des 18. Jhdt. fest in den galenischen Theorien des "contraria contrarios curentur" (der Gegensatz wird mit dem Entgegengesetzten behandelt) und "tolle causam" (beseitige die Ursache). Das gesamte medizinische System sowie auch die praktische Ausübung der Medizin beruhte auf diesen beiden Theorien des römischen Arztes Galen, der im 2. Jhdt. nach Chr. wirkte. Mit nur geringen Kenntnissen über die Krankheitsursachen waren die Versuche der Ärzte, solche Ursachen zu eliminieren, desaströs.

Dr. Hahnemann widersetzte sich dieser medizinischen Praxis, da sie seiner Meinung nach nur auf Annahmen beruhte, und leitete seine Forschungen in eine ganz andere Richtung. Er war nicht damit einverstanden, die üblichen Mischungen aus vier Komponenten zu verordnen, die aus einer Grundsubstanz, dem Adjuvans, dem Corriganz und einer ergänzenden Substanz bestand. Diese Komponenten sollten sein: Das Hauptmedikament, verantwortlich für die Wirkung, eine 2. Wirksubstanz, die die Wirkung der ersten Substanz verstärken sollte, und dem Korrektor, der die Nebenwirkungen verringern sollte. Aus diesen dreien entstand eine Mischung, die dann in einer weiteren, vierten Substanz angemischt wurden. Dieses System schien Dr. Hahnemann unbefriedigend.

Nachdem er 1779 seinen Doktortitel an der Universität Erlangen erworben hatte, eröffnete er seine eigene medizinische Praxis. Unzufrieden mit seiner Arbeit, wandte er seine Aufmerksamkeit dem literarischen Feld zu. Er lernte Deutsch, Englisch, Latein, Griechisch, Italienisch, Hebräisch und Arabisch. Zwischen 1780 und 1790 fertigte er zahlreiche Übersetzungen an. 1787 veröffentlichte er das "Apotheker Lexikon" mit ausführlichen Anweisungen für die Herstellung und Gabe von Medikamenten für Apotheker.

Er wurde ein bekannter Chemiker. Einer seiner wichtigsten Beiträge zur Chemie war die Entdeckung der Herstellungsweise einer Quecksilberlösung, genannt "Mercurius solubilis Hahnemannis".[(13)]

1790 übersetzte er William Cullens "Material medica" vom Englischen ins Deutsche. Bei der Übersetzung des Werkes fiel Hahnemann Cullens Behauptung auf, dass die Chininrinde bei Malariafieber aufgrund ihrer astringierenden Eigenschaften und der

Bitternoten hilft. Dies regte ihn dazu an, über mehrere Tage wiederholt einige Drachmen Chinintinktur zu sich zu nehmen und die Wirkung an sich selbst zu überprüfen, woraufhin er die Symptome der Malaria entwickelte. Diese Erfahrung führte ihn zum Leitsatz "Simila Similibus curantur", der das Grundprinzip seines medizinischen Systems werden sollte, welches er mit dem Namen "Homöopathie" versah.

Nach Beobachtungen und vorsichtigen Versuchen über 6 Jahre hinweg veröffentlichte er 1796 seine Entdeckung erstmalig in der medizinischen Zeitschrift Hufeland. Seine Arbeit erschien unter dem Titel: "Versuch über ein neues Princip zur Auffindung der Heilkräfte der Arzneysubstanzen, nebst einigen Blicken auf die bisherigen".

In dem auf die Entdeckung der Homöopathie folgenden Jahrzehnt konnte Dr. Hahnemann ein unabhängiges Therapiesystem aufbauen. In dieser Zeit arbeitete er wie damals üblich mit Muttertinkturen und ponderalen Mengen. Er war ein ständiger Experimentator, der immer auch bereit war, weniger orthodoxe Wege zu beschreiten.

Der entscheidende Wendepunkt kam für Hahnemann 1801, als er herausfand, dass Belladonna in einer 1:10000 Wasserlösung sehr effektiv für die Behandlung von Scharlach war. Nur sehr wenige Tropfen dieser Lösung waren für ihn ausreichend, um sie als Dosis zu bezeichnen. Tatsächlich war es das entscheidende Experiment, welches Hahnemann auf den langen Weg für seine verbleibenden 42 Lebensjahre brachte. Die Veröffentlichung dieser experimentellen Beobachtung in dem Artikel "Heilung und *Verhütung* des *Scharlach*-Fiebers" war eine für Dr. Hahnemann charakteristische Feststellung, ähnlich der berühmten Feststellung im Jahr 1960 von Dr. Feynman „unten ist eine Menge Platz". Sie wurde allerdings noch nicht Nanotechnologie genannt.

Es ist möglich, dass Dr. Hahnemann seine lange Reise in die Tiefen der Forschung aufgrund einer einzigen Erfahrung, die er 1799 machte, begann. In dem Jahr sah er sich mit dem Beinahe-Tod eines Patienten konfrontiert, den er mit einer ponderalen Dosis weißen Helloborum oder Veratrum album, einer sehr giftigen Substanz, behandelt hatte. Da Belladonna eine weitere sehr giftige Pflanze ist, mag das der Grund sein, warum Dr. Hahnemann mit hohen Belladonna-Verdünnungen von 1:10000 experimentierte (ein Tropfen Muttertinktur Belladonna aufgelöst in 10000 Tropfen Wasser). Trotzdem war er noch weit von der Entdeckung entfernt, die ihn zwangsläufig in eine Liga mit den unangefochtenen Genies der Nanotechnologie gestellt hätte, eine Wissenschaft, die erst 200 Jahre nach seiner Geburt entwickelt wurde.

Bei der Verdünnung medizinischer Substanzen stieß Hahnemann auf zwei wichtige Dinge. Seine erste Intention war es, die Toxizität giftiger medizinischer Substanzen zu verringern. Im zweiten Schritt entwickelte er das Konzept der geringstmöglichen Dosierung. Bei seinen Experimenten mit Patienten beobachtete er, dass beide Ideen sehr effektiv in der Behandlung und Heilung von Patienten waren.

Er beobachtete, wie gerade die sehr hohen Verdünnungen dazu in der Lage waren, Veränderungen auf der physiologischen Ebene des Menschen zu bewirken. Mit dieser neuen Grunderkenntnis begann er, die Wirkungen der Substanzen direkt am Menschen zu erproben. Dieses Vorgehen nannte er schlüssig Substanzbeweisexperiment.

Dr. Hahnemann begann allerdings immer damit, die Substanzen an sich selbst auszuprobieren, bei Mitgliedern seiner Familie oder einer von ihm aufgebauten Gruppe von Versuchspersonen. Die von ihm angewandte Methode war ganz simpel: ausgewählte, gesunde Personen erhielten von ihm Anweisungen über einen idealen Tagesrhythmus, Ernährung und mentalen Zustand, den sie über einige Wochen einhalten sollten. Dann erhielten sie dreimal täglich verdünnte Substanzen, bis sie körperliche und/oder geistige Symptome entwickelten. Sobald solche Anzeichen oder Symptome auftraten, entzog er die Substanz, notierte aber weiter alle Anzeichen und Symptome, so lange sie anhielten. Diese Vorgehensweise wiederholte er mehrfach. Schließlich wurden alle Anzeichen und Symptome systematisiert. Darauf basiert die Materia Medica der Homöopathie.

In der Zeit von 1811 – 1821 führte er diese Art Experimente mit verschiedenen Substanzen durch und veröffentlichte seine Erkenntnisse in Form der "Materia Medica Pura". Während dieser Zeit fand auch die eigentliche revolutionäre Entdeckung Hahnemanns statt: die Entdeckung der DYNAMISIERUNG oder POTENZIERUNG. Wenn wir mit unseren heutigen Erkenntnissen der Nanotechnologie auf die Entdeckung der Potenzierung und die Feinheit des von ihm formulierten Prozesses zurückschauen, können wir diesem Wissenschaftler nur den allerhöchsten Respekt zollen.

Lassen Sie uns den Prozess der Dynamisierung genauer ansehen. Bis heute haben wir keine klare Vorstellung davon, wie Dr. Hahnemann auf dieses Konzept kam, und wann genau er es entdeckte. Als er 1790 mit Chinin experimentierte, kam ihm die Idee des "similia similibus curentur". Vielleicht entstand, nachdem er den Verdünnungsprozess entdeckt und die Versuche mit Verdünnungen zum Beweis von Krankheitssymptomen durchgeführt hatte, irgendwann die Idee, einen vollkommen anderen Weg einzuschlagen, der schließlich zum Prozess der Dynamisierung geführt hat.

(Anmerkung des Übersetzers: Hahnemann hat irgendwann festgestellt, dass die Medikamente, die er bei Hausbesuchen nach einem langen Ritt verabreichte, wirksamer waren als die, die er in seiner Praxis stehen hatte. Der Rhythmus der Pferdehufe hatte die Substanzen potenziert. Diesen Prozess versuchte er daraufhin durch das berühmte Klopfen auf ein Buch zu imitieren.)

B. HERSTELLUNGSWEISEN MEDIZINISCHER SUBSTANZEN MIT HILFE DER DYNAMISIERUNG NACH HAHNEMANN

Hunderter Stufe

Die Herstellung von Aurum metallicum C6 bis CM und Natrum muriaticum C6 bis CM wurde bereits in einem früheren Kapitel erklärt. Die Verdünnung des Medikamentes in der Hunderter Skala ist 1/100.

50-tausender Stufe oder LM Stufe

Die 50 tausender Potenzierung oder LM Stufe der Potenzierung war die letzte Entdeckung von Dr. Hahnemann und half ihm von 1837 bis zu seinem Tod, seine Medizin außergewöhnlich erfolgreich zu praktizieren. Die verbesserten Resultate überzeugten ihn davon, dass die LM Potenzen den vorhergehenden Hunderter Potenzen weit überlegen waren. Die Wirksubstanz bei LM liegt bei 1/50.000.

Herstellung der 50-tausender Potenzierungsstufe

Diese Skala stellte Dr. Hahnemann in der sechsten Auflage des Organons der Medizin unter § 280 im Jahr 1842 vor. Den Namen erhielt diese Skala durch Dr. Pierre Schmidt, da bei jedem Schritt der Dynamisierung 1 Teil Arznei in 50-tausend Teilen Lösung gelöst wird. Hahnemann selbst nannte dies "neue Dynamisirung" (§ 161).

Für die Herstellung der 50-tausender Potenzen wird das Basismittel zunächst bis zur Potenz C3 in Milchzucker zerstoßen. Dafür werden 1 Teil Mittel in 99 Teilen Milchzucker zerstoßen. Die 99 Teile Milchzucker werden prozentual 11/33/55 aufgeteilt. Man nimmt 1 Teil Gewicht des Basismittels in grobem Pulver und 11 Gewichtsteile des Milchzuckers. Beides mischen und 6 Minuten kräftig zerreiben. Nach 6 Minuten die Mischung mit einem Spatel 4 Minuten zusammenkratzen, so dass nichts im Mörser oder am Klöppel verbleibt. Erneut die Mischung 6 Minuten mit dem Klöppel verreiben und anschließend 4 Minuten zusammenkratzen.

Jetzt 33 Teile Gewicht des Milchzuckers zufügen und den Prozess des Zerreibens und Zusammenkratzens zweimal wie oben beschrieben wiederholen, immer 6 Minuten zerreiben, 4 Minuten zusammenkratzen.

Anschließend 55 Teile Gewicht des Milchzuckers dazugeben und den Prozess wiederholen. Am Ende des Prozesses erhalten wir die Potenz C1 der Arznei.

Für die nächste Potenz nimmt man 1 Teil C1 und 99 Teile Milchzucker. Von dem so hergestellten Produkt, dem C2, nehmen wir 1 Teil Gewicht und mischen dies auf die gleiche Weise mit 99 Teilen Milchzucker, um C3 zu erhalten.

Um die Mischung C3 in eine "Lösung C3" zu verwandeln, werden 100 mg der dritten Potenz in 50 ml einer Mischung aus gereinigtem Wasser und reinem Alkohol, die aus 4 Teilen gereinigtem Wasser und 1 Teil reinem Alkohol besteht, gelöst. Um diese Lösung korrekt herzustellen, lösen wir zunächst die 100 mg des C3 in 40 ml gereinigtem Wasser und fügen dann 10 ml des reinen Alkohols dazu. Das Endprodukt wird "Urtinktur" genannt.

Mische 1 Tropfen oder einen Teil dieser Urtinktur mit 100 Tropfen oder 100 Teilen mit reinem Alkohol und gib 100 kräftige Schläge. So wird die erste 50-tausender Potenz, genannt "0/1" oder LM1, hergestellt.

Für die Herstellung der jeweils nachfolgenden Potenzen werden einige Globuli von fast identischer Größe (100 Globuli sollten ca. 65 mg wiegen) in der vorherigen Potenz angefeuchtet und getrocknet. Nehme ein Globuli und löse es in einem neuen Gefäß in einem Tropfen gereinigtem Wasser auf. Füge 100 Tropfen gereinigten Alkohol dazu und versetze dem Gemisch 100 kräftige Schläge. [11]

Potenz	**Arzneistärke**
C1	1/100
C6	$1/10^{12}$
C30	$1/10^{60}$
C200	$1/10^{400}$
1M	$1/10^{2000}$
10M	$1/10^{20000}$
50M	$1/10^{100000}$
CM	$1/10^{200000}$

Tabelle 1: Arzneistärke in der Stufe der Hunderterpotenz[2]

Potenz	Annähernde Potenz in der Hunderterstufe	Arzneistärke
LM1	ca. C7	$1 / 4 \times 10^{14}$
LM6	ca. C18,5	$1 / 1.28 \times 10^{37}$
LM12	ca. C33	$1 / 8.192 \times 10^{66}$
LM18	ca. C47	$1 / 5.4288 \times 10^{94}$
LM24	ca. C61	$1 / 3.3554 \times 10^{122}$
LM30	ca. C75	$1 / 2.1475 \times 10^{150}$

Tabelle 2: Arzneistärke bei 50-tausender Stufe

Die Größen der Mittelkonzentrationen fällt bei den Hunderterpotenzen bei ca. C12 unter die Avogadrische Zahl (mathematische molare Grenze). In den Bereichen der 50.000 fällt die Medikamentenkonzentration unter die Avogadrozahl ab der LM4 ($1/3.2 \times 10^{28}$)

Implikationen der Dynamisierung

Hahnemanns Entdeckung der Dynamisierung von Wirkstoffen ist nicht nur für die Medizin bedeutsam, sondern auch für die Physik. Wenn wir seine Entdeckungen retrospektiv analysieren, kommen wir schnell zur Erkenntnis, dass Hahnemann seine neue therapeutische Methode in ein nanomedizinisches System umwandelte. Somit kann er auch als Begründer einer praktischen nanomedizinischen Methode gelten.

Dr. Hahnemann machte zwei voneinander unabhängige Beobachtungen: die erste war, dass Medikamente, wenn in Niedrigdosen verabreicht, auch bei gesunden Menschen Anzeichen und Symptome auslösen können. Die zweite Beobachtung war die, dass jede Krankheit eine Vielzahl von Anzeichen und Symptomen beim Kranken verursacht. Es gelang ihm, eine Brücke zwischen diesen beiden Beobachtungen zu schlagen, indem er den Grundsatz: "similia similibus curantur" aufstellte. Dies bedeutet, dass wenn die Gesamtheit der Anzeichen und Symptome bei einem Kranken mit den Anzeichen und Symptomen der Materia medica, welche bei den Experimenten mit Probanden durchgeführt wurden, übereinstimmt, wird dieses Mittel den Heilungsprozess bei dieser Person einleiten.

Anfangs verwendete Hahnemann noch Urtinkturen für seine Experimente mit Probanden, aber nach ein paar Jahren, nach der Entdeckung der Dynamisierung, empfahl er als Standardpotenz die C30 sowohl für die Mittelprüfung als auch zur Heilung ($C30= 1/10^{60}$). Durch die vorliegende Forschungsarbeit und die daraus gewonnenen Erkenntnisse können wir mit Bestimmtheit sagen, dass in jeder C30-iger Potenz eines homöopathischen Mittels, eine hohe Anzahl von Nanopartikeln zu finden sind.

Aus diesem Grund nehmen wir an, dass die Anzeichen und Symptome, die während der Mittelprüfung bei den Probanden auftreten, Ergebnisse der Interaktion der Nanopartikel mit den biologischen Systemen und ebenso mit zellulären und subzellulären Funktionen sind. Damit wird immer wahrscheinlicher, dass homöopathische Potenzen tatsächliche Heilungswirkungen bei Krankheiten haben. Das komplexe und oft unerklärliche System der Homöopathie erscheint im Licht dieser hier vorgestellten Entdeckungen einfach und logisch.

Nanopartikel eines Mittels sind in der Lage, Anzeichen und Symptome in einem gesunden Menschen auszulösen, und dieses selbe Mittel kann auch heilen, wenn die Krankheit dieselben Anzeichen und Symptome beim Kranken zeigt. Dies kann ein allerdings tückisch werden, wenn eine zu heilende Krankheit andere Anzeichen zeigt, als sie zur üblichen Diagnose passen (z. B. bei Diabetes, Bluthochdruck, Psoriasis, Lymphom etc.).

Die Homöopathie als medizinisches System ist auch in moderner Anatomie, Physiologie und klinischer Diagnose fest verwurzelt. Da Hahnemann ein gut ausgebildeter Arzt in damaliger klassischer Schulmedizin war, wurde es zu seinem Ziel, die Medizin seiner Zeit auf einen neuen Stand zu bringen. Nach Etablierung seines neuen Systems, versuchte er zunächst, erfahrene Ärzte in 6-monatiger Ausbildung zu fähigen Ärzten umzuschulen. Leider schlug dieser Versuch aus verschiedenen Gründen fehl, und dass obwohl alle diese ersten Studenten, unter ihm an der Leipziger Universität studiert hatten.

Da die Homöopathie nicht mit den damaligen Überzeugungen und Denksystemen übereinstimmte, wurde sie von der Mehrheit der Kollegen mit Skepsis betrachtet. Es gab natürlich auch ein paar Begeisterte innerhalb der bekannteren Ärzteschaft, besonders unter denen, die persönliche Erfahrungen gemacht hatten und Lernprozesse mit der neuen Methode mitmachten. Diese Handvoll Ärzte wie z. B. Kent, Hering, Hughes und andere wurden zu den wichtigsten Pfeilern, die das Überleben und die Verbreitung der Homöopathie sicherten.

Unglücklicherweise wurde die Homöopathie vom Großteil der Wissenschaftswelt als unwissenschaftliche Methode angesehen. Dieser Wahrnehmungskonflikt war so groß, dass sogar immer wieder versucht wurde, die Homöopathie zu verbieten, wie 1950 z. B. in der Sowjetunion.

Die Homöopathie überlebte nur durch öffentliche Unterstützung, die sich auf die therapeutische Effizienz der Mittel und tatsächlicher Heilung von Krankheiten stützte. Die größte Sorge innerhalb der Welt der Naturwissenschaften war es über 200 Jahre lang, wie man die Homöopathie in das enge Korsett der anerkannten Wissenschaften hineinzwängen könnte. Viele haben es vergeblich versucht. Erst seit die Wissenschaft bei der Nanowissenschaft und der Teilchenphysik angekommen ist, können die alten Bewertungen umgeschrieben werden. Der vierwandige Denkkäfig der materiellen Wissenschaft mit ihrer Vorstellung von Linearität verschwindet langsam aus den Köpfen.

Wir erkennen allmählich, dass es eine "feinstofflichere" Welt unter der Sichtbaren gibt. Tatsächlich ist es eine Welt in Nanogröße mit unlimitierter Energie und völlig neuem Verhalten, jene Welt von der Richard Feynmann sagte: "da unten auf dem Grund ist noch viel Platz".

Dr. Hahnemann begann sein Leben in den Anfangsjahren seiner wissenschaftlichen Forschung als reiner Materialist. Seine Experimente an Menschen mit verdünnten Mitteln zeigten ihm jedoch, dass lebende Organismen nur minimale Stimuli brauchen, um funktionelle Veränderungen zu entwickeln. Er konnte auch beobachten, dass strukturellen Änderungen immer funktionelle Änderungen vorausgegangen waren.

C. DIE WAHRNEHMUNG VON KRANKHEIT IN DER HOMÖOPATHIE

Homöopathen haben in den letzten 200 Jahren gelernt, dass sich Krankheiten immer zuerst auf funktioneller Ebene manifestieren, bevor sie auch strukturelle Veränderungen entwickeln. Daher entwickelten sie eine systematische Herangehensweise, um diese Veränderungen Schritt für Schritt zu untersuchen, was immer eine detaillierte Erhebung der Krankengeschichte mit allen chronischen Prozessen erforderte. Das ist auch der Grund, warum eine homöopathische Krankengeschichte zu den längsten und umfangreichsten aller medizinischen Systeme gehört. Die Details, die ein Homöopath sammelt, mögen anderen Ärzten oft sinnlos erscheinen. Aber wie Aristoteles schon sehr treffend sagte: "Logische Dinge verbinden und Unlogik trennt die Geister." In diesem Fall ist es so, dass die persönlichen Charakteristika einer Person den Unterschied zu einer anderen ausmachen. Rationales Denken fordert für alle Individuen die gleiche Anatomie, Physiologie, Biochemie und pathologischen Prozesse. Die einzige Besonderheit eines Individuums ist sein irrationaler Anteil, den man also die "individualisierende Charakteristik des Einzelnen" nennen könnte. Aus diesem Grund kann man die Homöopathie auch als eine fortgeschrittene Form "individueller Therapie" betrachten.

Homöopathie wendet sich immer gegen eine Massenverschreibung eines gleichen Medikaments, welche sich auf eine allgemeine Diagnose einer Krankheit stützt. Dies führt dazu, dass sich Homöopathie von der Allopathie grundlegend unterscheidet. In der Allopathie werden allgemeingültige Diagnosen gestellt und auch immer gleichbehandelt wie z. B. bei DMI, DM II, Bluthochdruck, Pankreatitis, Appendizitis, Arthritis rheumatoide, rheumatischem Fieber, Psoriasis, bipolarer Störung, etc. Die Medikation wird für alle nach der rationalen Methode des Aristoteles standardisiert.

In der Homöopathie ist die allgemeingültige Diagnose nur der erste Schritt zur Befunderhebung einer Krankheit. Die Verschreibung eines Mittels stützt sich nicht allein auf die Diagnose, sondern auf die individuellen Charakteristika der Person, welche bei der Erstellung der detaillierten Krankengeschichte zu Tage getreten sind. Dies erklärt einleuchtend, warum Homöopathen bei gleicher Krankheit verschiedene Medikamente verordnen.

Grauzonen

Das Rätsel und die Spekulation zum Thema Homöopathie sind nun dabei, langsam zu verschwinden. Wir hatten viele offene Fragen über die Natur der homöopathischen Potenzen. Ich hatte höchst selber einige Zweifel, die ich in meiner früheren Publikation "New Light-Lectures on Homeopathy and Philosophy", veröffentlicht 2002, auch geäußert habe. Dies sind die Fragen, die ich zum Thema Dynamisierung gestellt habe:

1. Was sind die physikalischen und chemischen Veränderungen, welche durch die Potenzierung passieren?
2. Wie funktioniert ein homöopathisches Medikament?
3. Auf welchem Wege agiert es?

Mehr als Spekulationen gab es nicht. Es fehlten Antworten zum Thema der potenzierten Mittel in der Homöopathie. Die Homöopathen konnten solche schwierigen Fragen nur umgehen, indem sie tröstlich argumentierten, dass die Mittelprüfung bei Probanden Anzeichen und Symptome bewirken und dass Patienten, die mit hohen Potenzen solcher Mittel behandelt werden, damit geheilt werden können. Dies galt natürlich niemals als wissenschaftlicher Beweis für die Wirkungsweise eines homöopathischen Mittels.

Aktuelle Fortschritte

Mit den vorliegenden Experimenten durch Hochauflösungs- Transmissions-Elektronenmikroskopie (HRTEM) und Feld-Emissions- Elektronenmikroskopie (FESEM) unter Anwendung von Energiedispersions- Spektroskopie (EDS), welche die Elementzusammensetzung der im Elektronenmikroskop analysierten Proben analysiert, konnten viele Mysterien, die die homöopathischen Potenzen immer umgeben hat, aufgeklärt werden.

Diese Studien zeigten deutlich, dass jede Potenz von C6 bis zu den Hunderter oder auch von LM1 bis zu LM30 Potenzen Nanopartikel enthalten, und dass diese Partikel wiederum typische Elemente der Ursprungssubstanz enthalten.

Der Prozess der homöopathischen Dynamisierung stellt eine Mahlmethode bzw. eine Herstellung von Nanoprodukten dar, wie wir sie als klassisches "Top down" Verfahren aus der Nanotechnologie kennen, wo grobe Stoffe systematisch immer weiter zerkleinert werden, bis sie zu Nanopartikeln reduziert worden sind. NPs, welche kleiner als 10nm (<10nm) sind, werden QDs genannt. Mittel wie z. B. Natrum mur weist so kleine Nanopartikel auf, dass man sie zu den QDs rechnen muss. Alle untersuchten Metalle und Mineralien zeigten Partikel verschiedener Größen im Nanobereich. Homöopathische Mittel, die aus Heilpflanzen, Gemüsen oder anderen organischen Quellen stammten, zeigten ebenfalls NPs, aber allgemein von größerem Radius als die von mineralischen Proben. Die detaillierten Untersuchungen vieler homöopathischer Mittel werden auf den Bildern der HRTEM und FESEM erklärt, die dazu gehörigen Elementzusammensetzungen im anschließenden Kapitel.

Ohne Zweifel erhebt die Entdeckung der tatsächlichen Natur der homöopathischen Potenzen den Status der Homöopathie von einer "Placebo-" oder reinen "Glaubenstherapie" in den Status der "Nanomedizin".

Der Einzug der Homöopathie in die Reihen der modernen Wissenschaft erfordert sicherlich Verhaltensänderungen auf beiden Seiten. Der Homöopath muss sein Denkschema zur Natur der Homöopathie vorsichtig verändern. Die Dogmen und Glaubenssätze, welche Generationen von Homöopathen geschaffen haben, sollten ohne allzu viel Reibung in eine neue Synergie mit den neuen Forschungsergebnissen eintreten. Glaubensinhalte, an die sich viele Adepten der Homöopathie geklammert haben, müssen durch wissenschaftliche Kriterien ersetzt werden. Außerdem sollten Homöopathen mit weiterer Forschung zum Fortkommen der Wissenschaft und dem Wohl der Menschheit beitragen.

Es kann bestimmt innerhalb der etablierten Wissenschaften zu einem neuen Enthusiasmus kommen, wenn wir neue Paradigmen ohne Angst und Vorurteile angehen. Es braucht aktive Unterstützung seitens der Mainstreamforschung, um weitere Forschung auf dem Gebiet der Homöopathie voranbringen zu können. Die Auswertung enormen klinischen Wissens, welches in der Homöopathie über 200 Jahre lang gesammelt werden konnte, diesmal mit geeignetem wissenschaftlichen Werkzeug, rückt die Homöopathie näher an die Nanowissenschaft. Auf diese Weise können die Anstrengungen, welche man zum Aufbau einer fortschrittlichen Nanomedizin braucht, gewaltig reduziert werden und endlich einer großen Zahl von Kranken Linderung bringen.

KAPITEL III
DIE PHYSIK

Thomas L. Isenhour beschreibt die Wissenschaft als eine Philosophie, die die Welt, in der wir leben, in ein rationales, geordnetes und vorhersehbares Konstrukt transformiert. Wenn uns etwas irrational erscheint, wird die wissenschaftlichste Antwort sein, dass wir nicht über genügend Hintergrundinformation verfügen, um solche Probleme zu lösen. Wissenschaftliche Forschung wird mittels Hypothesen, Theorien und Naturgesetzen angegangen. Ein naturwissenschaftliches Gesetz gilt über Zeit und Kulturgrenzen hinaus, ist unabhängig von unseren Wertvorstellungen und Ethikformen und ist sowohl akkumulativ als auch progressiv.[(14)]

Alle heutigen Naturwissenschaften sind durch Schamanen vorangegangener Zeiten auf uns gekommen. Ihr Interesse an den Zusammenhängen der Naturphänomene legte den Grundstock zu unseren Naturwissenschaften. Hieraus entstanden die Medizin, die Psychologie und die Alchemie. Die Reise durch die Zeit vom Schamanismus bis hin zu den modernsten physikalischen Theorien ist mehr als spannend. Man hat den Eindruck als ob die Evolution der Wissenschaften einen Kreis durchlaufen hätte, so wie auch die Religionen einen kompletten Kreis hinter sich haben. *Ich bin der Meinung es ist an der Zeit, den Spruch: "Die Not ist die Mutter aller Erfindung" durch den Satz "Die Neugier ist die Mutter aller Erfindungen" zu ersetzen.*

Naturwissenschaften, insbesondere die Mathematik, wurden in Ost und West gleichzeitig entwickelt. Aristoteles hat allerdings mit seiner Definition des Menschen "als rationalem Wesen" seinem Vorgänger Platon widersprochen und korrigiert, womit er die westliche Wissenschaft über die des Ostens erhob. Diese Aussage markiert den Beginn der Renaissance, als die Menschheit begann, die Naturkräfte beherrschen zu wollen. Langsam aber sicher wurden so Wissenschaft und Technologie zum Monopol der westlichen Welt.

Im alten Griechenland sind die Fundamente der Mathematik durch Euklid und Pythagoras gelegt worden. Die moderne Physik verdankt ihren größten Fortschritt den Bewegungsgesetzen von Isaak Newton. Wenn wir uns den Konflikt Galileos mit der katholischen Kirche ansehen, so handelt es sich um einen symbolischen Kampf zwischen Wissenschaft und Religion, zwischen Verstand und Glaube. Ähnliche Konflikte hat es in der östlichen Welt nie gegeben, wahrscheinlich weil die Religion im Osten niemals solch einen großen Einfluss auf die Wissenschaft hatte.

Es ist auch wahr, dass sich unabhängig von der Wissenschaft Technologien schneller entwickeln als passende wissenschaftliche Theorien nachkommen können. So ist z. B. die Entwicklung der Dampfmaschine den dazu passenden Gesetzen der Thermodynamik weit vorausgeeilt. Wenn wir uns nun die Homöopathie betrachten, müssen wir feststellen, dass

Hahnemann hier eine Nanomedizin entwickelte, die den Kenntnissen über Nanowissenschaft und Nanopartikel weit voran ging. Schon aus diesem Grund war und ist Homöopathie von Beginn an niemals Mainstream Medizin gewesen. Sie stand immer im Abseits.

Eine Lektion, die uns die Geschichte erteilt, ist, dass jede Entdeckung jenseits der ausgetretenen Pfade des Allgemeinwissens so lange unbeachtet und nicht anerkannt bleibt, bis sich das Allgemeinwissen im Laufe der Zeit auf ein entsprechendes Niveau weiterentwickelt.

Der Vorherrschaft des Materialismus, welche von Aristoteles postuliert wurde, setze sich erst 2000 Jahre später mit René Descartes und Francis Bacon durch. Descartes forderte die Unabhängigkeit der Wissenschaften von der Religion. Gott war nie wirklich ein Hindernis für die Entwicklung einer rationalen Wissenschaft, die Theologie allerdings schon immer. Descartes erfand die geometrische Analyse neu und fand viele Argumente für einen systematischen Rationalismus. Bacon war Humanist und brachte die Wissenschaft dazu, sich auf Experiment und Beobachtung zu stützen. Er argumentierte, dass die Wissenschaft zur Aufgabe hätte, die Natur zu beherrschen. Die wissenschaftliche Blütezeit mit Kopernikus, Galileo, Descartes und Bacon fand schließlich ihren Höhepunkt durch Isaak Newton. In seinen jungen Jahren, gerade mal 23 oder 24-jährig, entwickelte Newton Differential- und Integralrechnung und entdeckte das Farbspektrum des scheinbar weißen Lichtes. Außerdem formulierte er die Gesetze der Gravitation. In seinem Buch mit dem Titel: “Mathematische Prinzipien der Naturlehre” erklärt er, dass alles Verhalten in der Natur auf mathematischen Prinzipien beruhe. Seine Sicht der Natur war eine rein materialistische und begründete so die Basis moderner Naturwissenschaften. Nach dem Sturz der Kosmologie und der aristotelischen Physik erfuhr Newtons Arbeit weltweite Anerkennung und wurde zur Basis des wissenschaftlichen Bewusstseins des 18. Jhdt..[(14)]

Rutherford und Frederick Soddy entdeckten die Alpha-, Beta- und Gammastrahlen, wobei sie feststellten, dass Alphastrahlen Materie nicht durchdringen können, Betastrahlen durch Aluminiumfolien dringen und Gammastrahlen sich hingegen wie Röntgenstrahlen verhalten. Rutherford beschrieb auch die Halbwertszeiten radioaktiven Materials.[(14)]

Albert Einstein (1879 - 1955) machte seine wichtigsten Entdeckungen mit nur 26 Jahren. 1905 veröffentlichte er seine fünf wichtigsten Schriften in den “Annalen der Physik”. In seiner ersten Publikation vom März 1905 erklärte er die Quantennatur des Lichts. Sein stärkstes Argument hierzu war der photoelektrische Effekt des Lichts. Er fand heraus, dass Licht im roten Bereich des sichtbaren Spektrums mit niedrigen Frequenzen keinen Strom auf einer Kathode erzeugen kann, hochfrequentes violettes Licht hingegen den Stromkreis zum Fließen bringt. Einstein folgerte daraus, dass die Energie des Lichtes sich proportional zu seiner Frequenz verhält ($E = h\,\upsilon$, wobei “h” die Planck´sche

Wirkungskonstante ist und “υ” die Frequenz), und dass Licht sich außerdem wie ein Teilchen verhält. (Für diese Entdeckung erhielt Einstein 1921 den Nobelpreis für Physik).

Im April 1905 formulierte er eine theoretische Methode zur Berechnung von Anzahl und Größe der Moleküle aufgrund ihrer Bewegung in Lösungen.

Im Mai 1905 gab Einstein eine Erklärung über die erratischen Bewegungen von kleinsten Körpern in Lösung (Brown´sche Bewegung) ab. Dies könnte man als die ersten Experimente zum Nachweis der Existenz der Atome betrachten.

Im Juni 1905 veröffentliche er seinen Brief mit dem Titel “Über die Elektrodynamik von Körpern in Bewegung”. Hier erklärt er seine Theorie der speziellen Relativität und seine Konzepte von Zeit, Raum und Masse.

September 1905: Einstein publiziert drei Seiten, in denen er die berühmte Formel $E = mc^2$ vorstellt. Mit dieser Gleichung öffnet er den Weg zur Erklärung der Radioaktivität und schafft die Basis zur Errichtung von Kernkraftwerken und Atomwaffen. Einstein erklärt, dass Materie und Energie äquivalent sind und zumindest theoretisch von einer Form in die andere umgewandelt werden können.

Einsteins Experimente schufen die Grundlage zur Entwicklung der subatomaren Wissenschaft. Die Entdeckung von Radioaktivität, Elektronen und subatomaren Teilchen legte nahe, dass die Energie innerhalb der Atome angesiedelt sein muss. Frühere Wissenschaftler hatten festgestellt, dass die Masse bzw. die Energie bei allen chemischen Reaktionen immer erhalten bleibt. Einstein jedoch veränderte alles, indem er feststellte, dass Masse in Energie und viceversa umgewandelt werden kann. Er veränderte das alte Postulat dahingehend, dass Masse und Energie *zusammen* immer erhalten bleiben.[(14)]

Das alte Konzept von Aristoteles bis Newton, das da besagte, Raum und Zeit seien etwas Absolutes, wurde durch Einstein abgeschafft und korrigiert. Er konnte nachweisen, dass Raum und Zeit austauschbar sind, und die einzig zulässige Messung eines Ereignisses die in Raumzeit ist. Im Laufe der Zeit entwickelte sich die Quantenphysik zur wichtigsten Disziplin der Physik.

Einsteins Formel $E=mc^2$ zusammen mit präziserer Information über die Masse ermöglicht eine thermodynamische Berechnung von allem, was geschieht, wenn Atomkerne mit einander verschmolzen (Kernfusion) oder zerstört (Kernspaltung) werden. [(14)].

Im Laufe der Entwicklung musste sich die Physik vielen Fragen über die grundsätzliche Natur der Atome stellen. Einstein fand heraus, dass Lichtenergie eine Funktion von Frequenz und Wellenlänge ist, und dass sie sich wie Photonen verhält. Später beobachtete er auch, dass Elektronen von einem Energieniveau zum nächsten springen, wobei sie spezifische Lichtenergiemengen aufnehmen oder abgeben. Diese Studien zur Quantelung des Lichts wurden Quantenmechanik genannt.[14]

Die Quantenmechanik konnte nicht nur den Teilchencharakter des Lichts (in Wellenform) nachweisen, sondern auch, dass die Elektronen (Teilchen) Wellencharakter haben. Dies wurde definitiv durch Luis Broglie bewiesen.[14]

Die newtonianische Physik ist eine Theorie für die makroskopische Welt und kann keinerlei Lösungen für die subatomare Welt anbieten. Quantenmechanik hingegen behandelt die subatomaren Sphären, welche völlig unsichtbar unserer sichtbaren Welt zu Grunde liegen, in ihr eingebettet sind und jede einzelne Faser unserer Umwelt bestimmen. In der subatomaren Welt können wir die Position und Bewegung eines Teilchens nicht mit absoluter Präzision lokalisieren. Wenn wir eines davon bestimmt haben, wissen wir nichts über das andere. Werner Heisenberg schlug vor, dieses Phänomen die "Unschärferelation" zu nennen. Aus diesem Grunde kann die Quantenmechanik keine spezifischen Ereignisvorhersagen machen, sondern nur Wahrscheinlichkeiten formulieren.[14]

Die vorliegende Studie mit homöopathischen Medikamenten, von sehr niedrigen bis zu den höchsten Potenzen, zeigt, dass alle Potenzen mit Nanopartikeln angefüllt sind. Es ist sehr wichtig festzustellen, dass alle Metalle sowie auch die Mineralien wie Aurum met, Ferrum met, Natrum mur, Silicea etc., die unter dem Elektronenmikroskop untersucht wurden, ausschließlich Partikel in QD Größe zeigten. Die meisten Teilchen erreichen kaum die Größe von 10nm. Im Vergleich dazu konnte man beobachten, dass die Teilchengröße bei organischem Material wie Pflanzen- und Tiermitteln z. B. Lycopodium, Psorinum, Carbo vegetabilis, Carbo animalis, Nux vomica etc. zwar auch im Nanobereich liegt, aber deutlich größer als QDs sind.

Man kann ganz allgemein sagen, dass metallische und mineralische Mittel auf tieferer Ebene wirken. Tiefenwirkung bedeutet in der Homöopathie, dass die Wirkung länger anhält, und das Mittel bis auf die Ebenen vordringt, auf der die Krankheiten entstehen, so dass sie noch besser geeignet sind, als Heilmittel zu wirken. Aus diesem Grund hat man in der Homöopathie schon immer geglaubt, dass pflanzliche Mittel oberflächlichere Wirkung haben, und ihre Wirkungsdauer kürzer ist, so dass sie zur Ursachenbekämpfung von Krankheiten weniger geeignet sind als Metalle und Mineralien.

Wir wissen inzwischen, dass sich der Charakter von Teilchen drastisch ändert, sobald Nanoteilchen den QD Bereich erreichen. Ihr Freiheitsgrad, mit dem sie auf organische Materie einwirken können, findet nicht seinesgleichen in der gesamten bekannten Materie. Es ist wirklich faszinierend NPs und besonders QDs in den potenzierten Mitteln zu beobachten. QDs sind Nanokristalle mit Halbleitereigenschaften, mit physikalischen Größen die unter dem berühmten Bohrradius (<10nm) liegen.[15]

Es ist auch bekannt, dass ein Edelmetall, wenn es auf Nanogröße zermahlen wird, dramatisch an Oberfläche/Volumenverhältnis gewinnt.[(16)] Zusammengefasst bedeutet dies, dass größere NPs weniger effizient in der Wirkung sind und langsamer in Zellen eingeschleust werden können.[(17)]

Nanoteilchen aus Gold in einer Größe von ca. 1,4nm mit der Fähigkeit in Zellkerne einzudringen, könnten z. B. aufgrund ihrer Ladung direkt an die negativ geladene DNA anbinden[18].

Neuste Untersuchungen konnten zeigen, dass physikalische Zellstrukturen und Funktionen durch spezifische Nanomaterialien verändert werden können.[(18)]

Viele der nanotechnologischen Studien konzentrieren sich auf den toxischen Effekt der Nanopartikel und zeigen uns, welche unbegrenzten Möglichkeiten die NPs in der Modifizierung und Korrektur von Schäden auf zellulärer und subzellulärer Ebene bieten können.

Es ist ebenso bekannt, dass die kleineren NPs wie z. B. die QDs in direkte Interaktion mit der DNA treten können, wobei die kleinsten QDs direkt in den Zellkern eindringen, wo sie dann in Interaktion mit Oberflächenrezeptoren treten, Rezeptoren aktivieren oder intrazelluläre Signalkaskaden auslösen können. QDs können Punktmutationen der DNA induzieren.[(19)]

Epigenetische Wirkstoffe verändern die Genexpression ohne die Primärsequenzen der DNA anzugreifen. Die Veränderung von Genmaterial könnte vielleicht auf lange Sicht zu einer Reprogrammierung der Genexpression führen. Epigenetische Programmierung passiert im Normalfall während der Kindheitsentwicklung. Es hat sich aber gezeigt, dass auch das Genom von Erwachsenen sensibel auf Umweltfaktoren reagiert. Die zellulären Mechanismen der Epigenetik sind folgende: 1. Veränderung von Chromatin- und Histon-Strukturen, 2. Inhibition der Translation und Degradation von RNA, 3. Schäden an der Basis DNA, insofern als dass die DNA epigenetische Informationen in Form von Methylierungsmustern enthält. Epigenetische Veränderungen könnten Langzeiteffekte auf die Genexpression haben, noch lange nachdem das Signal entfernt wurde, wenn solche Veränderungen unentdeckt bleiben. Dies kann durchaus zu unerwünschten Langzeiteffekten in biologischen Systemen führen.[(19)]

Bei der Suche nach der Ursache chronischer Krankheiten, findet man eine Mehrheit im Bereich der Genetik, homöopathisch potenzierte Mittel auf QD Niveau werden auf der Basis von Similis Prinzip und Symptomen verschrieben (funktionale Expression). Die Medizin sollte in der Lage sein, positiv auf DNA Niveau zu operieren, und die Schäden an der Wurzel zu packen, indem das System neu geordnet und die innere Homöostase wieder neu eingestellt wird. Das Konzept Hahnmanns vom Konstitutionsmittel ebenso wie die Miasmen Lehre bei chronischen Erkrankungen müsste auf dieser Basis neu untersucht und neu beurteilt werden. Dies wird die positiven Aspekte der epigenetischen Programmierung durch NPs und QDs in biologischen Systemen zu Tage fördern. Da die epigenetischen Veränderungen eventuelle Langzeiteffekte auf die Genexpression haben, auch lange nachdem das Signal entfernt worden ist, wird die Forschung an Nano-Epigenetik eine bedeutende Rolle in der Nanomedizin spielen müssen.[(19)]

Es ist experimentell bewiesen worden, dass kleine CdTeQDs in den Zellkern eindringen können und dort eine bedeutende Reorganisation des Chromatins verursachen, was die Schlussfolgerung nahelegt, dass auch die Transkription betroffen ist.[(19)]

NPs können mit allen Komponenten der Zelle interagieren, von der DNA, über Proteine und Flüssigkeiten bis zu ganzen Zellen oder Geweben. Dies bedeutet, dass NPs auch Strukturwiederherstellungen und Phasenverschiebungen der Zellmembranen bewirken können.[(20)]

Die ausgedehnten Forschungsaktivitäten im Zusammenhang mit Nanotechnologie haben schon eine Menge Wissen zum Thema NPs und QDs hervorgebracht.

Es ist schon wahr, dass sich die Physik seit ihrem Aufbruch aus der newtonianischen materialistischen Welt sehr weit entwickelt hat und sich nun in der neuen Welt der Quantenmechanik, des Welle/Teilchendualismus und der subatomaren Teilchen tummelt. Die alte theoretische Denkideologie mit ihrer Forderung nach absoluter Objektivität ist bedeutungslos geworden. Vorhersehbarkeit und Objektivität gehören in die newtonianische Denkwelt. Heute hat die Physik ein Stadium erreicht, in dem Vorhersehbarkeit und Objektivität komplett verschwunden sind, und nur die Wahrscheinlichkeiten als sichtbare Realitäten übriggeblieben sind.

Die Biologie, einschließlich der Medizin, kann diese Realität nicht mehr lange ignorieren. Wenn die Physik ihre Basis aufgrund der neuen experimentell bewiesenen Realität ändern musste, dann haben die biologischen Wissenschaften keine andere Wahl, als diesen Erkenntnissen zu folgen.

Leider erfreut sich die Medizin mit ihrem Dogma von absoluter Objektivität und Vorhersehbarkeit noch immer der Gewissheiten, die die newtonianische Physik ihnen einst vermittelt hat. Die therapeutischen Löcher allerdings, denen wir bei fast jeder chronischen Krankheit begegnen, und die universelle Angst vor dem Versagen der Antibiotika in naher Zukunft, wird uns zu einer baldigen Kurskorrektur in der Medizinwissenschaft zwingen. Es sieht im Moment so aus, als entwickele sich die Nanomedizin sehr langsam und noch dazu unter veralteten Paradigmen. Der Hauptfokus in der nanomedizinischen Forschung liegt zurzeit beim Transport von Antibiotikamolekülen und chemotherapeutischen Wirkstoffen gegen Krebs zu den betroffenen Organen. Das scheint ein neuer Therapieansatz zu sein, in Wirklichkeit handelt es sich aber nur um alten Wein in neuer Flasche. Da wir die Ursachen von Krankheit auf genetischem Niveau suchen müssen, sollten wir Anstrengungen unternehmen, Mittel zu entwickeln, die auch auf diesem Niveau agieren und echte Heilung bringen können.

Homöopathisch potenzierte Medikamente eröffnen allen Forschern im Bereich der Nanomedizin und Nanotechnologie unbegrenzte Hoffnungen, wirklich neue Pfade zu betreten, welche bis jetzt noch nicht ausgetreten worden sind, auch wenn die klinische Wirksamkeit und hohe Effizienz schon vor 200 Jahren nachgewiesen wurde.

Auch wenn Einstein da anderer Meinung war, wurde in Kopenhagen festgehalten: "Es ist eigentlich gar nicht so wichtig wie die Quantenmechanik genau funktioniert, das Wichtige ist doch, dass sie in allen möglichen experimentellen Situationen funktioniert." Dies ist immerhin ein sehr bemerkenswertes Statement in der Geschichte der Wissenschaft.[(21)]

Diese radikale Wendung in der Physik hat einen monumentalen Wert, der normalerweise ignoriert wird. Der rationale Anteil unserer Psyche, der durch Wissen genährt wird und sich in einer objektiven, vorhersehbaren Welt so wohl gefühlt hat, schrumpft langsam, um einer neuen Realität von Subjektivität und Unvorhersehbarkeit Platz zu machen.

KAPITEL IV
PARTIKELGRÖßE UND ELEMENT KOMPOSITION

A. HRTEM UND EDS ANALYSEN

Vorbereitung der Mittel

Die erwählten Mittel wurden mittels "High Resolution Transmission Electron Microscope HRTEM", dem hochauflösenden, durchleuchtenden Elektronenmikroskop untersucht, und die Elementkomposition per EDS (Energie-Dispersive Spektroskopie) festgestellt.

Das Mikroskop war ein "Jeol TEM 2100" mit 200 KV Betriebsvoltage und 200 Grids (oder auch beschrieben als mit Kohlenstoff überzogene Kupferraster). Jede Säule maß 1.33μ. Alle Proben wurden zunächst im erweiterten Feld – Modus TEM untersucht. Die EDS wurde mittels eines "Oxford Instruments INCA X-sight", ebenfalls bei 200 KV durchgeführt. Der gescannte Bereich war jeweils 50nm breit. Ort der Untersuchung war das Nanowissenschaften Labor im Interuniversitären Zentrum für Nanowissenschaften und Nanotechnologie der Mahatma Gandhi University in Kottayam.

Die Urtinktur der medizinischen Potenzen in versiegelten Flaschen wurde für 20 Minuten in einer Beschallungsmaschine („sonicator") beschallt. Unter Verwendung einer Mikropipette wurde ein Tropfen aus der Mitte der Flüssigkeit entnommen und in den Grid des TEM Elektronenmikroskops gegeben, wo es über Nacht mit Infrarotlicht eintrocknen gelassen wurde. Dann wurde der fertig beladene Grid in die Untersuchungskammer des TEM gelegt. Das Mikroskop wurde auf die Proben fokussiert und die Partikel per EDS identifiziert. Anschließend wurden die Größen vermessen und einzelne Partikel gesondert untersucht und vermessen. Auch Agglomerationen von Partikeln wurden fokussiert und analysiert. Die TEM Bilder wurden aufgezeichnet. Die Elementkomposition der Partikel wurde identifiziert und aufgezeichnet und per EDS die Mengenverteilung der Elemente aufgezeichnet. Dies geschah mittels Elektronenstrahl über die Partikel.

NATRUM MURIATICUM in LM POTENZEN

Natrum muriaticum (Nat mur) LM1

Die folgenden TEM Bilder zeigen Natrum mur in LM1

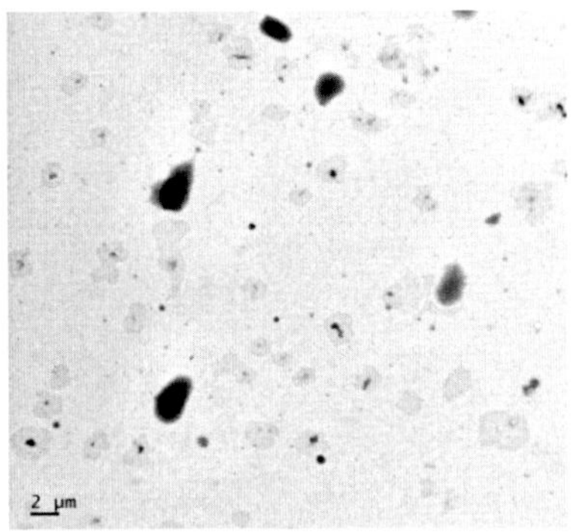

Foto 1. Nat mur LM1 vergrößert auf 2µm

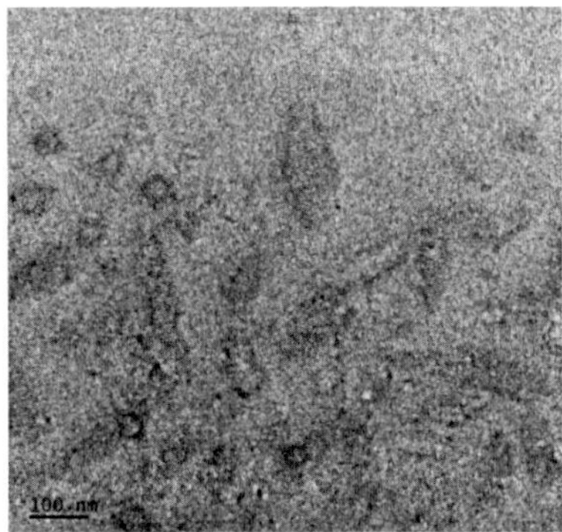

Foto 2. Nat mur LM1 vergrößert auf 100nm

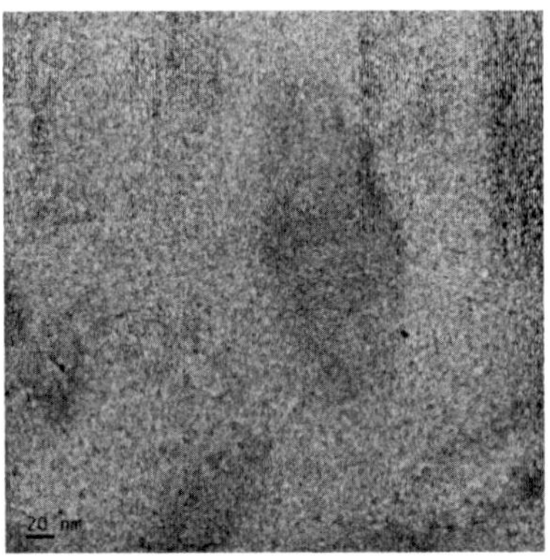

Foto 3. Nat mur LM1 vergrößert auf 20nm

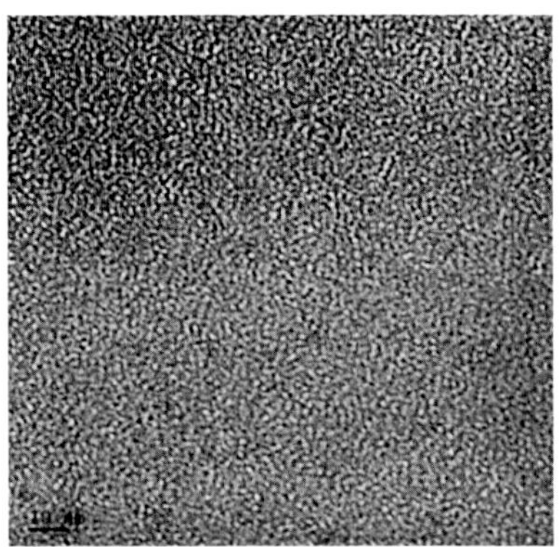

Foto 4. Nat mur LM1 vergrößert auf 10nm

Elemente	Na	Cl	Cu
Prozentanteil	94.24	4.03	1.73

Tabelle 3: Elementzusammensetzung von Natrum muriaticum LM1

Partikelgröße von Natrum muriaticum LM1: 0.69nm – 6nm

Es wurden in allen Feldern jeweils das kleinste und das größte Partikel gemessen.

Es wurden mindestens 3 Felder zu jeder Probe von Natrum mur in 50.000-er Potenz untersucht.

Die oben aufgeführte Elementzusammensetzung ergibt sich laut Ergebnissen der EDS zu den Feldern, die im Bild gezeigt werden. In einem Feld tauchten Elemente wie Sauerstoff, Phosphor, Schwefel und Prometheum (Pm) auf, zusammen mit Natrium, Chlor und Kupfer.

Im Allgemeinen war der Anteil von Na über 90%, doch in einem Feld lag Sauerstoff bei 86.79%. Chlor war meist unter 4.03.

Es waren wenig Agglomerate zu sehen, einige Felder zeigten bemerkenswerte Cluster. Andere Bereiche zeigten seltsame Formen von NP, wie Äste eines Baumes (Dendriten). Auch wenn jedes einzelne Partikel in Form und Größe ähnlich schien, waren die Partikelformationen in jedem Feld unterschiedlich.

Die hohe Präsenz von Kupfer könnte man erklären: In allen TEM Untersuchungen erwartet man Kupfer und Kohlenstoff, da die Grids, mit denen die Untersuchung durchgeführt wurde, aus 200 Kohlenstoff-beschichteten Kupferrastern bestehen. Eine rationale Erklärung zum Erscheinen von P, S oder Pm gibt es jedoch nicht.

Das Mikroskop war ein Leol Jem – 2100, die Voltstärke 200 KV mit höchster Auflösungskapazität bei 0.1nm oder 1 Å. Bei allen Experimenten wurde dieses TEM verwendet.

Natrum muriaticum LM6

Die folgenden Bilder zeigen die TEM Aufnahmen von Natrum muriaticum LM6

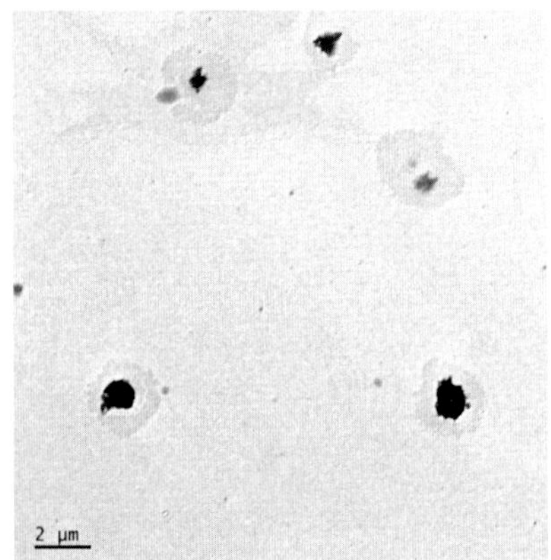

Foto 5: Nat mur LM6 vergrößert auf 2µm

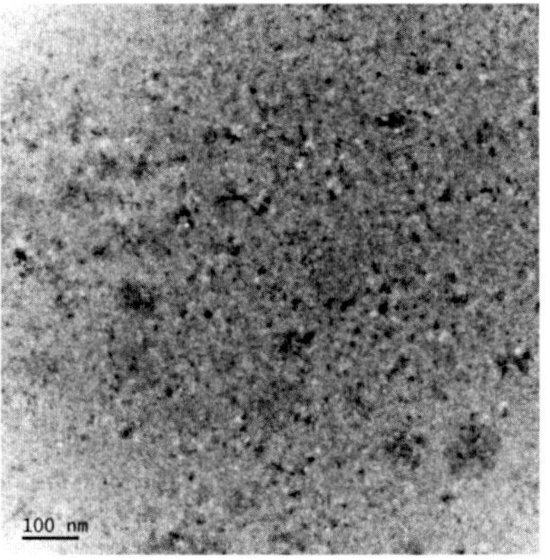

Foto 6: Nat mur LM6 vergrößert auf 100nm

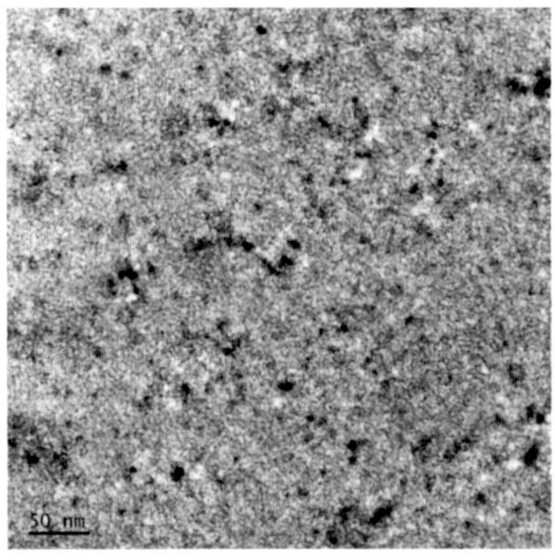

Foto 7: Nat mur LM6 vergrößert auf 50nm

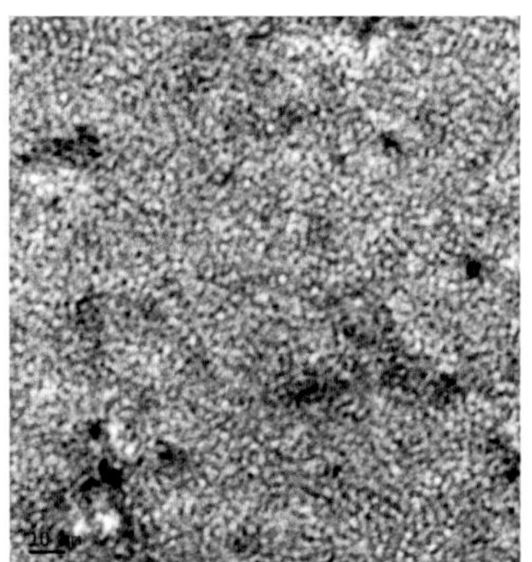

Foto 8: Nat mur LM6 vergrößert auf 20nm

Elemente	Na	Cl
Prozentanteil	97.43	2.57

Tabelle 4: Elementzusammensetzung der Partikel von Natrum muriaticum LM 6

Partikelgröße von Natrum muriaticum LM6: 0.86nm – 3.3nm

Die Partikelgröße bei Nat mur LM6 war kleiner als bei LM1, von 6nm bei LM1 auf 3.3nm in LM6. Die Größe der kleinsten Partikel stieg geringfügig, von 0.69nm auf 0.86nm. Wie bei LM1, zeigten sich sehr viele (Millionen) Partikel.

Nur Na und Cl konnten in allen Feldern identifiziert werden. In einem Feld fand sich außerdem Si.

Na war allgemein sehr hoch, doch in einem Feld war Sauerstoff mit über 50% vertreten. Natrium und Chlor zeigten sich etwa gleich, in Anteilen von jeweils 23.62 und 27.69.

Einige Agglomerate und einige Aggregate wurden entdeckt. Gelegentlich traten Cluster in einigen Feldern auf. Die Partikel bei LM1 und LM6 waren ähnlich, aber die Cluster und weiteren Formationen waren in jedem untersuchten und verglichenen Feld unterschiedlich. Na und Cl waren in allen Feldern bei LM1 und LM6 immer anwesend. Es traten mehr Elemente in LM1 als in LM6 auf.

Natrum muriaticum LM12

Die hier dargestellten Bilder zeigen die TEM Aufnahmen von Natrum muriaticum LM12

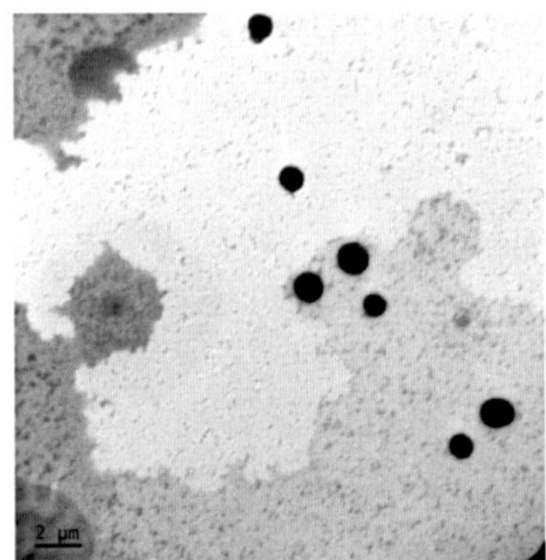

Foto 9. Nat mur LM12 vergrößert auf 2µm

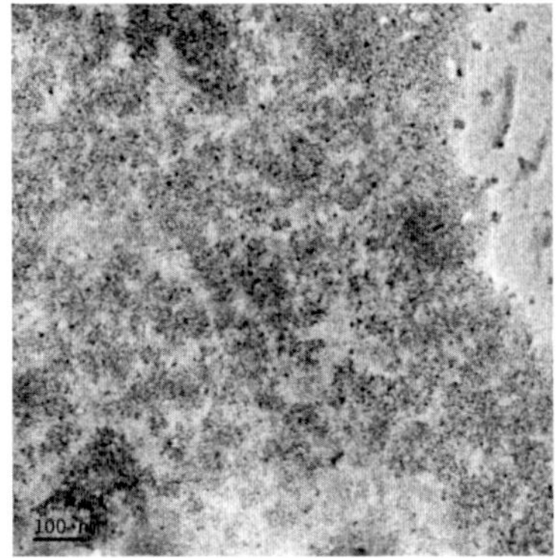

Foto 10. Nat mur LM12 vergrößert auf 100nm

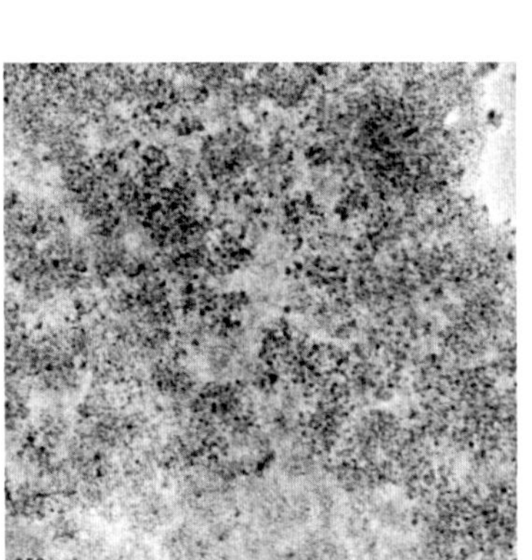

Foto 11. Nat mur LM12 vergrößert auf 50nm

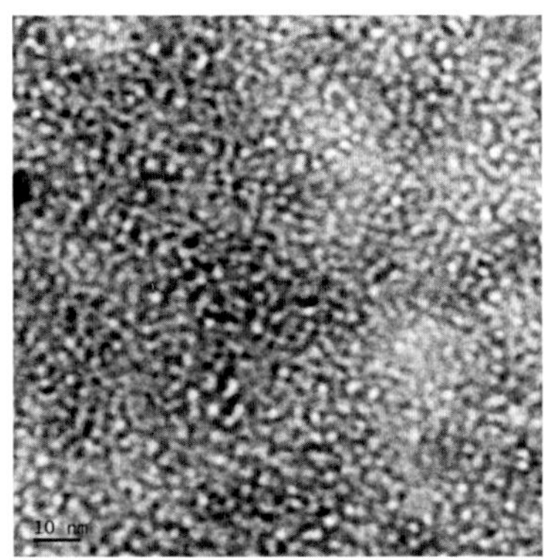

Foto 12. Nat mur LM12 vergrößert auf 10nm

Elemente	Na	Cl	Cu
Prozentanteil	98.03	1.84	0.12

Tabelle 5: Elementzusammensetzung der Partikel bei Natrum muriaticum LM12

Partikelgröße von Natrum mur LM12: 0.75nm – 6nm

Die Partikelgröße zeigte sich ähnlich wie bei LM1. Es traten sehr viele Partikel in allen untersuchten Feldern auf. Es fanden sich wenige Cluster und wenige Agglomerate. Die Elemente Na, Cl und Cu traten in allen Feldern auf, außer in einem, wo Cl fehlte. Na blieb beständig hoch mit Anteilen bis zu 98%. Cl blieb bei 1-2% und Cu konnte bis 0.2% identifiziert werden.

Die Partikel Formen und Cluster waren unterschiedlich zu LM1 und LM6

Natrum muriaticum LM18

Die wiedergegebenen Bilder zeigen die TEM Aufnahmen von Natrum muriaticum LM18, aufgezeichnet mittels TEM Mikroskopie.

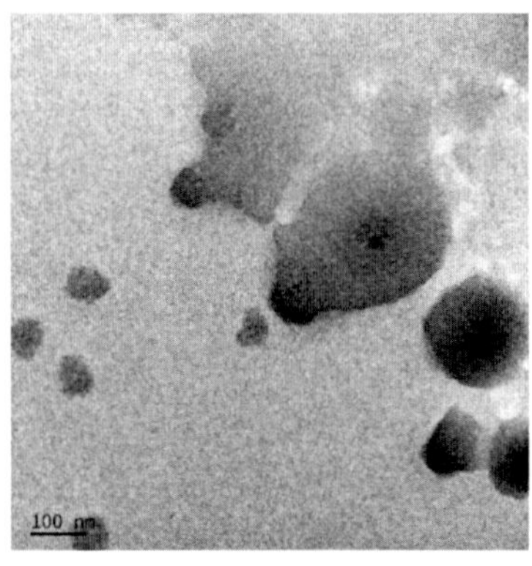

Foto 13. Nat mur LM18 vergrößert auf 100nm

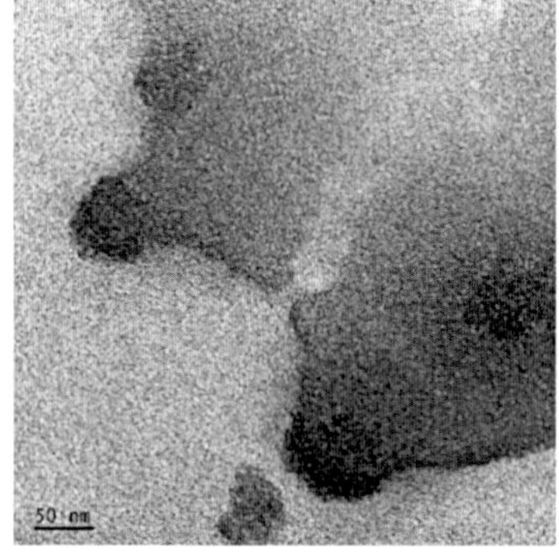

Foto 14. Nat mur LM18 vergrößert auf 50nm

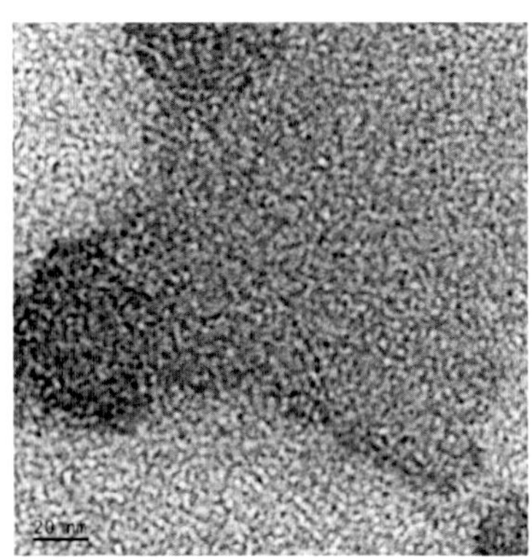

Foto 15. Nat mur LM18 vergrößert auf 20nm

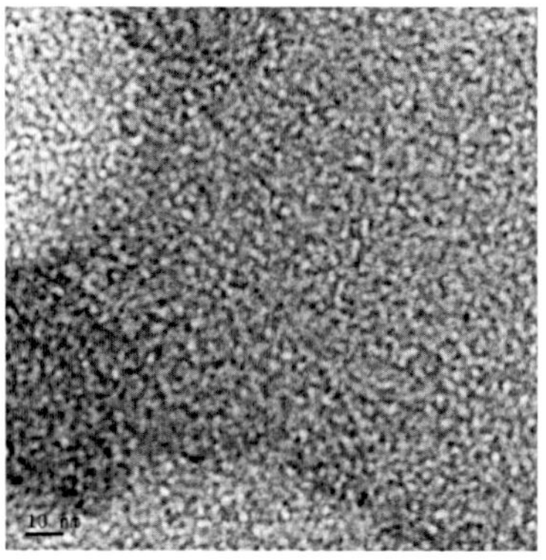

Foto 16. Nat mur LM18 vergrößert auf 10nm

Element	Na	Cl	Cu
Prozentanteil	98.36	1.50	0.14

Tabelle 6: Elementzusammensetzung der Partikel von Natrum muriaticum LM18

Partikelgröße von Natrum muriaticum LM18: 0.66nm–3.5nm

Die bei LM18 gemessenen Partikelgrößen lagen ähnlich wie bei LM6. Die Elementkomposition der LM18 war einzigartig, denn einige Felder zeigten ausschließlich Na (bis 100%). Zwei weitere Felder zeigten weniger Na, 84.21% und 98.36%. Cl war deutlich seltener in LM18. Von drei Feldern zeigte eines Cl Partikel bis zu 15%, Cu war in zwei Feldern zu finden. Es fanden sich keine Agglomerate oder Aggregate, dafür fanden sich viele Cluster.

Natrum muriaticum LM24

Die folgenden Bilder zeigen die TEM Aufzeichnungen von Natrum muriaticum LM24

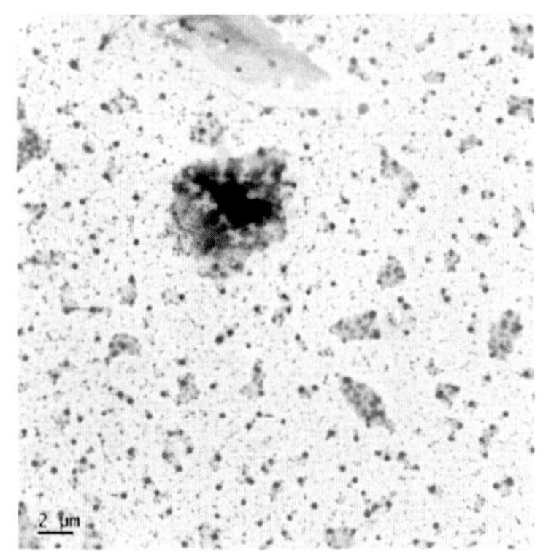

Foto 17. Nat mur LM24 vergrößert auf 2μm

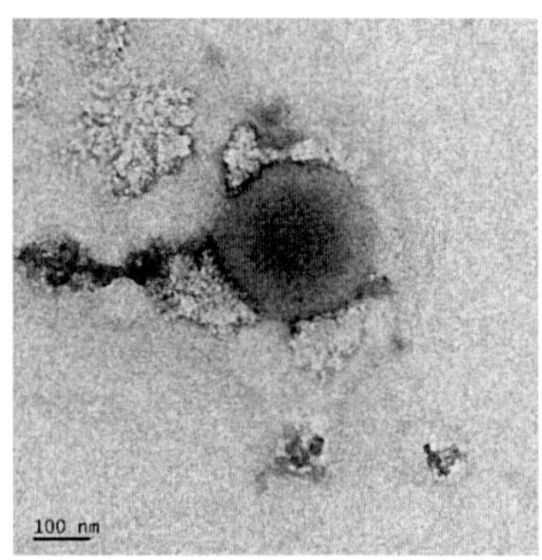

Foto 18. Nat mur LM24 vergrößert auf 100nm

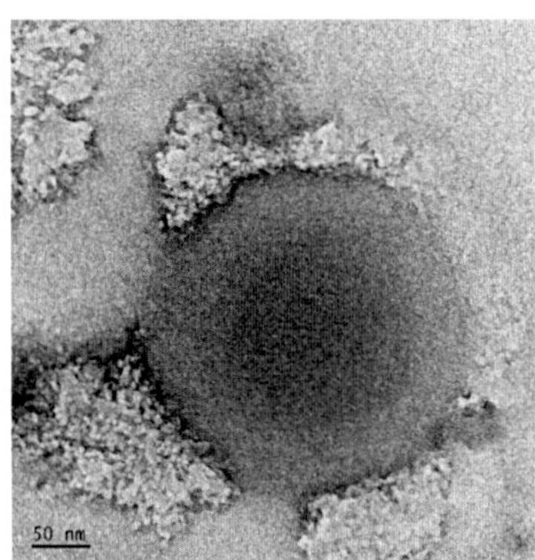

Foto 19. Nat mur LM24 vergrößert auf 50nm

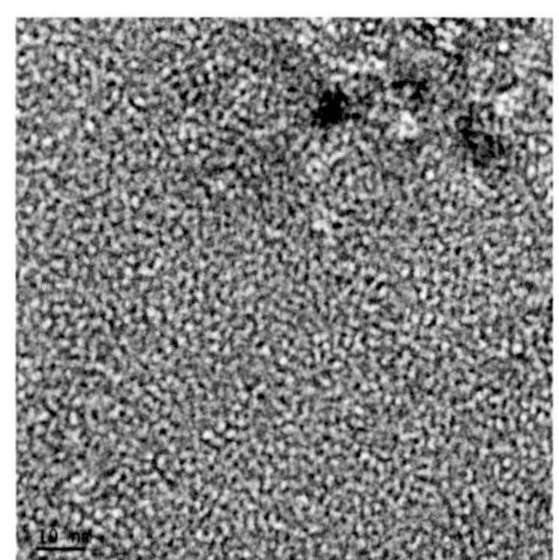

Foto 20. Nat mur LM24 vergrößert auf 10nm

Elemente	Na	Cl	Cu
Prozentanteil	53.94	36.97	9.09

Tabelle 7: Elementzusammensetzung der Partikel von Natrum muriaticum LM24

Partikelgröße von Natrum muriaticum LM24: 0.4nm–1.1nm

Die Partikelgröße von Natrum mur LM24 war so sehr reduziert, dass sie sich in der Größenordnung von Atomen zeigten. Wie schon bei LM18, zeigte sich ein Feld ausschließlich mit Na, zu einem Anteil von 100%. In weiteren Feldern war Na 98.45% und Cl 1.55%. Im dritten Feld lag Na niedriger, bei einem Anteil von 53.94%, dafür Cl 36.97 und Cu 0.09%.

Die unabhängig voneinander stehenden Natrium Inseln wurden als Ergebnis hoher Ionisierung interpretiert. Solche Bilder zeigten LM18 und LM24.

Agglomerate und Aggregate traten in LM24 nicht auf. Einige Cluster wurden entdeckt. Seltsame Teich-ähnliche Strukturen und verästelte Baumstrukturen (Dendriten) traten auf.

Bei der LM24 Potenz lag die Anzahl der Partikel in den Feldern nochmal viel höher als in allen anderen Potenzen. Eine weitere Eigenart war, dass einige Partikel in den verästelten Formationen unstabil wurden und bei Berührung mit dem Elektronenstrahl wanderten. Dieser Partikeltanz kann durch die Anregung der Elektronen in den äußeren Orbitalen bei Kontakt mit dem Elektronenstrahl erklärt werden. Sie wurden zum Teil so stark angeregt, dass sie sich zum Quantensprung bereithielten, entweder durch Abgabe oder Aufnahme von Energie, und damit niedrigere oder höhere Energieniveaus anstrebten.

Natrum muriaticum LM30

Die dargestellten Bilder zeigen die TEM Aufnahmen von Natrum muriaticum LM30

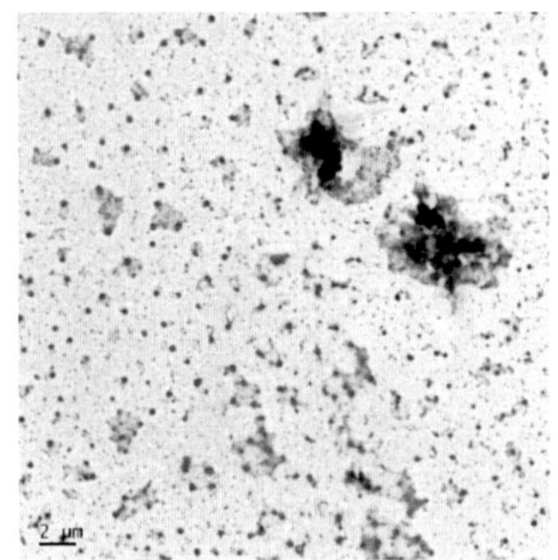

Foto 21. Nat mur LM30 vergrößert auf 2μm

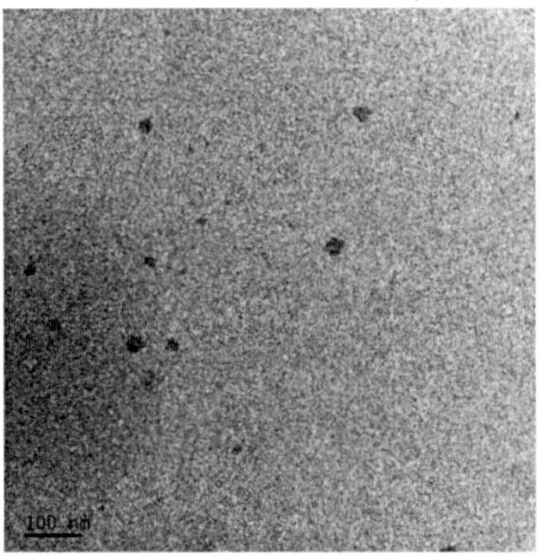

Foto 22. Nat mur LM30 vergrößert auf 100nm

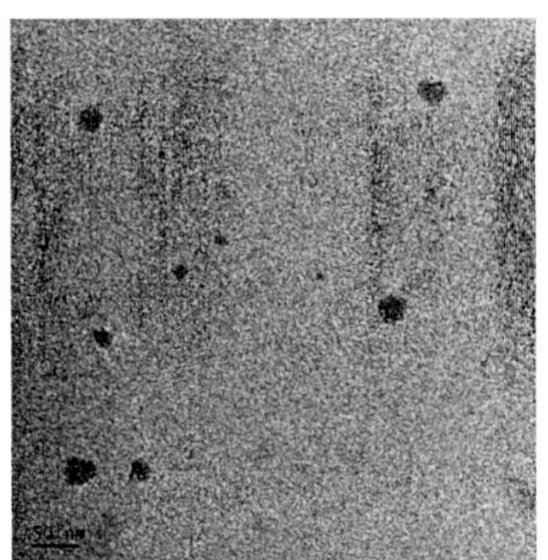

Foto 23. Nat mur LM30 vergrößert auf 50nm

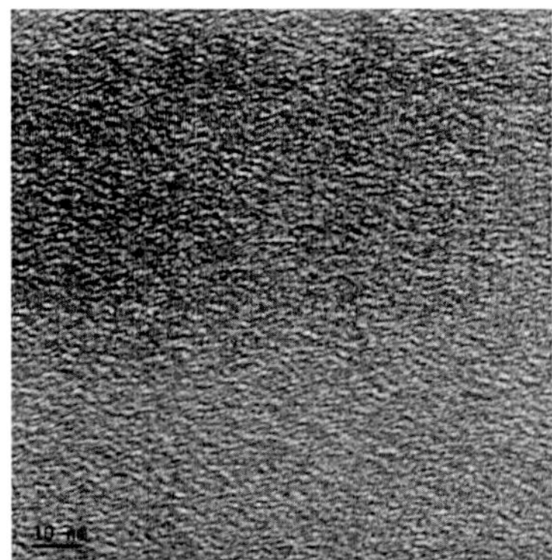

Foto 24. Nat mur LM30 vergrößert auf 10nm

Elemente	Na	Cl
Prozentanteil	99.2	0.8

Tabelle 8: Elementzusammensetzung der Partikel von Natrum muriaticum LM30

Partikelgrößen von Natrum muriaticum LM30: 0.23nm–1nm

Die Partikel waren in LM30 am kleinsten. Die Verringerung der Partikelgrößen war mehr oder weniger gleichmäßig unter den LM Potenzen von Na mur. Die kleinsten Partikel fanden sich in LM30, dann folgte LM24, danach LM18. Nur Na und Cl konnten in zwei Feldern der LM30 entdeckt werden, in einem Feld fand sich außerdem Cu mit 0.28%. Agglomerate oder Aggregate konnten bei LM30 nicht gesehen werden. Es traten viele Cluster-Formationen im Vergleich zu vorhergehenden Potenzen auf.

In allen LM Potenzen von Na mur waren die Partikel stabil, außer in LM24, wo die Partikel, die sich in einzigartigen Verästelungen befanden, mit einem eigentümlichen Tanz begannen, sobald der Elektronenstrahl sie erreichte.

Allgemeine Beobachtungen zu Natrum muriaticum, LM1 bis LM30:

1. Von LM1 bis LM30 sind alle Partikel in der Quantum Dot Größe
2. Von LM1 bis LM30 waren alle Felder reichlich gefüllt mit kleinen Partikeln
3. Die kleinsten Partikel aller Potenzen waren immer unter 1nm
4. Na und Cl waren immer in allen untersuchten Feldern präsent
5. Der Anteil von Na war in allen Feldern auffällig hoch, meistens über 95%
6. Einige Felder zeigten akzeptable Anteile von Chlor, bis zu 36.97%
7. In LM1 traten viele andere Elemente auf. Alle weiteren Potenzen zeigten nur Na, Cl und Cu. Cu als Bestandteil der Grid könnte aus der Gleichung herausgenommen werden. Demnach würden Natrum mur LM12, LM18, LM24 und LM30 ausschließlich Nanopartikel aus Na und Cl enthalten.

Potenz	**Partikelgröße**
Nat mur LM1	0.69nm – 6.0nm
Nat mur LM6	0.86nm – 3.3nm
Nat mur LM12	0.75nm – 6nm
Nat mur LM18	0.66nm – 3.5nm
Nat mur LM24	0.4nm – 1.1nm
Nat mur LM30	0.23nm – 1nm

Tabelle 9: Partikelgröße der Nanopartikel unterschiedlicher LM Potenzen von Natrium muriaticum

Potenz	**Elemente**		
	Na	**Cl**	**Cu**
Nat mur LM1	94.24	4.03	1.73
Nat mur LM6	97.43	2.57	
Nat mur LM12	98.03	1.84	0.12
Nat mur LM18	98.36	1.50	0.14
Nat mur LM24	53.94	36.97	9.09
Nat mur LM30	99.2	0.8	

Tabelle 10: Vergleichende Aussage zum Anteil der Elemente in Natrum mur LM1 bis LM30

NATRUM MURIATICUM ZENTESIMALE POTENZEN

Natrum muriaticum (Nat mur) C6

Die dargestellten Bilder zeigen die TEM Aufnahmen von Natrum mur C6

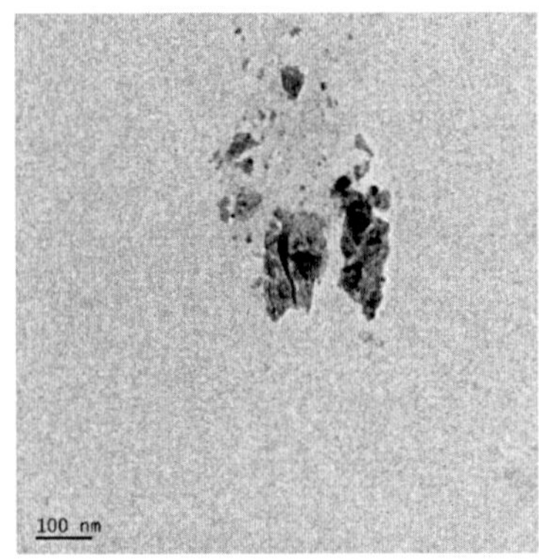

Foto 25. Nat mur C6 vergrößert auf 100nm

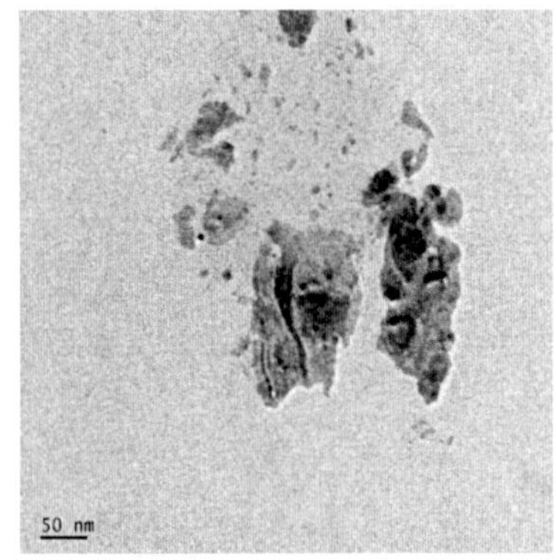

Foto 26. Nat mur C6 vergrößert auf 50nm

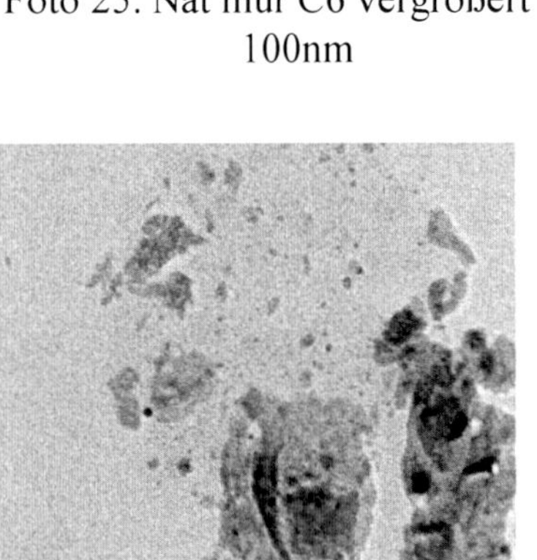

Foto 27. Nat mur C6 vergrößert auf 20nm

Foto 28. Nat mur C6 vergrößert auf 2µm (Agglomerat)

Elemente	Na	Cl	C	O	Cr	Fe	Ni	Cu
Prozentanteil	0.07	0.02	79.69	4.60	1.23	3.65	0.64	10.11

Tabelle 11: Elementzusammensetzung der Partikel von Natrum muriaticum C6

Partikelgröße von Natrum muriaticum C6: 1nm – 14nm

Die Partikel bei Natrum mur C6 waren klein und in der Mehrzahl in QD Größe. Das Größte maß 14nm. Mindestens 3 Felder wurden von jeder Probe der zentesimal Serie untersucht. Der Gewichtsanteil von Na und Cl war gering und wurde in allen Feldern unter 1% gemessen. Kohlenstoff hatte den höchsten Anteil, zwischen 75% und 85%, in unterschiedlichen Feldern.

Elemente wie Sauerstoff (O), Chrom (Cr), Eisen (Fe), Kobalt (Co), Nickel (Ni) und Kupfer (Cu) wurden gemeinsam mit Na, Cl und C in verschiedenen Feldern entdeckt. Die Untersuchung der Agglomerate zeigte außerdem Elemente wie Schwefel (S), Calcium (Ca) und Antimon (Sb). Es traten viele Cluster und Agglomerate in unterschiedlichen Feldern auf. Die isolierten Partikel waren weniger häufig als in den Potenzen der LM Serie.

Die große Menge an nachgewiesenem Kohlenstoff in den zentesimalen Potenzen könnte entstanden sein aufgrund:

1. Der Verwendung von Laktose zur Trituration in den ersten Schritten der Herstellung bis zu C6 von Nat mur
2. Der Anteile von Kohlenstoff und Kupfer in den Grids

Die große Menge an Kohlenstoff war einzigartig in C6.

Natrum muriaticum C30

Die hier dargestellten Bilder zeigen die TEM Aufnahmen von Natrum muriaticum C30

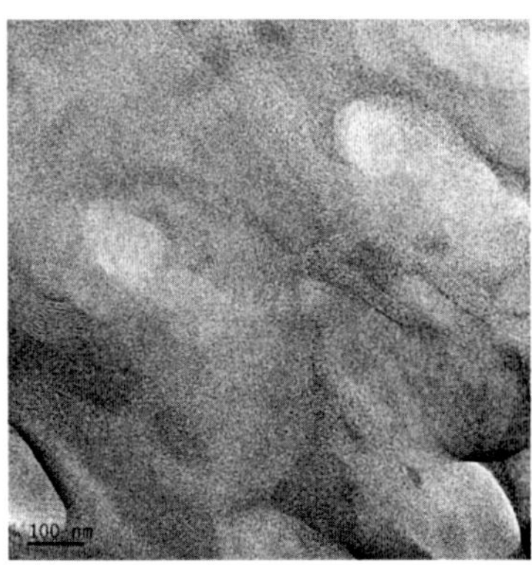

Foto 29. Nat mur C30 vergrößert auf 100nm

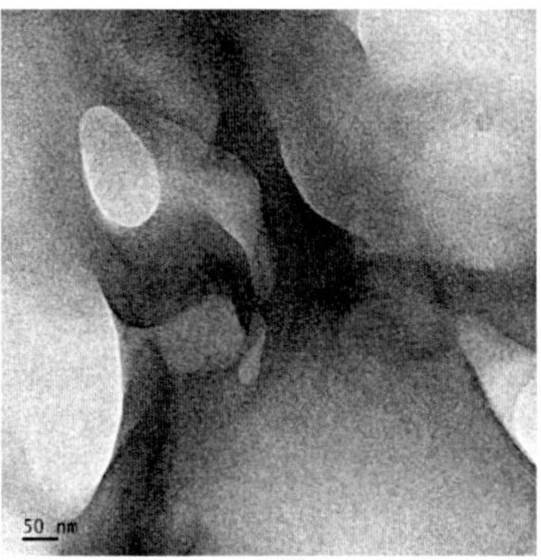

Foto 30. Nat mur C30 vergrößert auf 50nm

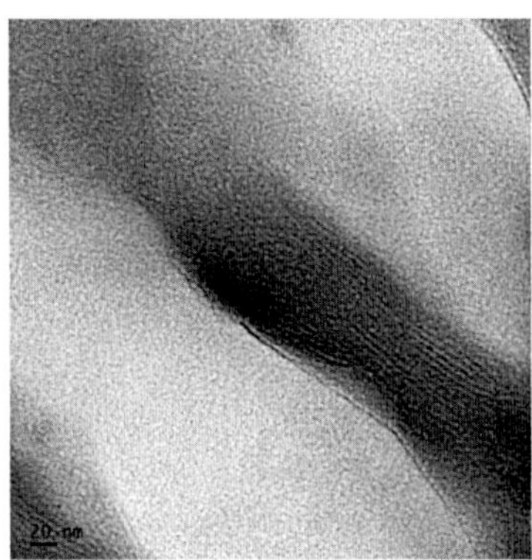

Foto 31. Nat mur C30 vergrößert auf 20nm

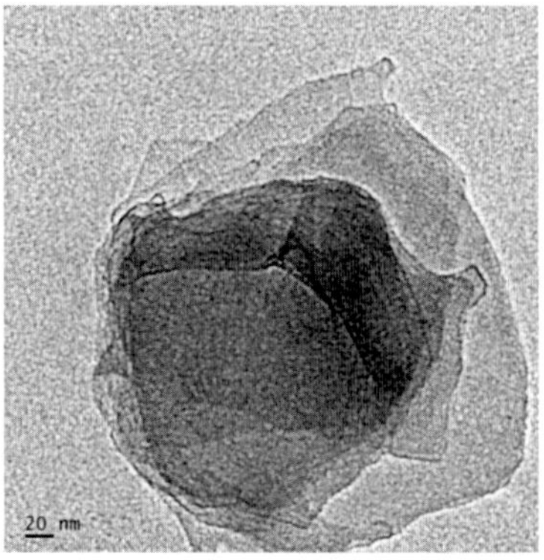

Foto 32. Nat mur C30 vergrößert auf 10nm

Elemente	Na	Cl	C	O	Ca	Sb	I	Cu
Prozent-anteil	0.51	0.02	4.13	0.81	6.10	6.43	1.73	0.27

Tabelle 12: Elementzusammensetzung der Partikel von Natrum mur C30

Elemente	Na	Cl	C	Cu
Prozentanteil	0.59	0.14	82.76	16.52

Tabelle 13: Elementzusammensetzung der Partikel in Agglomeraten von Natrum mur C30

Partikelgröße von Natrum muriaticum C30: 1nm – 3nm

Im Vergleich zu den Partikeln der Serie C6 war das untere Ende ähnlich klein, aber am oberen Größenbereich waren die NP wesentlich kleiner, von 14nm auf 3nm. Na und Cl waren in allen Feldern anwesend, jedoch in sehr geringen Anteilen, meist unter 1%.

Natrum muriaticum C200

Die im Folgenden wiedergegebenen Bilder zeigen die TEM Aufnahmen von Natrum muriaticum C200

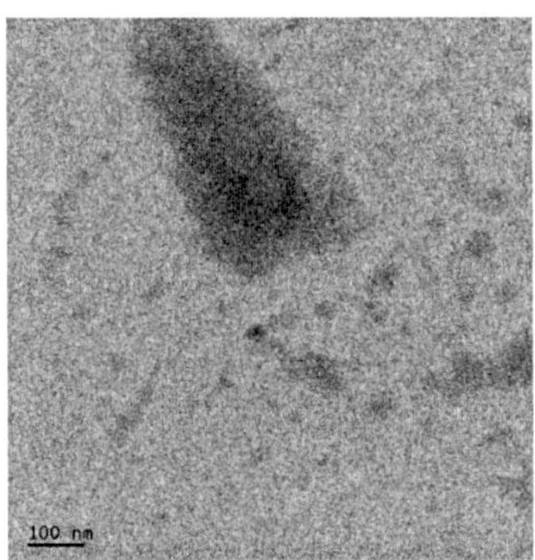

Foto 33. Nat mur C200 vergrößert auf 100nm

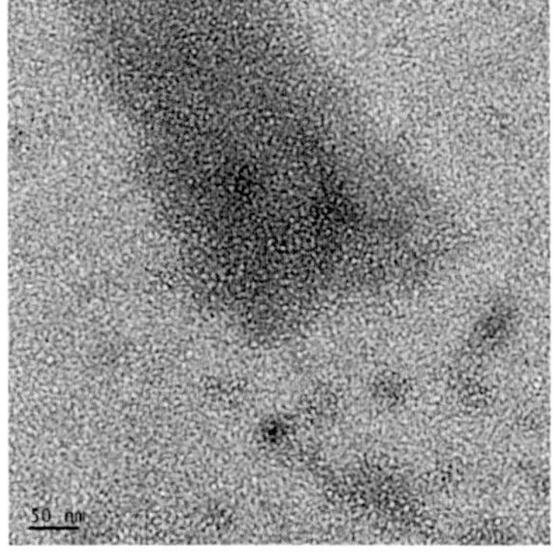

Foto 34. Nat mur C200 vergrößert auf 50nm

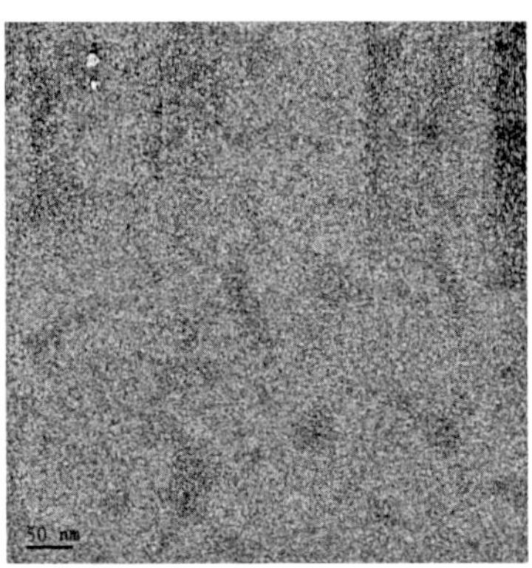

Foto 35. Nat mur C200 vergrößert auf 50nm

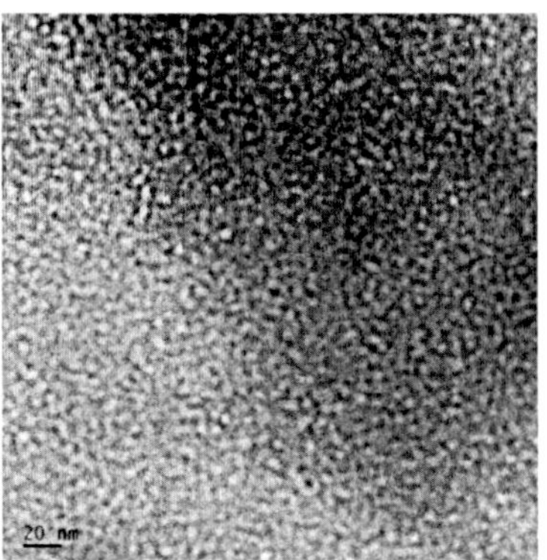

Foto 36. Nat mur C200 vergrößert auf 20nm

Elemente	Na	Cl	C	Cu
Prozentanteil	0.31	0.13	94.53	5.02

Tabelle 14: Elementzusammensetzung der Partikel von Natrum mur C200

Elemente	Cl	Al	Si	C	Cu
Prozentanteil	3.14	10.18	23.67	5.05	57.96

Tabelle 15: Elementzusammensetzung der Partikel von Agglomeraten von Natrum muriaticum C200

Partikelgröße von Natrum muriaticum C200: 1nm – 3nm

Die Partikelgröße von C30 und C200 blieb dieselbe, 1 bis 3nm. Na und Cl waren in allen Feldern nachweisbar, aber wie bei C30, war ihr Anteil unter 1%. Im Vergleich zu C6 und C30, finden sich mehr Cluster in C200. Wie zuvor bei C6 und C30, C200 zeigte sich ein sehr hoher Anteil an Kohlenstoff, zwischen 63-95%. Andere Elemente wie N, Titanium (Ti), Ca, Silicium (Si), Cu und Aluminium (Al) konnten nachgewiesen werden. Die EDS Untersuchung der Agglomerate zeigte C, Al, Si, Ca und Cu als wesentliche Inhaltsstoffe. Na fehlte ganz, Cu war hoch, Si und Al wurden mit anderen zu dominierenden Elementen. Die Partikel waren in C200 im Vergleich zu C6 und C30 klarer ausgeprägt.

Natrum muriaticum 1M

Die nachfolgenden Bilder zeigen die TEM Aufnahmen von Natrum muriaticum 1M

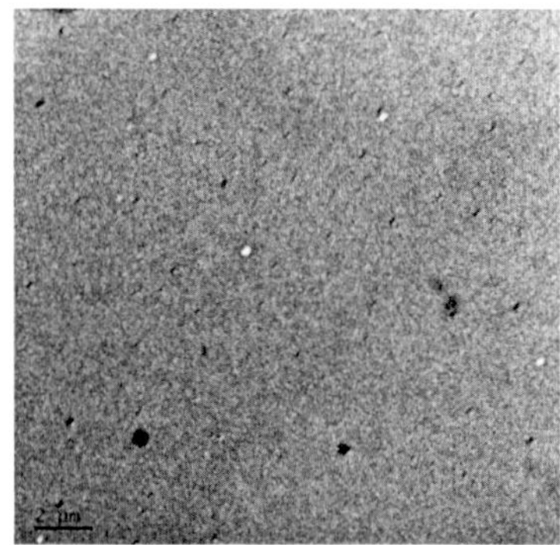

Foto 37. Nat mur 1M vergrößert auf 2μm

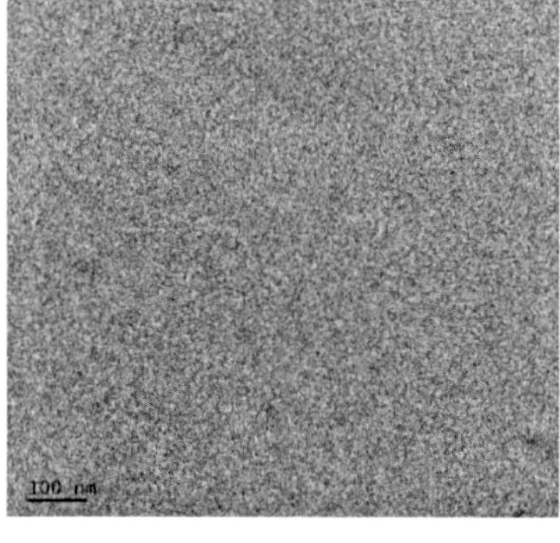

Foto 38. Nat mur 1M vergrößert auf 100nm

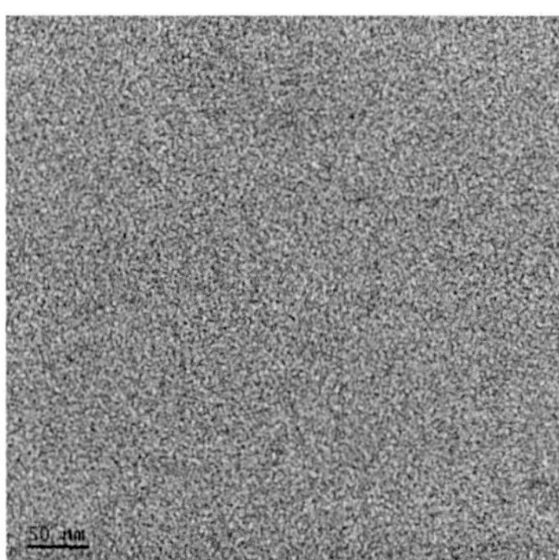

Foto 39. Nat mur 1M vergrößert auf 50nm

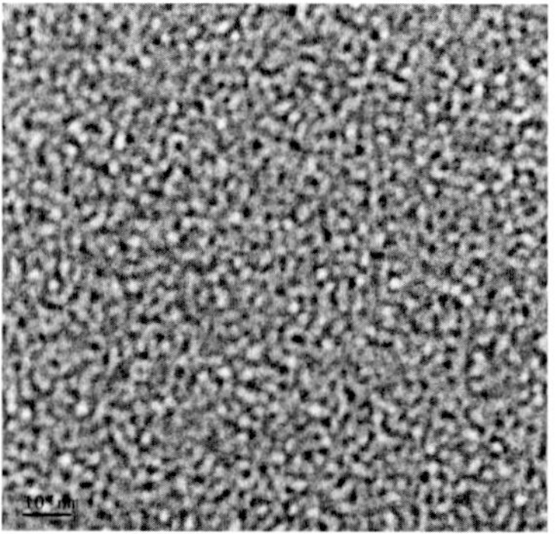

Foto 40. Nat mur 1M vergrößert auf 10nm

Elemente	Na	Cl	C	Cu
Prozentanteil	0.20	0.13	94.63	5.04

Tabelle 16: Elementzusammensetzung der Partikel in Natrum muriaticum 1M

Partikelgröße von Natrum muriaticum 1M: 0.65nm – 1.3nm

Hier sank die Partikelgröße deutlich im Vergleich zu vorhergehenden Potenzen. Die Kleinsten maßen 0.65nm und die Größten grade über 1nm. Die Partikel waren wesentlich anders als in den vorherigen Potenzen; sehr klein und über die Felder verteilt, dabei viele runde Cluster bildend, voller NP in QD Größen. Agglomerate und Aggregate wurden sehr selten gesehen.

Die Anzahl anderer Elemente ging deutlich zurück. Na und Cl konnten in allen Feldern nachgewiesen werden, doch ihr Gewichtsanteil blieb niedrig, meist unter 0.2%. Kohlenstoff bildete das wesentliche Element mit einem Anteil von 93 bis 97%.

Natrum muriaticum 10M

Die im Folgenden dargestellten Bilder zeigen die TEM Aufnahmen von Natrum muriaticum 10M.

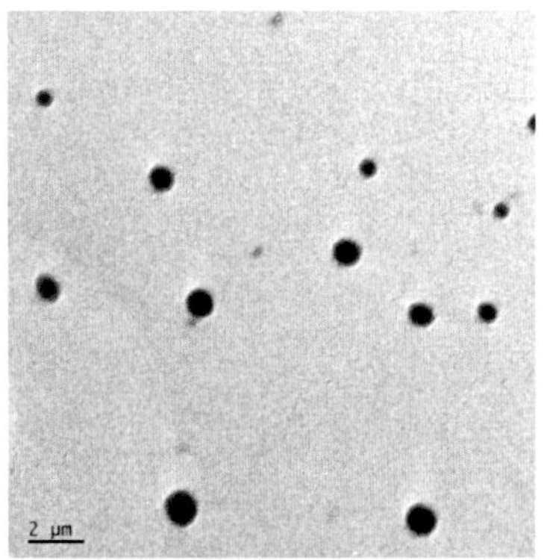

Foto 41. Nat mur 10M vergrößert auf 2µm

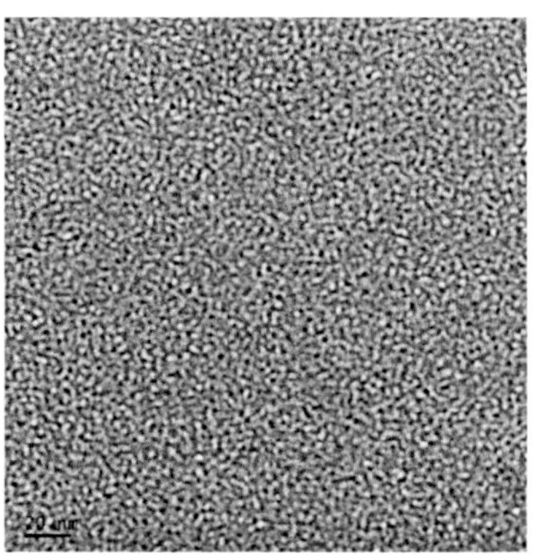

Foto 42. Nat mur 10M vergrößert auf 20nm

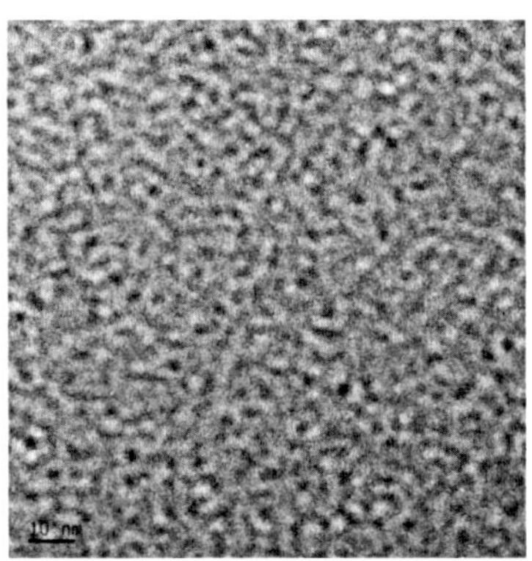

Foto 43. Nat mur 10M vergrößert auf 10nm

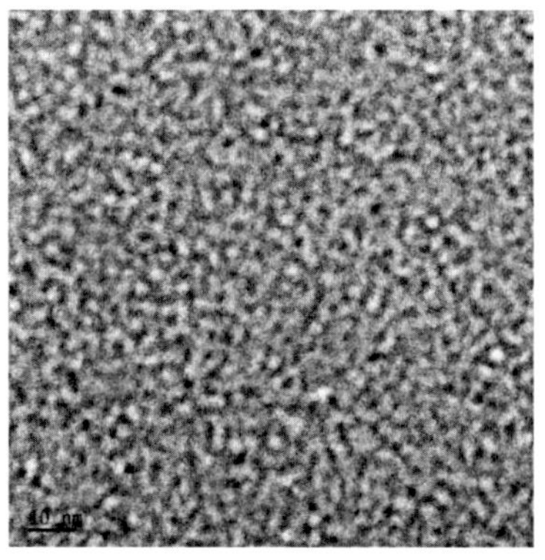

Foto 44. Nat mur 10M vergrößert auf 20nm

Elemente	Cl	C	Cu
Prozentanteil	0.11	98.01	1.87

Tabelle 17: Elementzusammensetzung der Partikel von Natrum muriaticum 10M

Partikelgröße von Natrum mur 10 M: 0.65nm – 1.3nm

Die Partikelgröße war im Wesentlichen gleich mit 1M

Sehr viele Partikel fanden sich gleichmäßig verteilt in allen Feldern. Gelegentlich trat ein Cluster auf. EDS Studien wiesen, wie zuvor, den Anteil von Na und Cl als sehr niedrig aus, allgemein unter 1%. Cl konnte in allen Feldern nachgewiesen werden, aber Na fand sich nicht in allen Feldern. Kohlenstoff war das häufigste Element.

Natrum muriaticum 50M

Die im Folgenden dargestellten Bilder zeigen die TEM Aufzeichnungen von Natrum muriaticum 50M.

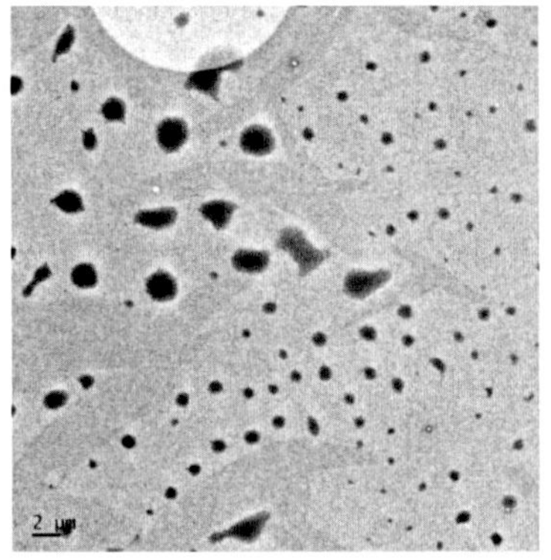

Foto 45. Nat mur 50M vergrößert auf 2μm

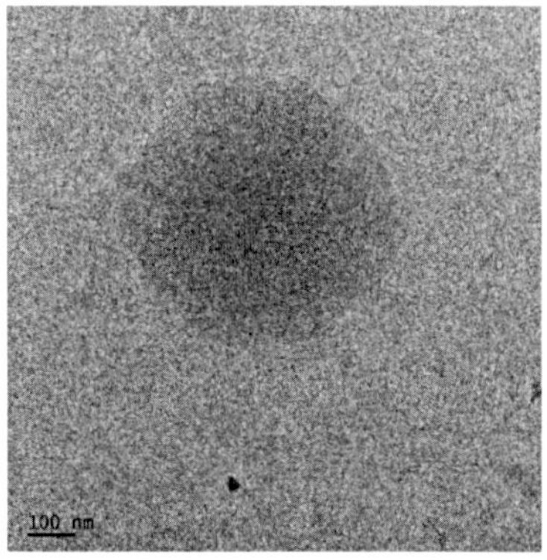

Foto 46. Nat mur 50M vergrößert auf 100nm

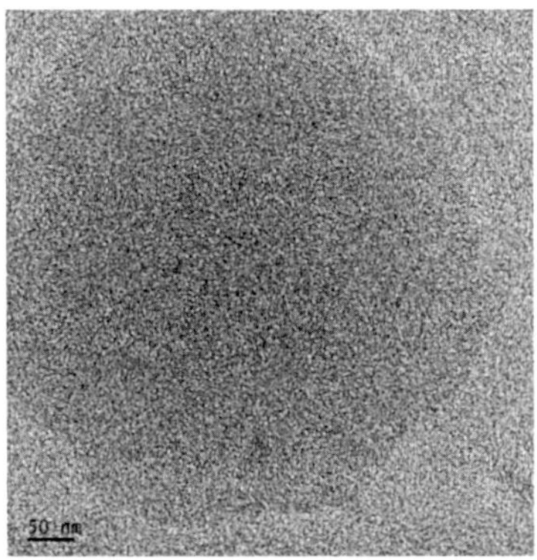

Foto 47. Nat mur 50M vergrößert auf 50nm

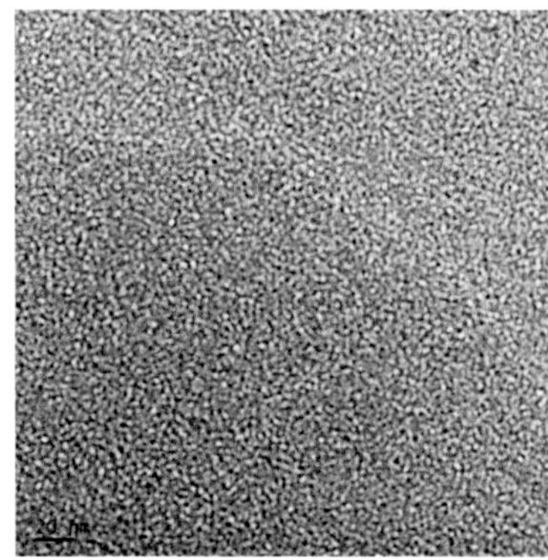

Foto 48. Nat mur 50M vergrößert auf 20nm

Elemente	Cl	C	Cu
Prozentanteil	0.18	95.62	4.19

Tabelle 18: Elementzusammensetzung der Partikel von Natrum muriaticum 50M

Partikelgröße von Natrum muriaticum 50M: 0.6nm – 1.3nm

Die Partikelgröße blieb ähnlich wie bei 50M. Der Gewichtsanteil blieb unter den Mengen der vorherigen, Na und Cl waren unter 0.2% anzutreffen. Der Anteil von Kohlenstoff war weiter bestimmend, von 95 bis 98.25% in allen Feldern. Cu wurde ebenfalls gefunden.

Natrum mur 10M und 50M waren nicht nur in der Partikelgröße ähnlich, sondern auch in der Verteilung und Form der Partikel. Cluster waren selten und große Aggregate wurden gelegentlich gesehen.

Natrum muriaticum CM

Die folgenden Bilder zeigen die TEM Aufnahmen von Natrum muriaticum CM

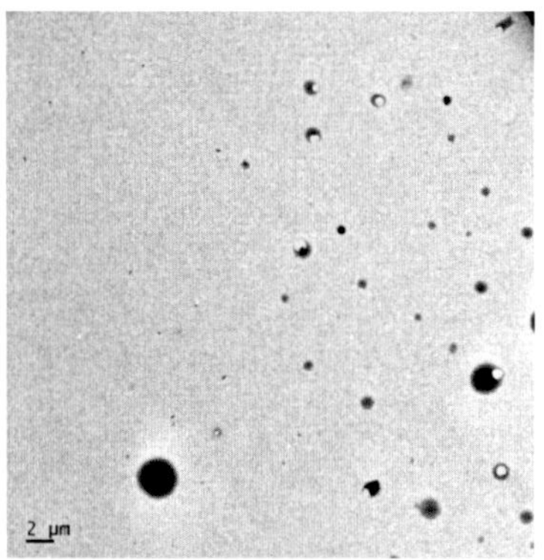

Foto 49. Nat mur CM vergrößert auf 2µm

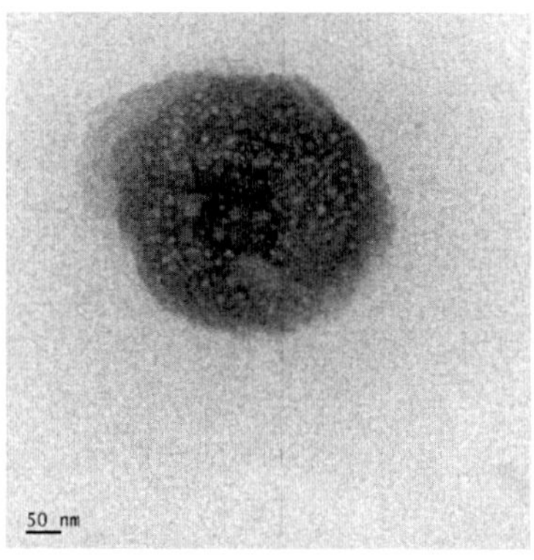

Foto 50. Nat mur CM vergrößert auf 50nm

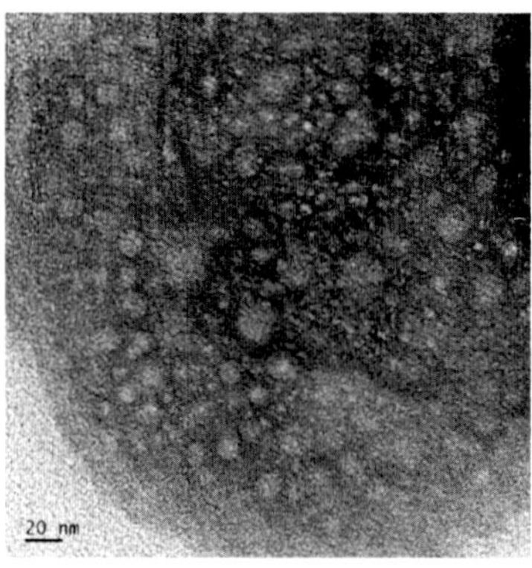

Foto 51. Nat mur CM vergrößert auf 20nm

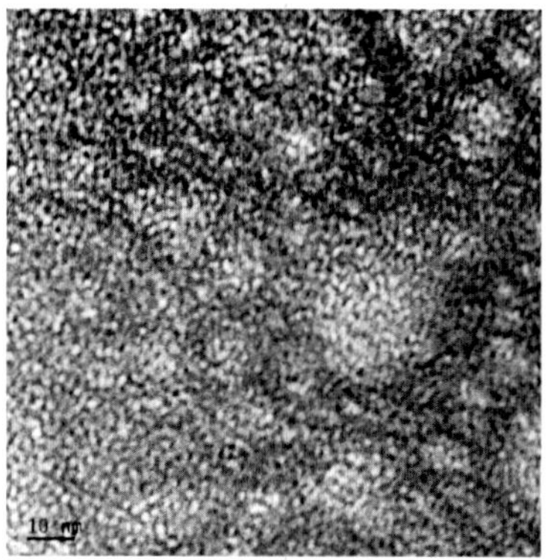

Foto 52. Nat mur CM vergrößert auf 10nm

Elemente	Cl	Cu
Prozentanteil	1.69	98.31

Tabelle 19: Elementzusammensetzung der Partikel von Natrum muriaticum CM

Partikelgröße der Partikel von Natrum mur CM: 0.65nm – 1.15nm

Es war auffällig, dass die Partikelgröße von 1M und CM genau gleich war, 0.65 bis 1.15nm. Der Anteil von Na war weiterhin unter 1%, während Cl anstieg auf 1.69 % in der CM Potenz. Es verteilten sich viele Partikel über alle Felder. Der Anteil von Kohlenstoff war weiterhin hoch, zwischen 88.36 bis 98.31%. Es fanden sich außerdem Cu und Ca.

Insgesamt hat die Feldstudie der zentesimalen Potenzen von Natrum mur folgende Eigenschaften gezeigt:

1. Die Partikelgröße wurde immer feiner, ab C6 und ab C30 bis CM blieb sie immer im QD Bereich
2. In allen Feldern aller Potenzen blieben die Partikel unter dem Elektronenstrahl stabil
3. 50M und CM waren sehr ähnlich mit wohl verteilten Partikeln im Vergleich zu anderen Potenzen
4. Der Anteil von organischem Material wie Kohlenstoff war in allen Natrum mur zentesimalen Potenzen sehr hoch, aber in der LM Serie tauchte Kohlenstoff nicht auf

Potenz	**Partikelgröße**
Nat mur C6	1-14nm
Nat mur C30	1-3nm
Nat mur C200	1 - 3nm
Nat mur M1	0.65 – 1.3nm
Nat mur M10	0.65 – 1.3nm
Nat mur M50	0.6nm – 1.3nm
Nat mur CM	0.65 – 1.15nm

Tabelle 20: Die Partikelgröße der NP in verschiedenen Potenzen von Natrum muriaticum

Pot	**Na**	**Cl**	**C**	**Cu**	**Fe**	**Cr**	**Ni**	**Ca**	O	**Sb**	**I**
C6	0.07	0.02	79.69	10.11	3.65	1.23	064		4.6		
C30	0.51	0.02	74.13	10.27				6.10	0.81	6.43	1.73
C200	0.31	0.13	94.53	5.02							
M1	0.20	0.13	94.63	5.04							
M10		0.11	98.01	1.87							
M50		0.18	95.62	4.19							
CM		1.69	98.31								

Tabelle 21: Vergleichende Darstellung der Elementkomposition in Natrum muriaticum C6-CM (zweite Dezimale wurden der Übersicht halber ausgespart

DIE LM POTENZEN VON AURUM METALLICUM LM

AURUM METALLICUM LM1

Die nachfolgenden Bilder zeigen die TEM Aufnahmen von Aurum metallicum LM1

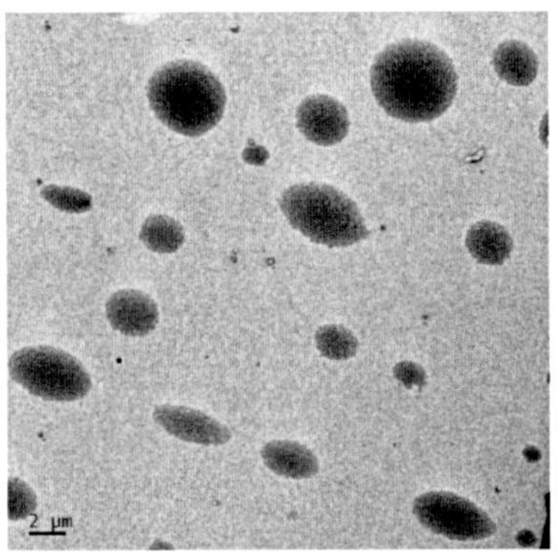

Foto 53. Aurum met LM1 vergrößert auf 2µm

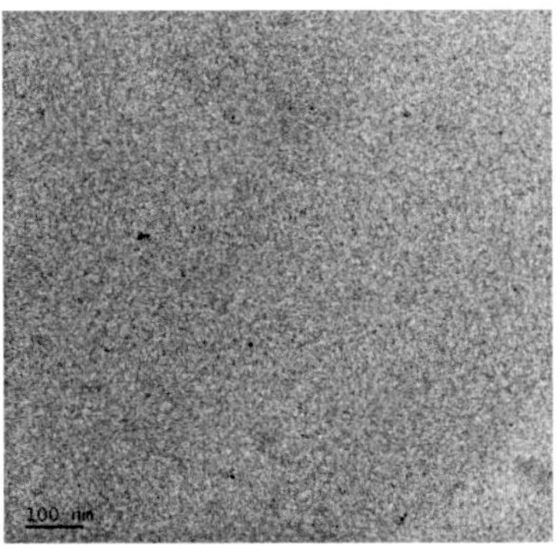

Foto 54. Aurum met LM1 vergrößert auf 100nm

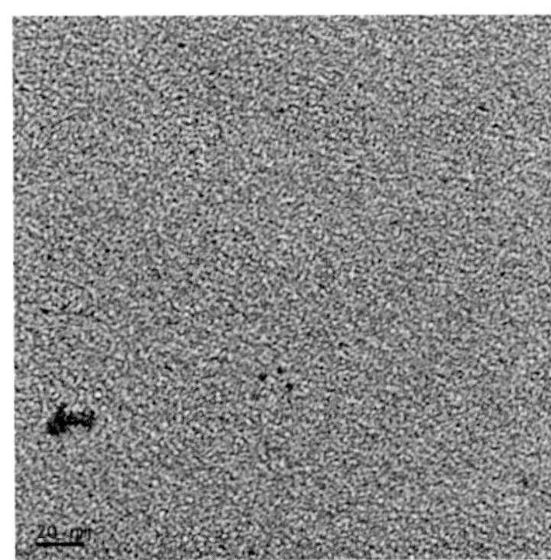

Foto 55. Aurum met LM1 vergrößert auf 20nm

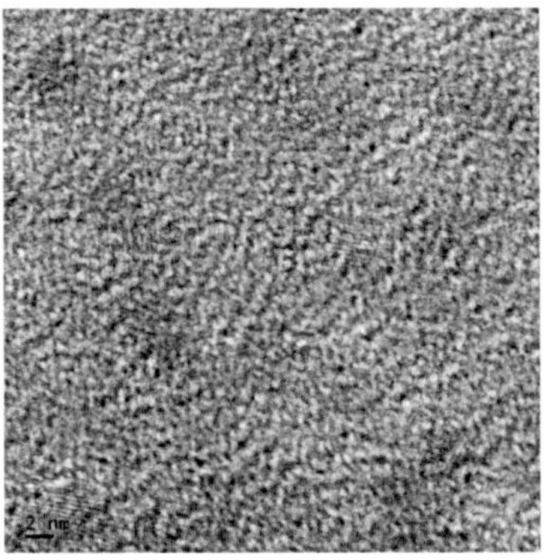

Foto 56. Aurum met LM1 vergrößert auf 2nm

Elemente	Au	Na
Prozentanteil	0.02	99.98

Tabelle 22: Elementzusammensetzung der Partikel von Aurum met LM1

Partikelgröße der Partikel von Aurum met LM1: 1.24nm – 7.5nm

Die Partikelgröße von Aurum met LM1 war außergewöhnlich klein, und die Partikel gehörten alle in die QD Kategorie. Die Untersuchung der Partikel zeigte nur Au und Na, wobei Na sehr hoch ausfiel, und Au eher gering. Kohlenstoff wurde ebenfalls in einigen Feldern in hohem Anteil gefunden. Bei stärkerem Fokussieren wurden die Partikel meist verbrannt, vermutlich aufgrund des hohen Anteils organischer Materie wie Kohlenstoff.

Der Anteil von C und Na war sehr hoch. Blättrige Formationen, typisch für viele Metalle unter TEM, zeigten sich bei Größenordnungen unter 5nm. Dies bedeutet mehr Au Anteil als vielleicht gemessen, denn die Gold NP lagen öfter eingebettet in organischen Substanzen.

Es fanden sich viele Cluster in allen Feldern sowie auch einige Agglomerate. In allem 50.000-er Potenzen von Aurum met wurden immer mindestens 3 Felder analysiert.

AURUM METALLICUM LM6

Die folgenden Bilder zeigen die TEM Darstellungen zu Aurum metallicum LM6

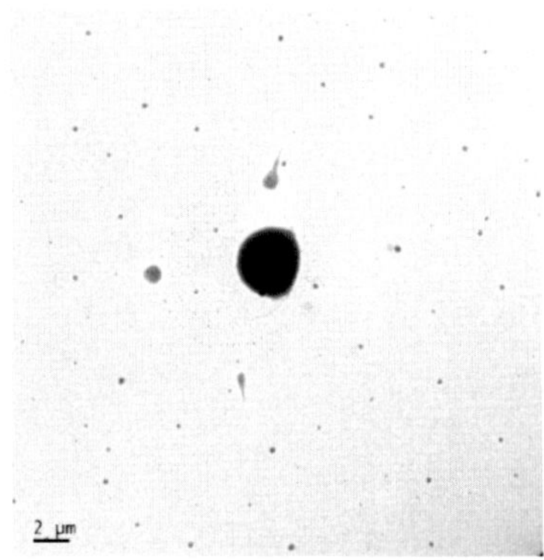

Foto 57. Aurum met LM6 vergrößert auf 2µm

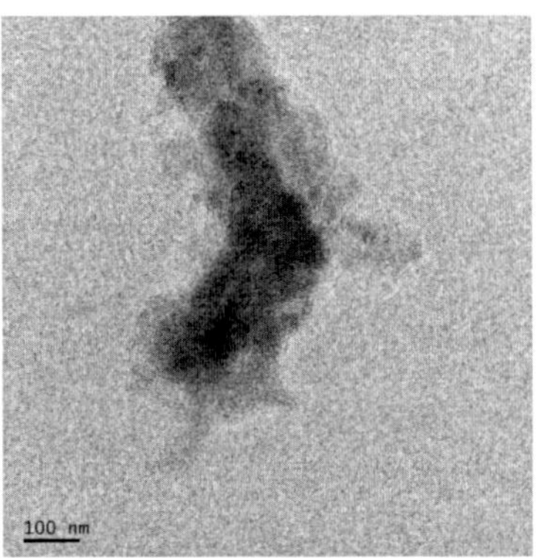

Foto 58. Aurum met LM6 vergrößert auf 100nm

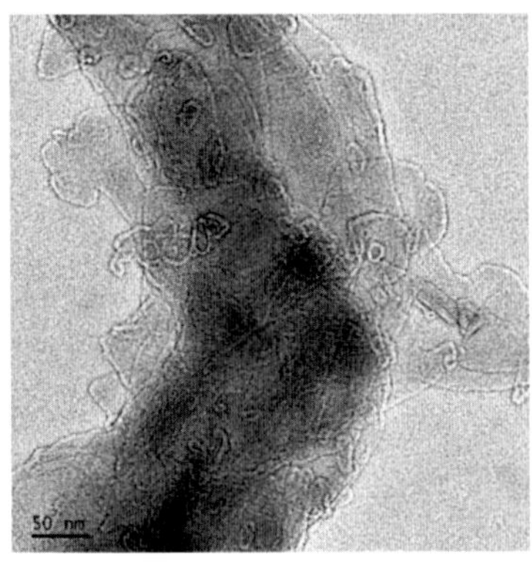

Foto 59. Aurum met LM6 vergrößert auf 50nm

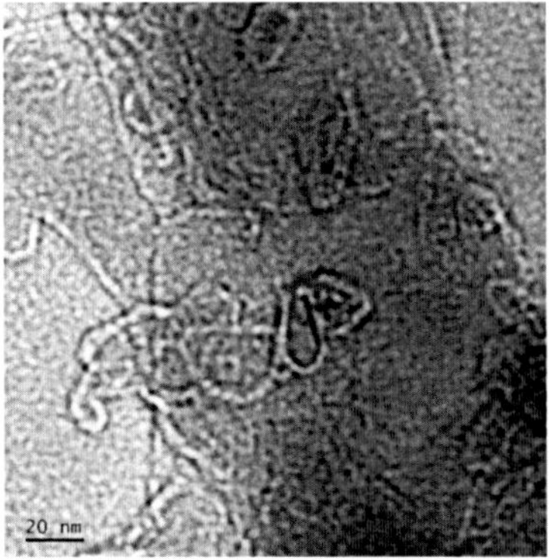

Foto 60. Aurum met LM6 vergrößert auf 20nm

Elemente	Au	O	Cu	C
Prozentanteil	1.12	6.41	2.17	90.3

Tabelle 23: Elementzusammensetzung der Partikel von Aurum met LM6

Partikelgröße der Partikel von Aurum met LM6: 0.6nm – 2.7nm

Die Partikelgröße war kleiner als bei LM1. Der Anteil von Kohlenstoff war in allen Feldern erstaunlich hoch und lag bei 90.3% und höher. Im Allgemeinen kann man sagen, dass in vielen Feldern außer Gold noch O, Cu und C gefunden wurde. Agglomerate waren präsent. Die Partikel zeigten sich meist in Clustern. Bei konzentriertem Focus verbrannten viele Partikel.

Aurum metallicum LM12

Die nachfolgenden Bilder zeigen die TEM Aufzeichnung von Aurum metallicum LM12

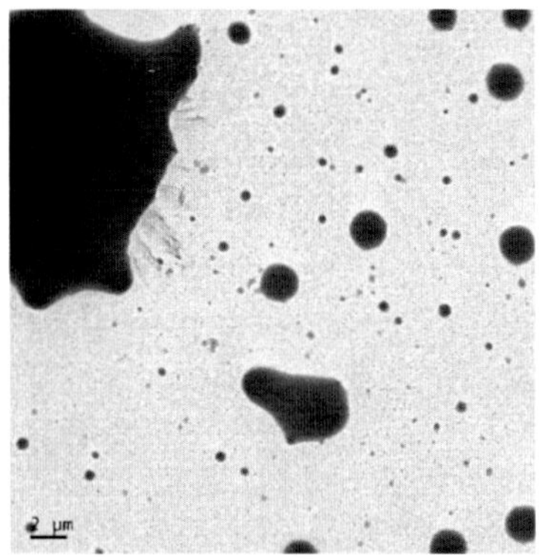

Foto 61. Aurum met LM12 vergrößert auf 2µm

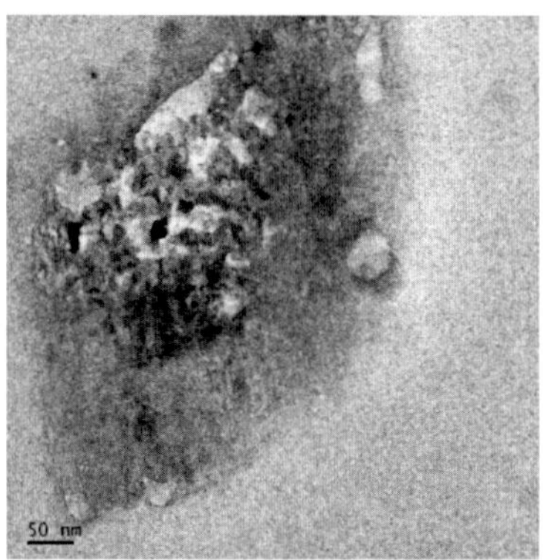

Foto 62. Aurum met LM12 vergrößert auf 50nm

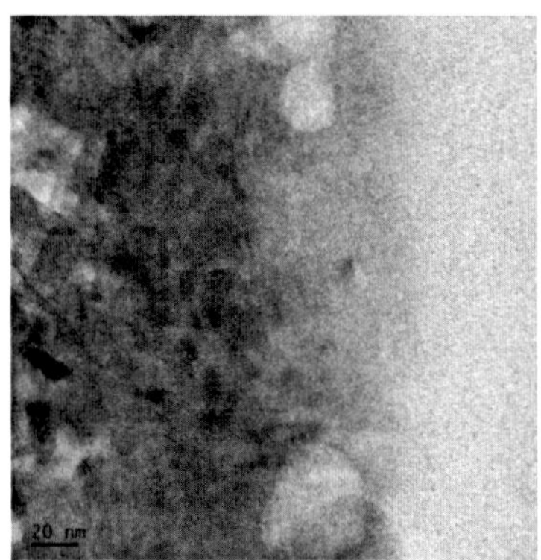

Foto 63. Aurum met LM12 vergrößert auf 20nm

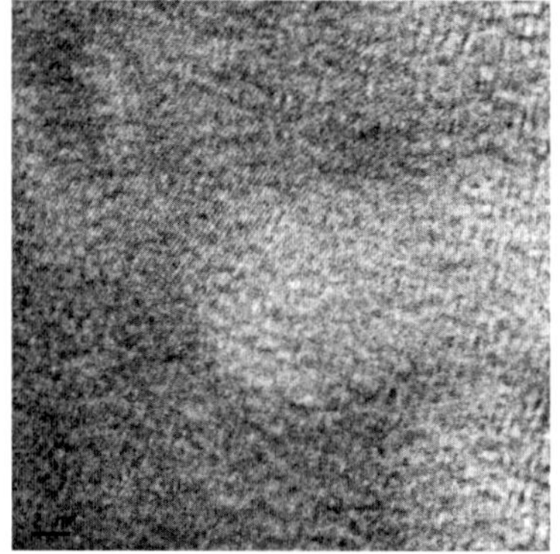

Foto 64. Aurum met LM12 vergrößert auf 2nm

Elemente	Au	O	Cu
Prozentanteil	0.29	98	1.71

Tabelle 24: Elementzusammensetzung der Partikel von Aurum metallicum LM12

Partikelgröße der Partikel von Aurum met LM12: 0.5nm – 1.3nm

Die Partikelgröße lag noch niedriger als zuvor. Die Partikel wurden von LM1 bis LM12 systematisch kleiner. C und O waren in allen Feldern die vorherrschenden Elemente. Außer Au wurden noch identifiziert: C, O, Cu, Na und Cl.

Es fanden sich nur wenige Agglomerate. Die Partikel waren gut verteilt und in Cluster formiert. Die Teilchen zeigten eine Neigung zur Desintegration, sobald man sie fokussierte, allerdings nicht so auffällig wie in den vorherigen Potenzen.

Aurum metallicum LM18

Die nachfolgenden Bilder zeigen die TEM Darstellung von Aurum metallicum LM18

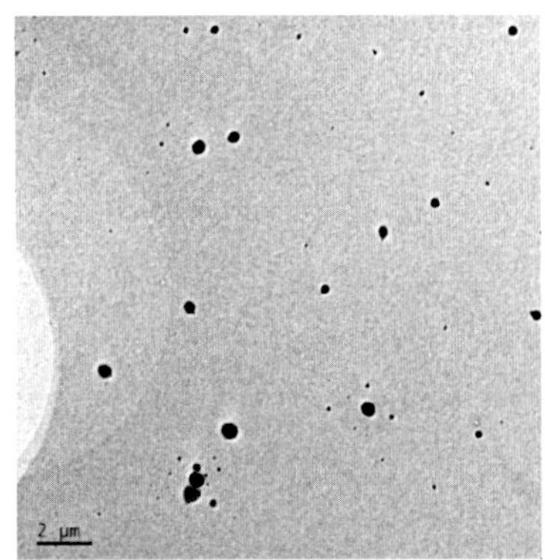

Foto 65. Aurum met LM18 vergrößert auf 2µm

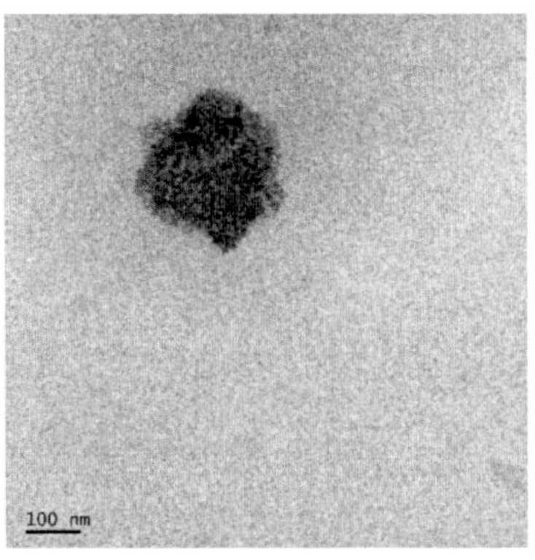

Foto 66. Aurum met LM18 vergrößert auf 100nm

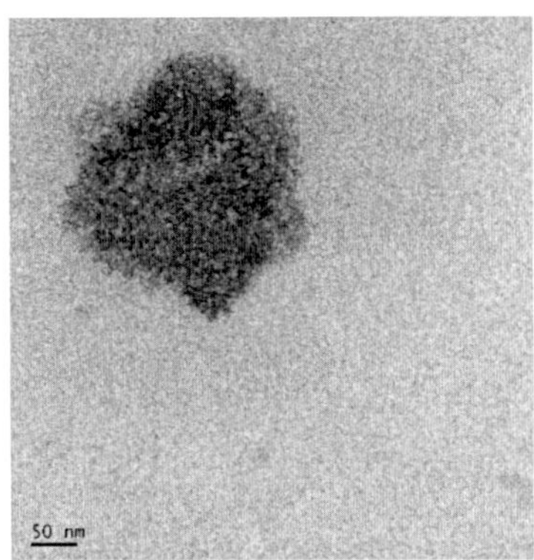

Foto 67. Aurum met LM18 vergrößert auf 50nm

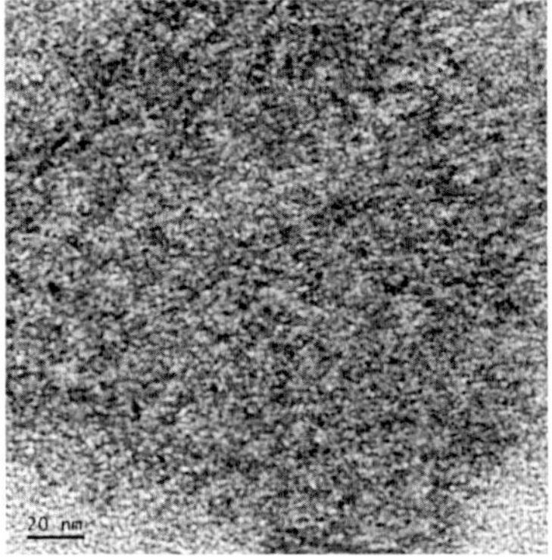

Foto 68. Aurum met LM18 vergrößert auf 20nm

Elemente	Au	C	Cu
Prozentanteil	0.29	99.62	0.09

Tabelle 25: Elementzusammensetzung der Partikel von Aurum met LM18

Partikelgröße der Partikel von Aurum met LM18: 0.5nm – 2.5nm

Hier war die Größenverteilung insofern besonders, als dass die Kleinen gleich klein waren (0.5nm), die Größeren jedoch bis auf 2.5nm anwuchsen, im Vergleich zu den 1.3nm von LM12.

Au war in allen Feldern anwesend. Der Anteil von Kohlenstoff blieb hoch, 87.56 bis 99.89%.

Die Partikel verteilten sich in Clustern. Bei stärkerem Fokus, wie zuvor schon bei Größen von 5 und 10nm, zeigten die Teilchen eine Neigung zur Desintegration. Es fanden sich gelegentlich Agglomerate.

Aurum metallicum LM24

Die im Folgenden dargestellten Bilder zeigen die TEM Aufzeichnungen für Aurum metallicum LM24

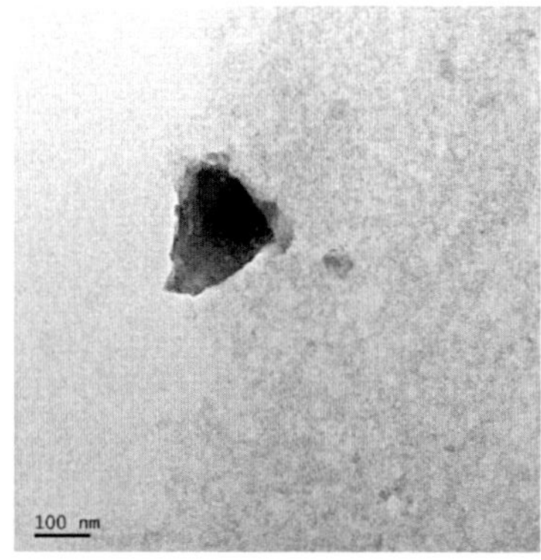

Foto 69. Aurum met LM24 vergrößert auf 100nm

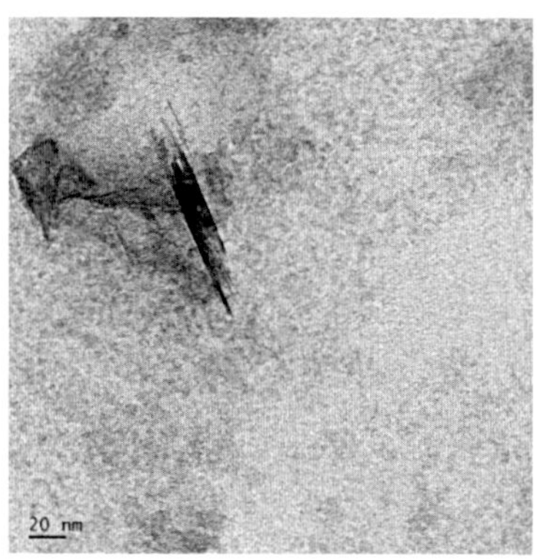

Foto 71. Aurum met LM24 vergrößert auf 20nm

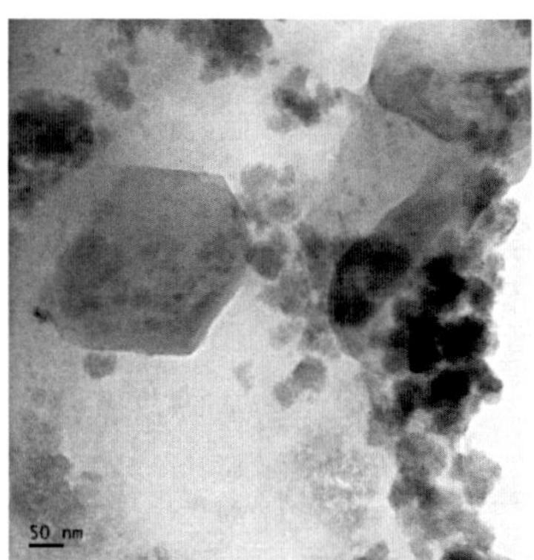

Foto 70. Aurum met LM24 vergrößert auf 50nm

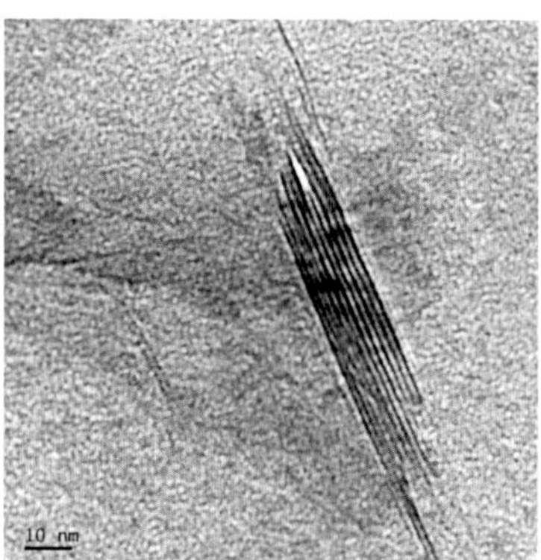

Foto 72. Aurum met LM24 vergrößert auf 10nm

Elemente	Au	C	Cu
Prozentanteil	0.57	98.87	0.56

Tabelle 26: Elementzusammensetzung der Partikel von Aurum met LM24

Partikelgröße der Partikel von Aurum met LM24: 0.4nm – 1.94nm

Die Partikelgröße nahm im Vergleich zu LM18 ab. Die Zusammensetzung der Partikel bestand aus Au, C, Cu, Na und Cl. Der Gewichtsanteil von C blieb hoch, 94.08 bis 98.87 %.

Es fanden sich wenige Agglomerate.

In einem speziellen Feld fanden sich Nanostangen (nanorods), die wie Stahlstangen auf dem Boden aussahen. Wie zuvor zeigten die Teilchen bei stärkerem Fokus Neigung zur Zersetzung.

Aurum metallicum LM30

Die hier aufgeführten Bilder zeigen die TEM Darstellung von Aurum metallicum LM30

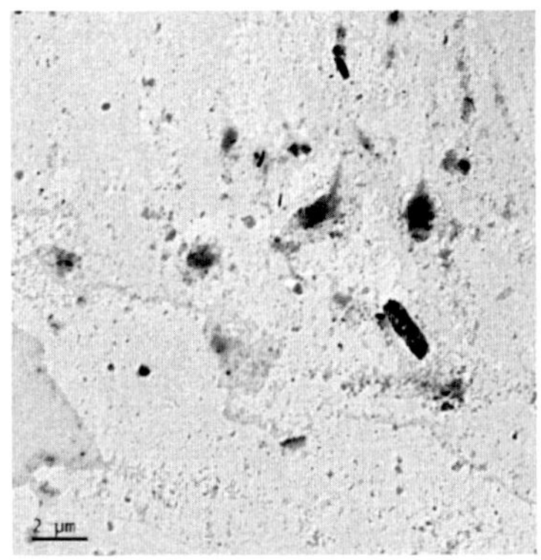

Foto 73. Aurum met LM30 vergrößert auf 2µm

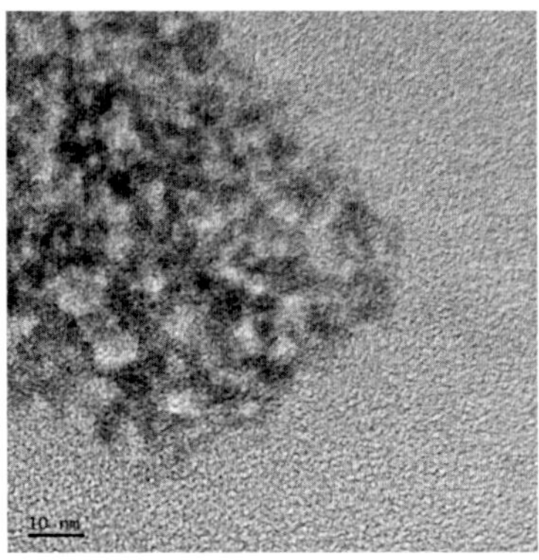

Foto 74. Aurum met LM30 vergrößert auf 10nm

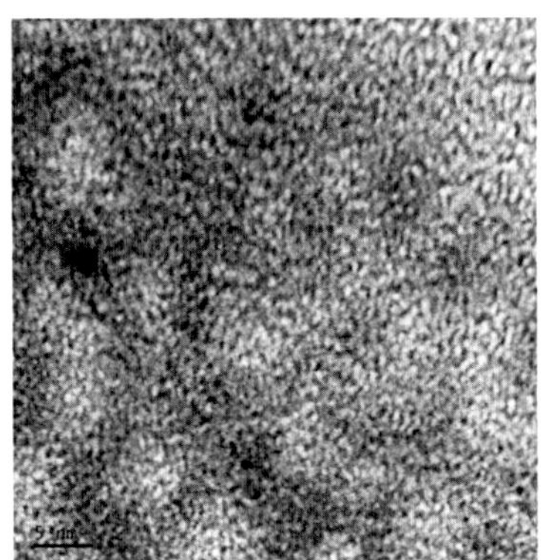

Foto 75. Aurum met LM30 vergrößert auf 5nm

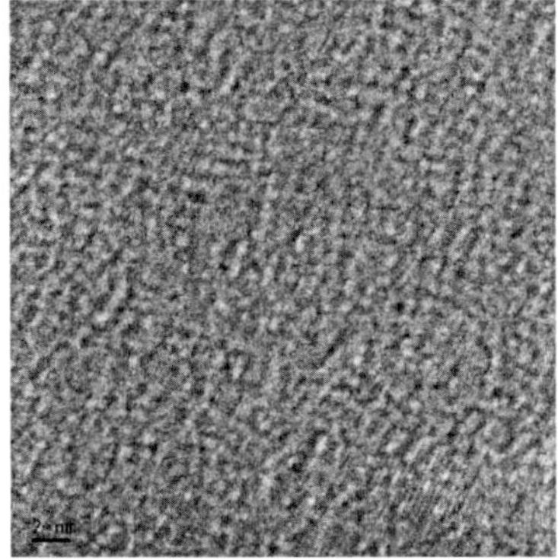

Foto 76. Aurum met LM30 vergrößert auf 2nm

Elemente	Au	Cl	Cd	Cu
Prozentanteil	4.25	25.79	32.95	37.02

Tabelle 27: Elementzusammensetzung der Partikel von Aurum met LM30

Partikelgröße der Partikel von Aurum met LM30: 0.27nm – 2nm

Die Partikelgröße am hinteren Ende wurde so klein, dass sie fast die Atomgröße erreichte. Im Vergleich zu allen vorherigen Potenzen zeigte sich hier die größte Menge an Elementen. Außer Au traten unter EDS auf: Cu, Na, Cl, Cd, Si und S.

Es fanden sich wenige Agglomerate.

Gold konnte in allen Feldern nachgewiesen werden. Der höchste Anteil betrug 4.25%. Von allen untersuchten Potenzen der LM Serie hatte LM30 den höchsten Goldanteil. Besonders auffällig war das Fehlen von Kohlenstoff, während andere Elemente wie S, Si, Cd, Cl und Na in höherem Anteil als in den anderen LM Potenzen von Aurum met auftraten.

Allgemein kann man zu den Ergebnissen der LM1 bis LM30 Serie sagen:

1. Gold NP waren in allen Potenzen enthalten.
2. Die Partikelgröße wurde systematisch kleiner, von 1.24nm in LM1 bis zu 0.27nm in LM30, wohin die größeren Teilchen auf- und abwechselten mit geringen Abweichungen.
3. Alle Partikel waren im QD Niveau. In LM6 bis LM30 waren die Größen in den kleinsten möglichen QD Größen.
4. Kohlenstoff war der wesentliche Elementbefund außer in LM30, wo überhaupt kein Kohlenstoff gefunden wurde.

Potenz	Partikelgröße
Aur met LM1	1.24 – 7.5nm
Aur met LM6	0.6 – 2.7nm
Aur met LM12	0.5 – 1.3nm
Aur met LM18	0.5 – 2.5nm
Aur met LM24	0.4 – 1.94nm
Aur met LM30	0.27 – 2nm

Tabelle 28: Partikelgröße von verschiedenen Potenzen der LM Serie von Aurum metallicum

Potenz	Au	Na	O	Cu	C	Cl	Cd
LM1	0.02	99.98					
LM6	1.12		6.41	2.17	90.3		
LM12	0.29		98	1.71			
LM18	0.29			0.09	99.62		
LM24	0.57			0.56	98.87		
LM30	4.25			37.02		25.79	32.95

Tabelle 29: Vergleichende Mengenverteilung der Elemente in Aurum met von LM1 bis LM30

AURUM METALLICUM IN ZENTESIMALEN POTENZEN

Aurum metallicum C6

Die folgenden Bilder zeigen die TEM Aufnahmen von Aurum metallicum C6

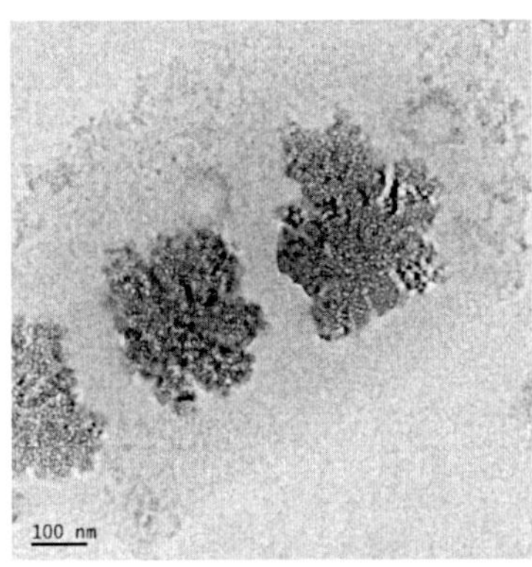

Foto 77. Aur met C6 vergrößert auf 100nm

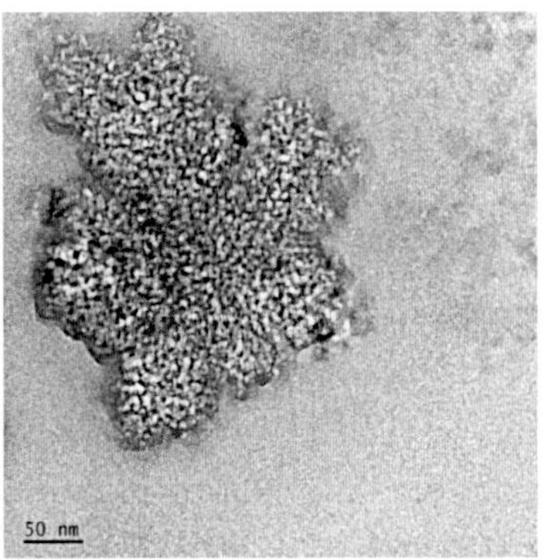

Foto 78. Aur met C6 vergrößert auf 50nm

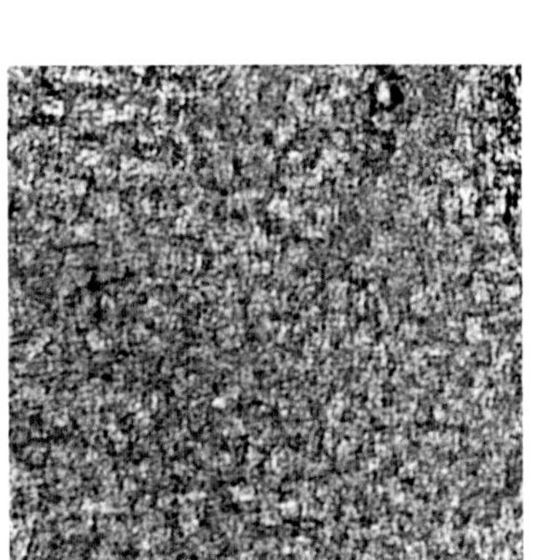

Foto 79. Aur met C6 vergrößert auf 10nm

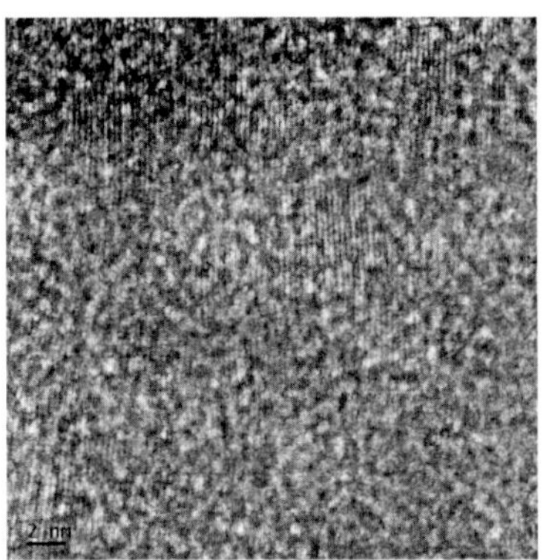

Foto 80. Aur met C6 vergrößert auf 2nm

Elemente	Au	Na	K	Cu
Prozentanteil	2.82	15.53	6.51	75.13

Tabelle 30: Elementzusammensetzung der Partikel von Aurum met C6

Partikelgröße der Partikel von Aurum metallicum C6: 0.3nm – 20nm

Viele Partikel aus der Aurum met C6 zeigten sich kleiner als die verlangte Größe für QD. Au wurde in allen Feldern mit Anteilen von 1.63 bis 2.88% nachgewiesen. Weitere Elemente in den Feldern waren: Na, Cl, K und Cu, sie wurden fast gleichmäßig in allen Feldern gefunden. Es wurden viele Cluster und einige Aggregate gesehen. Agglomerate waren selten.

Viele Gitter-ähnliche Formationen fanden sich in der Größenordnung um 2nm.

In einigen Bereichen desintegrierten sich die Teilchen bei stärkerem Fokus.

Kohlenstoff fand sich in keinem Feld.

Es wurden immer mindestens 3 Felder für alle Potenzen von C6 bis CM untersucht.

Aurum metallicum C30

Die nachfolgenden Bilder zeigen die TEM Aufzeichnungen zu Aurum metallicum C30

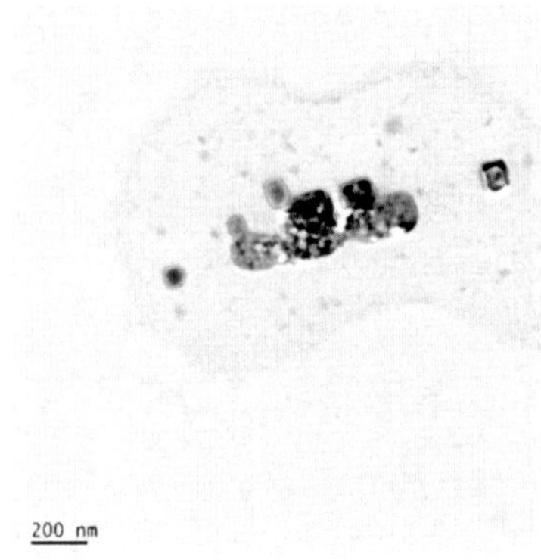

Foto 81. Aur met C30 vergrößert auf 200nm

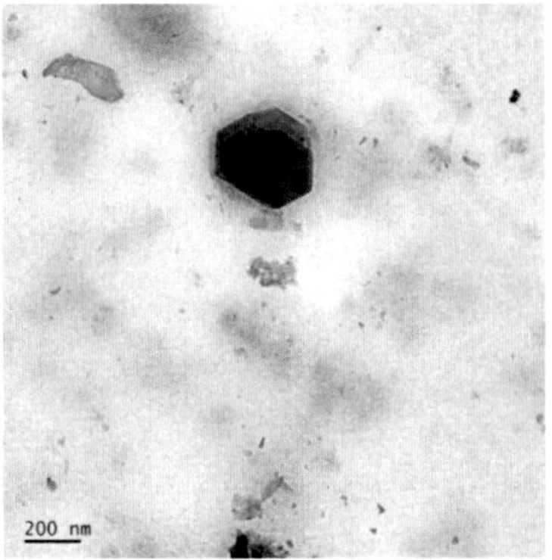

Foto 82. Aur met C30 vergrößert auf 200nm

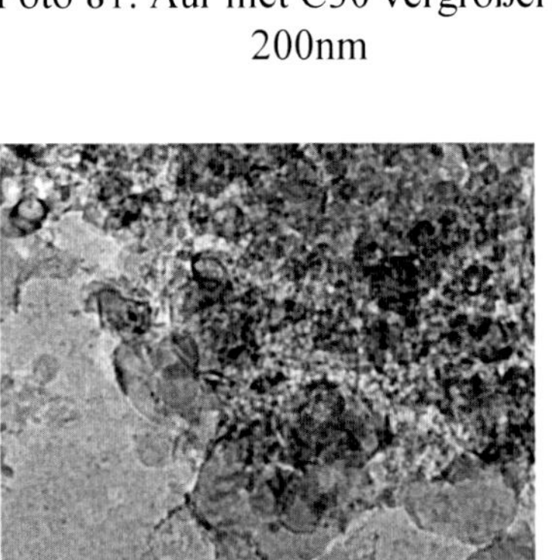

Foto 83. Aur met C30 vergrößert auf 20nm

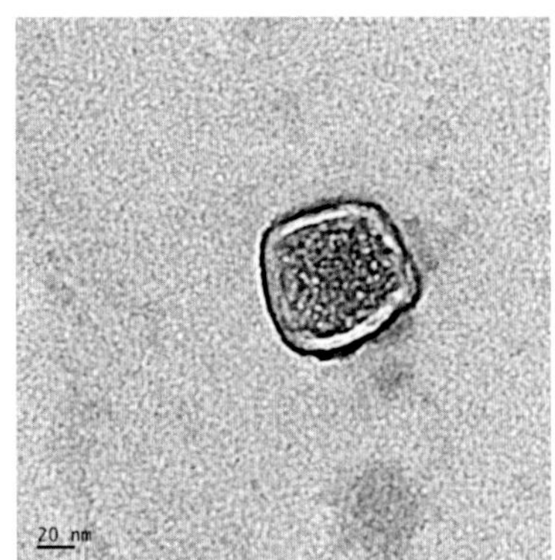

Foto 84. Aur met C30 vergrößert auf 20nm

Elemente	Au	Cu
Prozentanteil	89.66	10.34

Tabelle 31: Elementzusammensetzung der Partikel von Aurum metallicum C30

Partikelgröße der Partikel von Aurum met C30: 3nm – 366nm

Die Partikelgröße nahm von C6 auf C30 zu. Ein auffällig viereckiges NP konnte entdeckt werden. In einigen Bereichen desintegrierten die Partikel bei stärkerem Focus. Verschiedene Felder zeigten Partikel Cluster. Es fanden sich auch einige Agglomerate. Der Anteil von Au war wesentlich höher als in C6. In einem Feld wies EDS Au in 89.66% nach. Weitere Elemente waren Al, Si, Cu, Ca, Ni, Na und K.

Im Allgemeinen konnte man feststellen, dass die Partikel unter 20nm instabil wurden.

Aurum metallicum C200

Die im Folgenden dargestellten Bilder zeigen die TEM Darstellung von Aurum metallicum C200.

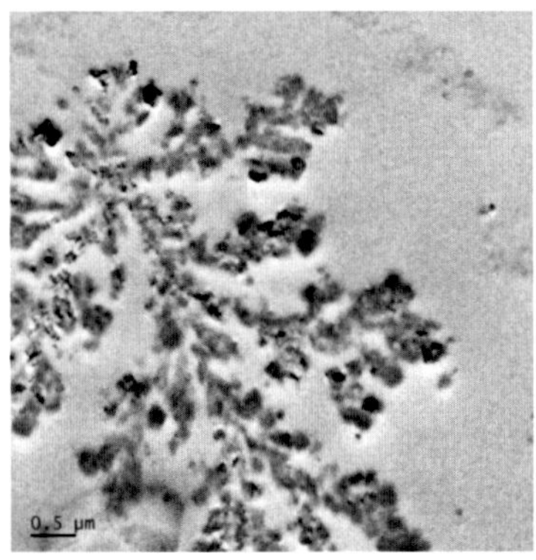

Foto 85. Aur met C200 vergrößert auf 500nm

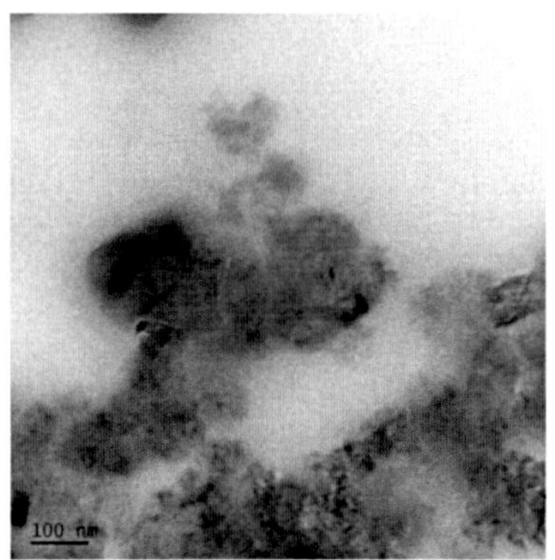

Foto 86. Aur met C200 vergrößert auf 100nm

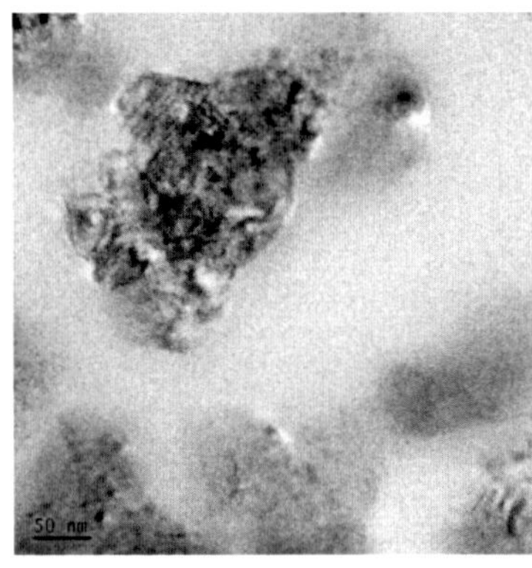

Foto 87. Aur met C200 vergrößert auf 50nm

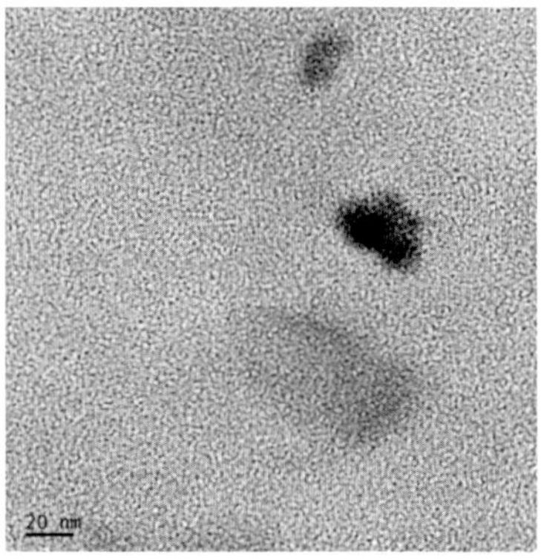

Foto 88. Aur met C200 vergrößert auf 20nm

Elemente	Au	Na	K	Cu	Cl
Prozentanteil	12.14	20.08	29.36	25.80	12.62

Tabelle 32:Elementzusammensetzung der Partikel von Aurum met C200

Partikelgröße der Partikel von Aurum metallicum C200: 5nm – 125nm

Die Partikelgröße der kleineren Partikel wurde geringer, während die der Größeren zunahm. Es konnten einige sehr große Agglomerate gesehen werden. Es traten viele Cluster auf. Es war nicht einfach, auf Partikel unter 10nm zu fokussieren, da die Teilchen instabil wurden. Es zeigten sich Gitter-Formationen, besonders da, wo die Größe von 10nm fokussiert wurde.

Gold zeigte sich annehmbar hoch, durchschnittlich bei 12.14%. Weitere identifizierte Elemente waren: Na, Cl, K, Ni und Cu, alle mehr oder weniger gleichmäßig verteilt. Der spontane Zusammenschluss von NP war in einigen Feldern sehr auffällig und erinnerte an wunderschöne Goldschmiedearbeiten.

Aurum metallicum 1M (C1000)

Die im Folgenden dargestellten Bilder zeigen die TEM Aufzeichnungen von Aurum metallicum 1M.

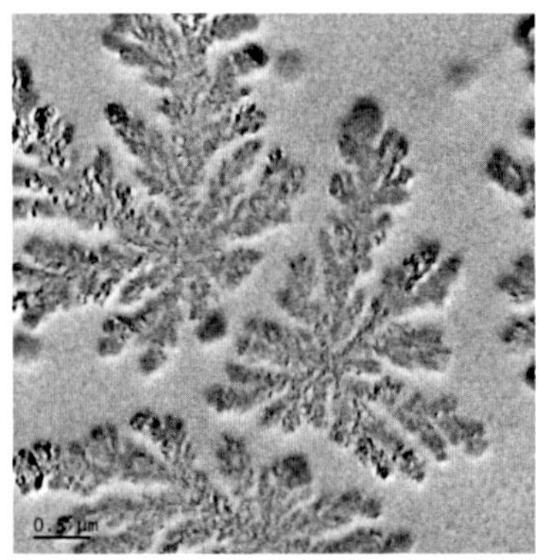

Foto 89. Aur met 1M vergrößert auf 500nm

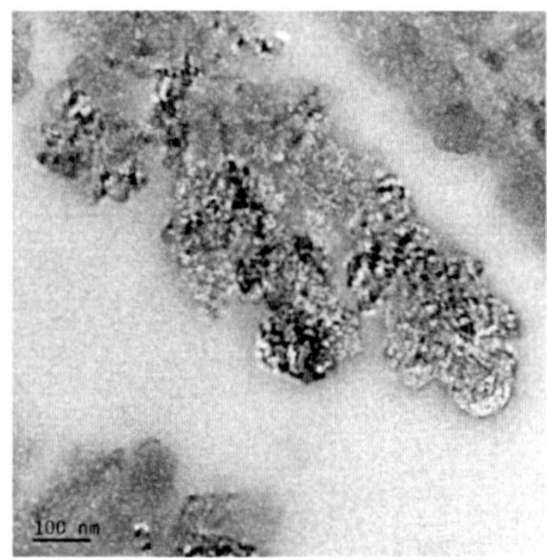

Foto 90. Aur met 1M vergrößert auf 100nm

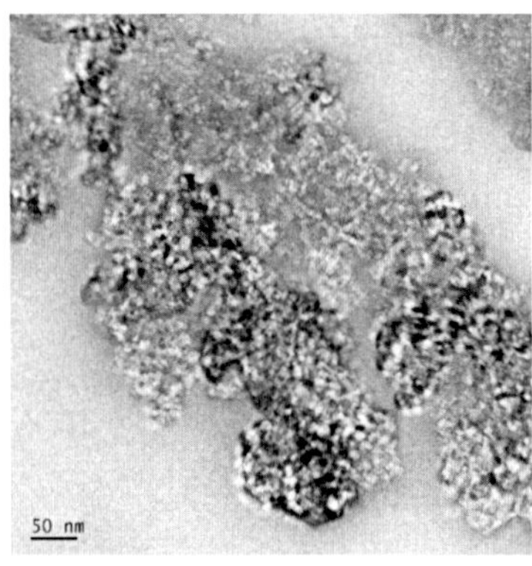

Foto 91. Aur met 1M vergrößert auf 50nm

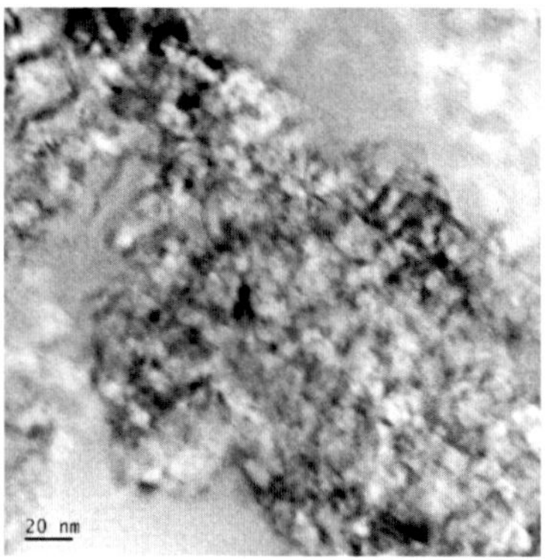

Foto 92. Aur met 1M vergrößert auf 20nm

Elemente	Au	O	Al	Si	K	Fe	Cu	In	Hf
Prozent	1.24	8.39	15.63	18.48	2.06	1.04	32.52	8.93	11.68

Tabelle 33: Elementzusammensetzung der Partikel von Aurum metallicum 1M

Partikelgröße der Partikel von Aurum metallicum 1M: 5nm – 50nm

Die Größe von 125nm bei C200 fand sich reduziert auf 50nm für die größeren Partikel. Außer Au fanden sich noch viele andere Elemente in unterschiedlichen Mengen in der 1M Potenz, darunter Cl, K, Ni, Cu, Mg, Si, Ca, Sb, Hafnium (Hf), Ytterbium (Yb), O, Al, S, Fe, Terbium (Tb), Indium (In) und Kohlenstoff. Einige davon waren in durchaus bemerkenswerten Anteilen vertreten, so z. B. Yb – 83.34% in einem Feld, In 8.93 %, Tb 55%, Hf 9.98% bis zu 67.59%, und in mehreren Feldern Sb 8.67 bis 36.72%, Mg 5.38% und Ni bis zu 9.43 – 10.91%.

Es zeigten sich viele Cluster und Agglomerate. Viele NP neigten wieder zum Zusammenschluss, wie in 1M und C200. Diese „self-assemblies“ zeigten sich wieder in Form wunderschöne Goldverzierungen.

Die Partikel unter der 20nm Fokussierung neigten erneut zur Desintegration, trotzdem waren sie stabiler als in C6, C30 und C200.

Aurum metallicum 10M (C10.000)

Die nachfolgenden Bilder zeigen die TEM Aufzeichnungen zu Aurum metallicum 10M

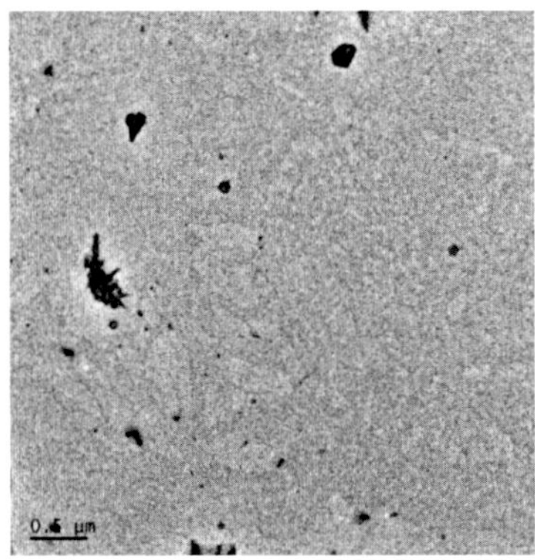

Foto 93. Aur met 10M vergrößert auf 500nm

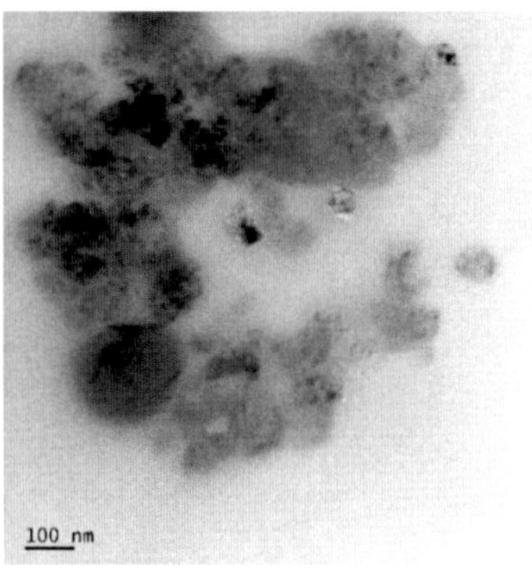

Foto 94. Aur met 10M vergrößert auf 100nm

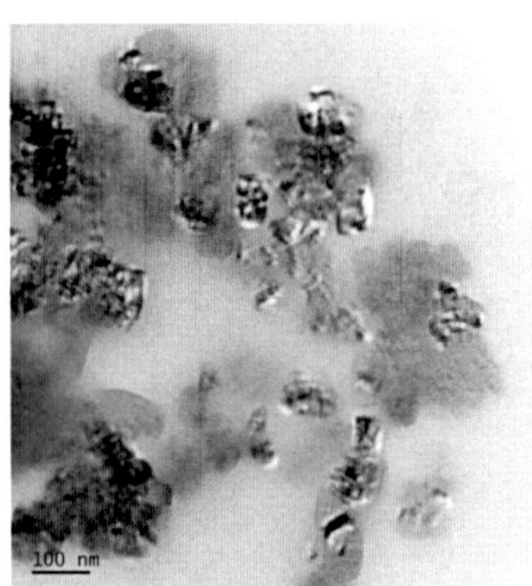

Foto 95. Aur met 10M vergrößert auf 100nm

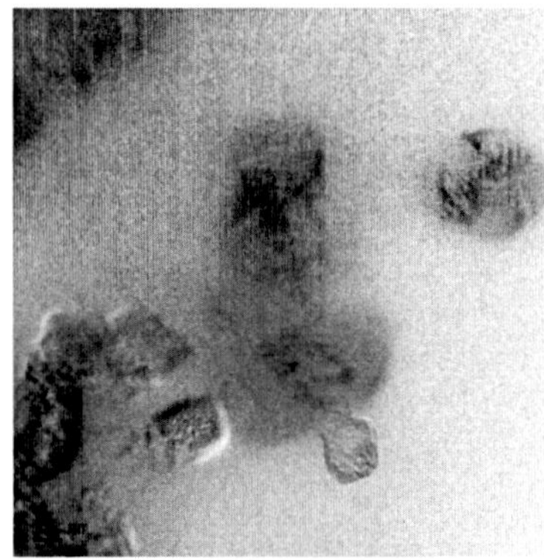

Foto 96. Aur met 10M vergrößert auf 20nm

Elemente	Au	B	Fe	Cu	Co
Prozentanteil	24.09	14.54	11.95	38.61	10.80

Tabelle 34: Elementzusammensetzung der Partikel von Aurum met 10M

Partikelgröße der Partikel von Aurum metallicum 10M: 25nm – 50nm

Bei Aurum met 10M lag die obere Grenze wie zuvor bei 50nm, während die kleineren Teilchen deutlich größer waren, von 5nm auf 25nm. Der Goldanteil in 10M ist wesentlich höher als in 1M, er stieg bis auf 24.09%. Die Anzahl der gefundenen Elemente war deutlich niedriger als in 1M. Hier traten außer Gold auf: C, Cu, O, Fe, Si, B und Co, in unterschiedlichen Anteilen.

Viele Agglomerate und Spontan-Zusammenschlüsse konnten in einigen Feldern beobachtet werden, aber nicht so auffällig wie unter C200 und 1M Potenzen.

Die Partikel waren im Vergleich zu den vorrangehenden stabiler.

Aurum metallicum 50M (C50.000)

Die im Folgenden dargestellten Bilder zeigen die TEM Aufzeichnungen zu Aurum metallicum 50M

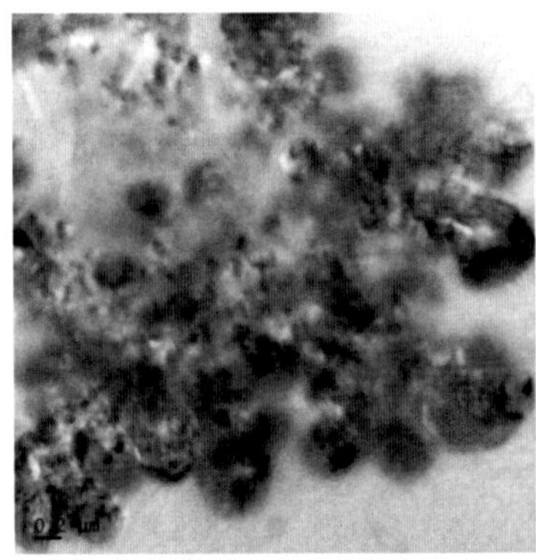

Foto 97. Aur met 50M vergrößert auf 200nm

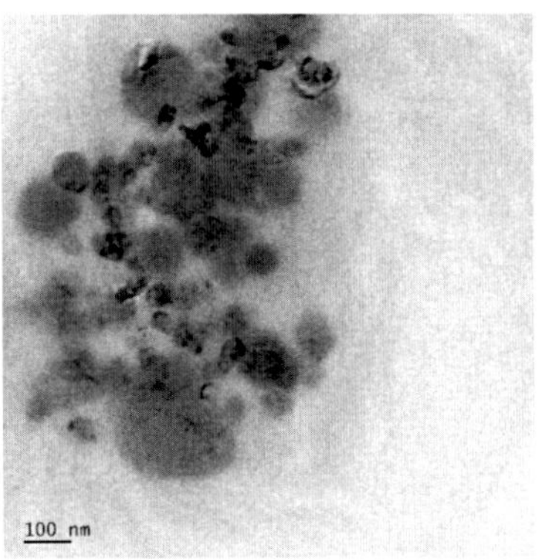

Foto 98. Aur met 50M vergrößert auf 100nm

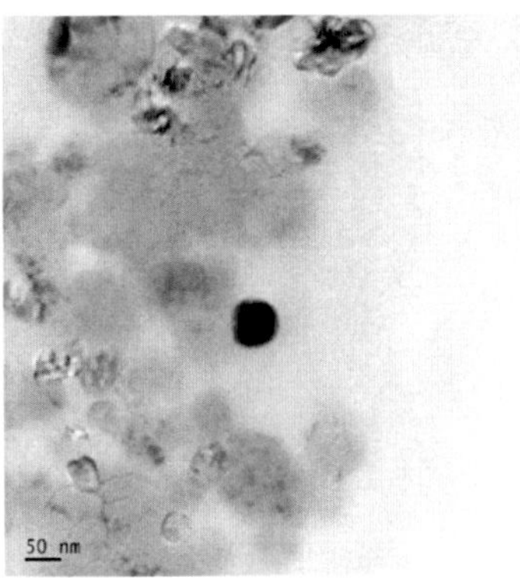

Foto 99. Aur met 50M vergrößert auf 50nm

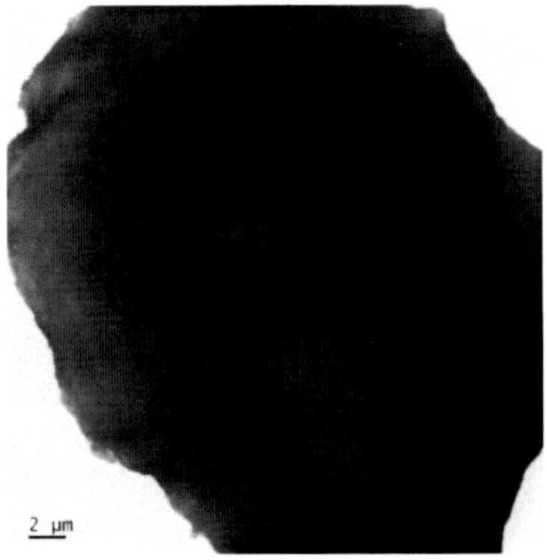

Foto 100. Aur met 50M vergrößert auf 2µm (Agglomerat)

Elemente	Au	Fe	Cu	Co
Prozentanteil	9.73	13.86	53.27	23.15

Tabelle 35: Elementzusammensetzung der Partikel von Aurum met 50M

Partikelgröße der Partikel von Aurum metallicum 50M: 3nm – 458nm

Die Partikelgröße schwankte stark. Die Kleinsten waren geringer als 10M, wobei die größeren Teilchen wesentlich größer wurden, bis zu 458nm. Die Agglomerate waren ebenfalls wesentlich größer und wurden im Vergleich zu vorrangehenden Potenzen sehr viel häufiger. Es fanden sich Cluster- Bildungen. Wie bei 1M, traten in 50M viele unterschiedliche Elemente auf. Au war annehmbar gut vertreten, bis zu 9.73%. Weitere Elemente waren: Na, Cl, B, N, Si, K, Cu, Fe, Co, C, Al, S, Ca und Hf.

Es gab eine gute Mischung aus kleinen und größeren Partikeln.

Die Stabilität der Teilchen war ähnlich wie bei der 10M Potenz.

Aurum metallicum CM (C100.000)

Die nachfolgenden Bilder zeigen die TEM Aufzeichnungen zu Aurum metallicum CM

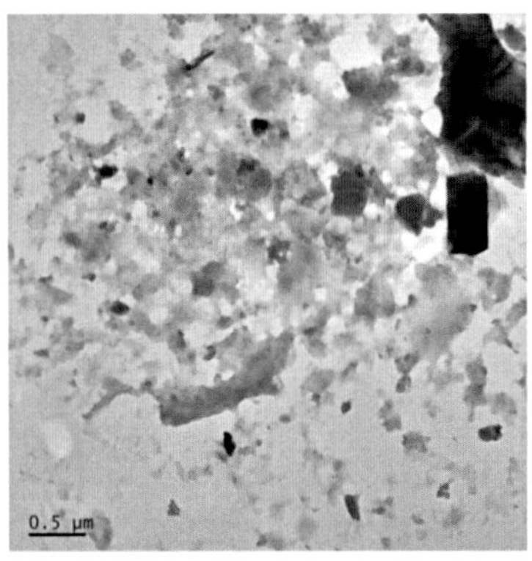

Foto 101. Aur met CM vergrößert auf 500nm

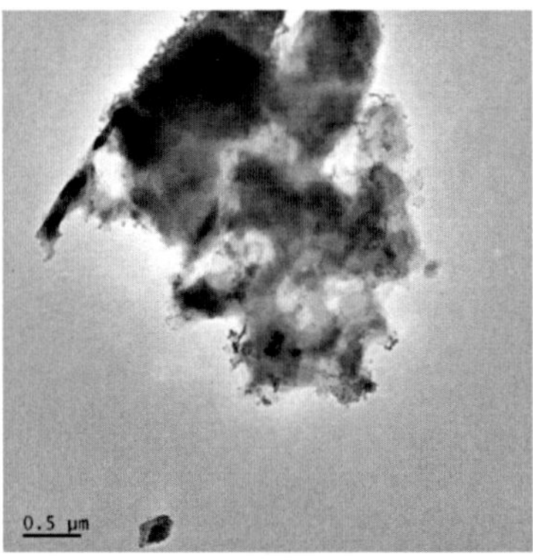

Foto 102. Aur met CM vergrößert auf 500nm

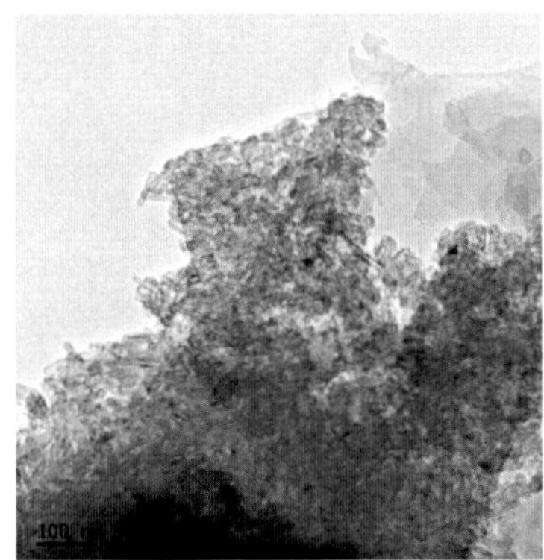

Foto 103. Aur met CM vergrößert auf 100nm

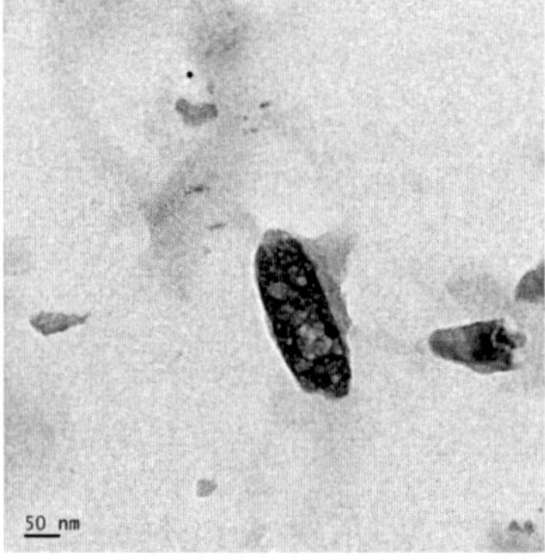

Foto 104. Aur met CM vergrößert auf 50nm

Elemente	Au	C	Fe	Cu	Co	Hf
Prozentanteil	6.58	5.20	6.01	35.56	10.08	36.56

Tabelle 36: Elementzusammensetzung der Partikel von Aurum met CM

Partikelgröße der Partikel von Aurum metallicum CM: 7nm – 100nm

Die Teilchen lagen in einem typischen Nanopartikel-Größenbereich. Das Element Gold wurde in allen Feldern in einem Anteil von bis zu 6.58% identifiziert. Ähnlich wie bei 50M traten viele weitere Elemente auf, zum Beispiel C, B, Mg, Al, Si, K, Ca, Fe, Ni, Cu, Sb, Co, Hf und O.

Hf, Co und Fe hatten etwas höhere Anteile.

Es fanden sich viele Agglomerate. Ebenso traten viele Aggregate auf, die auffallend groß waren, zum Teil maßen sie mehrere Mikrometer und sahen wie große einzelne Partikel aus. Es konnten Cluster entdeckt werden. Runde NP und Nanostangen traten ebenfalls auf.

Einzelne NP waren eher selten, während Cluster, große Agglomerate und Aggregate häufig in Aurum met CM vorkamen.

Allgemein kann zu Aurum met C6 bis CM sagen:

1. Au war in allen Potenzen von C6 bis CM vorhanden.
2. Es bestand keine Korrelation zwischen der Partikelgröße und dem Fortschreiten der Potenzen. Manchmal wurden die Partikel plötzlich größer, wie in C30 und 50M. Es gibt kein einheitliches Bild in der Größe, wie es bei der LM Serie von Aurum met der Fall war.
3. Viele Elemente treten spontan auf, wie in 1M, 50M und CM Potenzen.
4. Die Größe der Teilchen ändert sich ständig, von kleinsten QDs bis zu über 100nm.

Potenz	**Partikelgröße**
Aurum met C6	0.3- 20nm
Aurum met C30	3- 366nm
Aurum met C200	5- 125nm
Aurum met M1	5- 50nm
Aurum met M10	25- 50nm
Aurum met M50	3 – 458nm
Aurum met CM	7- 100nm

Tabelle 37: Partikelgröße von verschiedenen Potenzen bei Aurum met C6 bis CM

Pot	Au	Na	K	Cu	Cl	B	Fe	Co	C
C6	2.82	15.53	6.51	75.13					
C30	89.66			10.34					
C200	12.14	20.08	29.36	25.80	12.62				
1M	1.24		2.06	32.52			1.04		
10M	24.09			38.61		14.54	11.95	10.80	
50M	9.73			53.27			13.86	23.15	
CM	6.58			35.56			6.01	10.08	5.20

Pot	Hf	O	Al	Si	In
C6					
C30					
C200					
1M	11.7	8.39	15.6	18.5	8.93
10M					
50M					
CM	36.6				

Tabelle 38: Vergleichende Übersicht der Anteile gefundener Elemente von Aurum met. C6 bis CM (zweite Dezimalstelle wurde zur besseren Übersicht der Tabelle unterdrückt)

SILICEA ZENTESIMALE POTENZEN

Silicea C6

Die nachfolgenden Bilder zeigen die TEM Aufzeichnungen zu Silicea C6

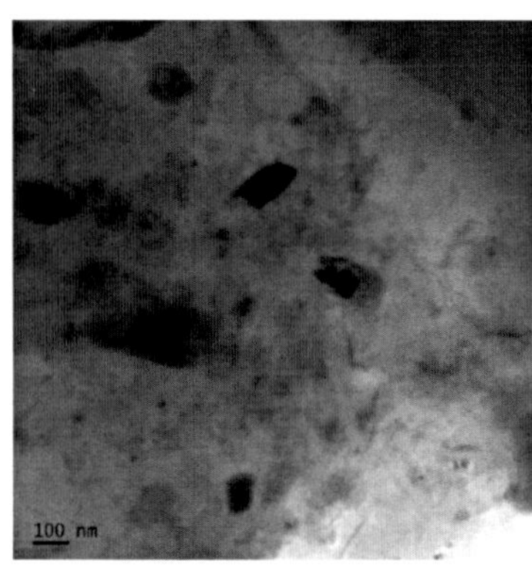

Foto 105. Silicea C6 vergrößert auf 100nm

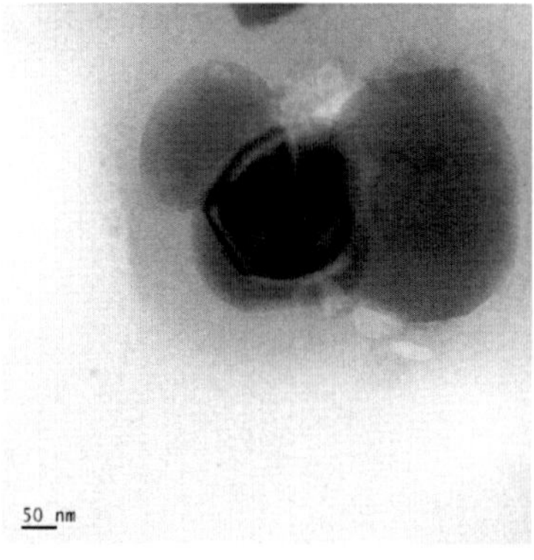

Foto 106. Silicea C6 vergrößert auf 50nm

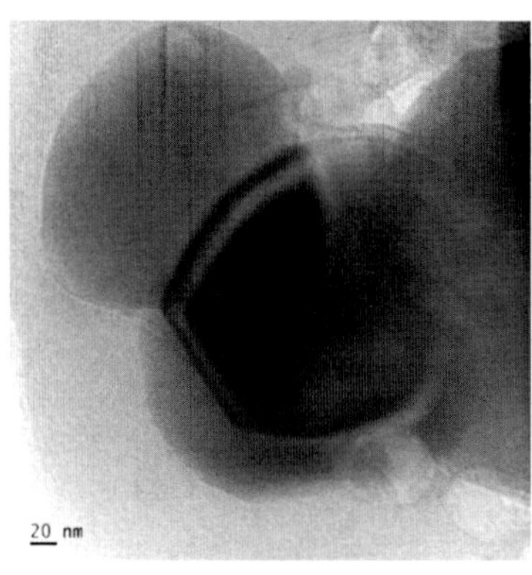

Foto 107. Silicea C6 vergrößert auf 20nm

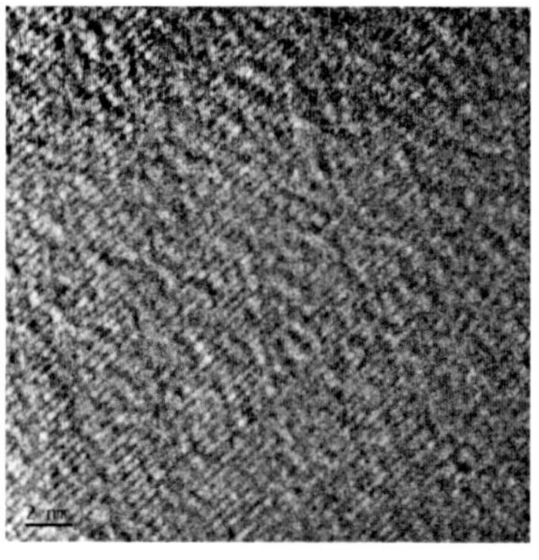

Foto 108. Silicea C6 vergrößert auf 2nm

Elemente	Si	Ti	Cu	Ba
Prozentanteil	3.39	22.6	9.71	64.29

Tabelle 39: Elementzusammensetzung der Partikel von Silicea C6

Partikelgröße der Partikel von Silicea C6: 4.96nm – 318nm

Es fand sich eine große Anzahl einzelner, isolierter Partikel. Viele unterschiedliche NP wurden identifiziert, pentagonale Formen, hexagonale und Nanoröhren. Es fanden sich viele Agglomerate. Gitterformationen waren deutlich unter Vergrößerungen der 2nm Skala erkennbar. Es wurden Cluster gefunden, und in einigen Bereichen desintegrierten sich die Teilchen bei der EDS Bestimmung.

Silicium konnte in den Feldern mit bis zu 3.39% Anteil nachgewiesen werden. Weitere Elemente der Silicea C6 waren Ti, Cu, Ba, C, O, Mg, Al, Ca und Fe.

In allen Untersuchungen wurden mindestens 3 Felder der Silicea Proben vermessen.

Silicea C30

Die im Folgenden dargestellten Bilder zeigen die TEM Darstellung von Silicea C30

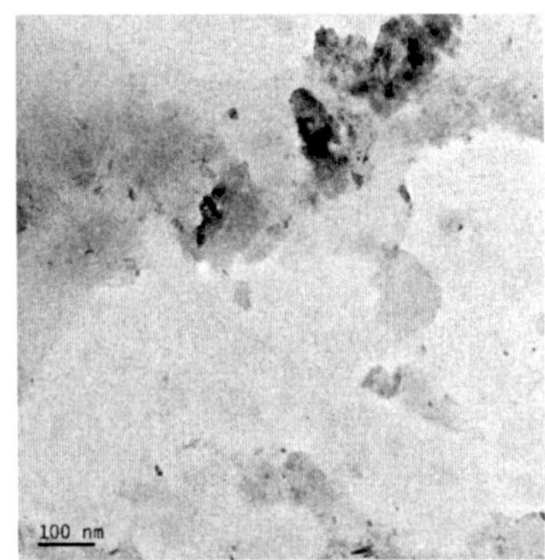

Foto 109. Silicea C30 vergrößert auf 100nm

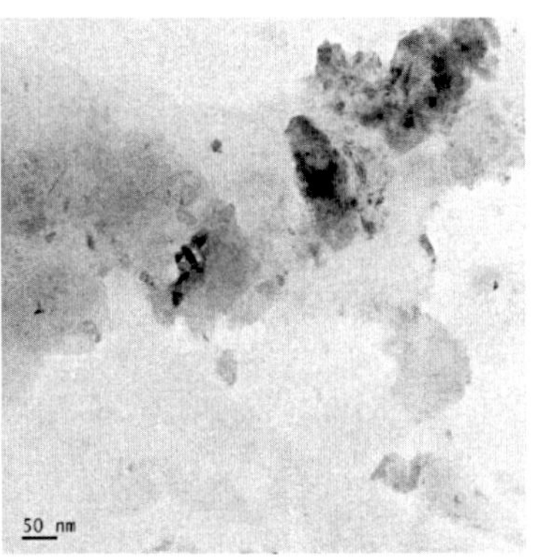

Foto 110. Silicea C30 vergrößert auf 50nm

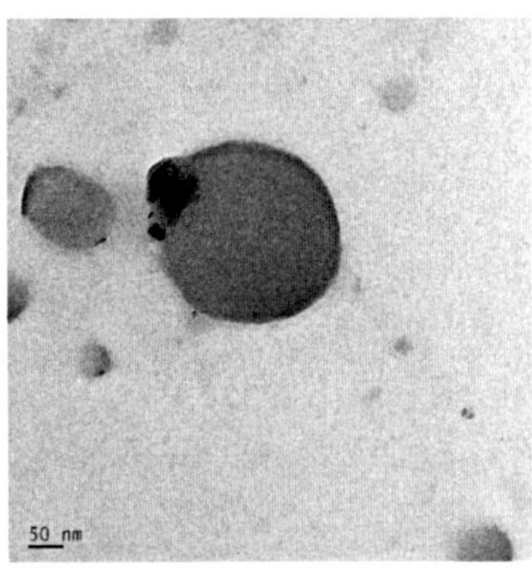

Foto 111. Silicea C30 vergrößert auf 50nm

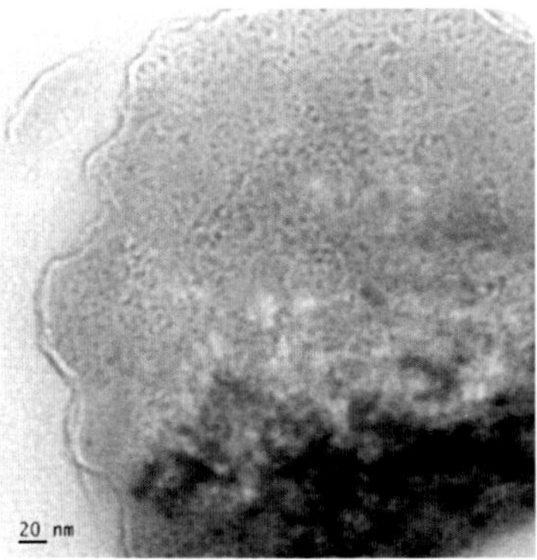

Foto 112. Silicea C30 vergrößert auf 20nm

Elemente	Si	Na	Cl	K	Ti	Cu
Prozentanteil	4.81	18.39	5.02	6.38	7.27	58.12

Tabelle 40: Elementzusammensetzung der Partikel von Silicea C30

Partikelgröße der Partikel von Silicea C30: 3.28nm – 57.9nm

Die Partikelgröße von Silicea C30 war kleiner als bei C6. Die Anzahl der Teilchen war außerdem geringer als in C6, einzelne Partikel kamen weniger oft vor. Die Partikel lagen meist in einer Matrix aus organischem Material. Es fanden sich NP und Nanostäbe. Der Silicium Anteil betrug in einigen Feldern bis zu 4.81%. Weitere nachweisbare Elemente waren C, Cu, Na, K und Ti. Alle diese Elemente fanden sich in akzeptablen Mengenanteilen zwischen 5% und 65%. Die Partikel waren stabil bei der EDS Bestimmung.

Silicea C200

Die folgenden Bilder zeigen die TEM Darstellung von Silicea C200

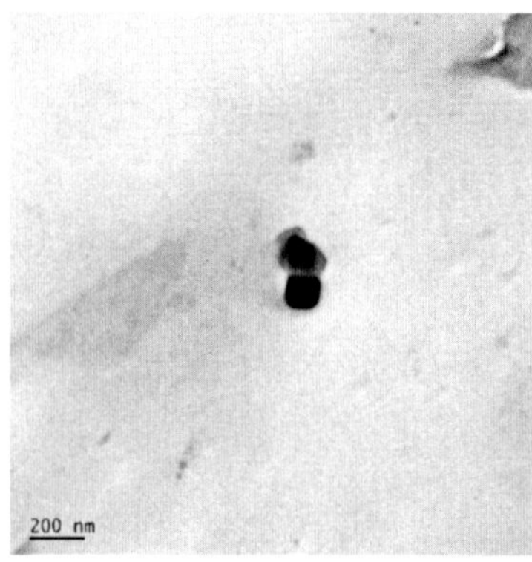

Foto 113. Silicea C200 vergrößert auf 200nm

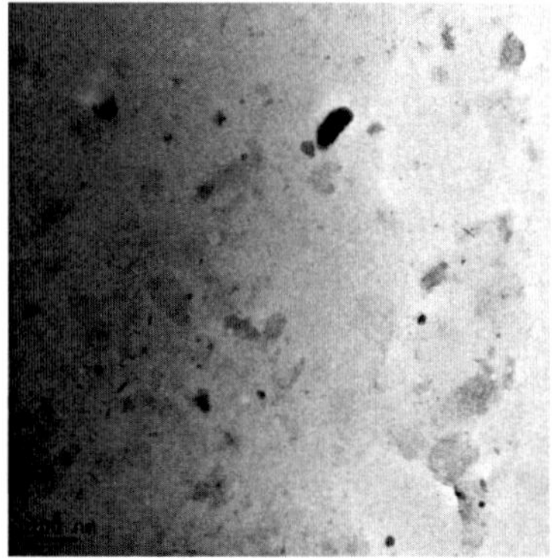

Foto 114. Silicea C200 vergrößert auf 100nm

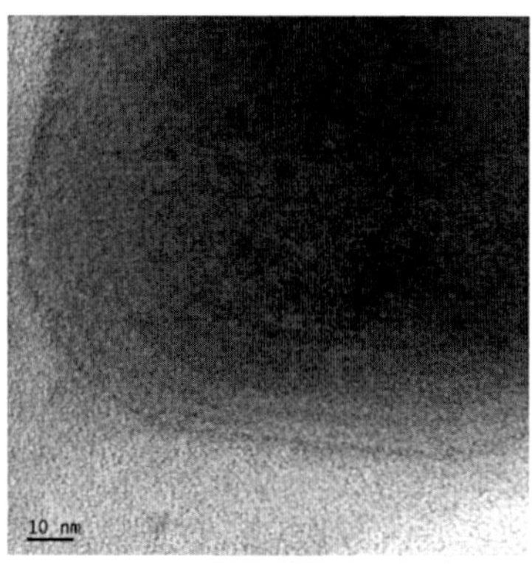

Foto 115. Silicea C200 vergrößert auf 10nm

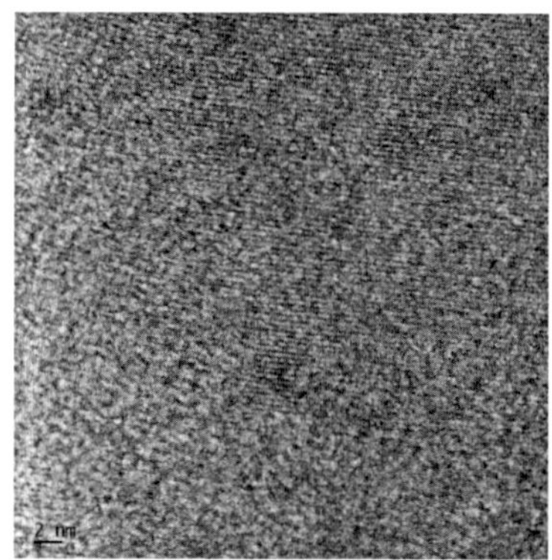

Foto 116. Silicea C200 vergrößert auf 2nm

Elemente	Si	Ti	Cu
Prozentanteil	0.97	86.20	12.83

Tabelle 41: Elementzusammensetzung der Partikel von Silicea C200

Partikelgröße von Silicea C200: 5.91nm – 136.87nm

Die Teilchen waren im Vergleich zu C30 größer.

Es fanden sich viele unabhängige Teilchen, aber die meisten Partikel lagen eingebettet in einer Matrix aus organischen Substanzen. Agglomerate traten auf. Eine Gitterformation war bei 2nm Vergrößerung klar erkennbar.

Die Teilchen blieben unter EDS Vermessung stabil.

Im Vergleich zu C6 und C30 wurden nur wenige Elemente vorgefunden. Si trat in allen Feldern mit einem Anteil von bis zu 2.25% auf. C, Cu und Ti wurden zusammen mit Si gesehen, wobei deren Anteil hoch lag, besonders von Ti, in einem Feld auf bis 86.2%.

Silicea 1M

Die folgenden Bilder zeigen TEM Darstellung von Silicea 1M

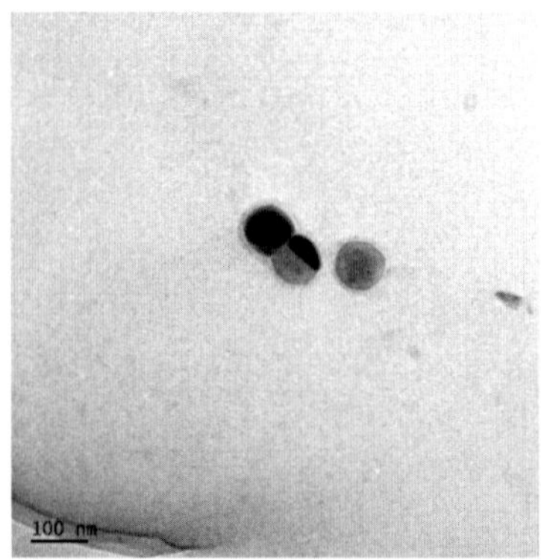

Foto 117. Silicea 1M vergrößert auf 100nm

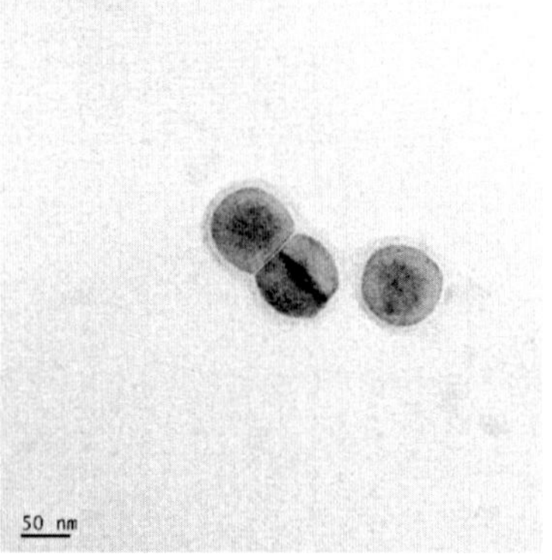

Foto 118. Silicea 1M vergrößert auf 50nm

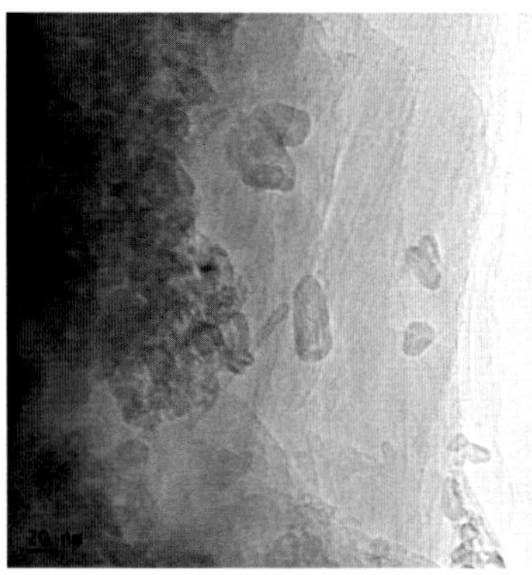

Foto 119. Silicea 1 M vergrößert auf 20nm

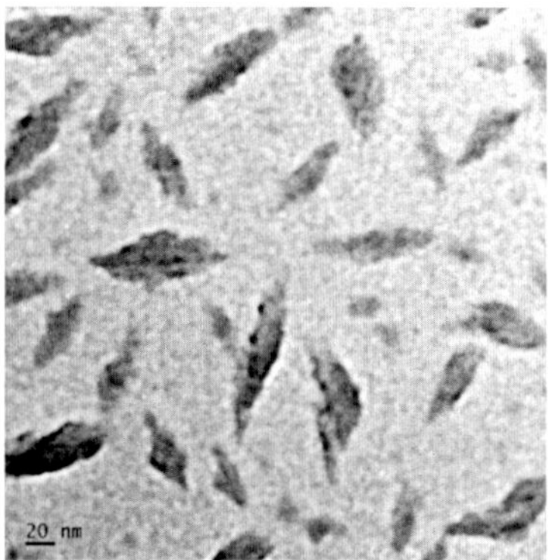

Foto 120. Silicea 1 M vergrößert auf 20nm

Elemente	Si	Na	Ca	Cu
Prozentanteil	53.94	25.91	6.38	13.78

Tabelle 42: Elementzusammensetzung der Partikel von Silicea 1M

Partikelgröße von Silicea 1M: 5.38nm – 136.21nm

Die Partikelgröße war nahezu identisch mit C200. Die Teilchen lagen mehr zusammen und bildeten eine Art Inselformationen. Verschiedene Formen wie Nanoröhren und Nanospheren konnten ebenfalls entdeckt werden.

Der Silicium Anteil in 1M war erstaunlich hoch und schwankte zwischen 1.31 bis 53.94%.

Unter den identifizierten Elementen fanden sich außerdem Na, Ti, Cu, C, Cr, Hf, Tungsten (W), Au und Ca.

Die meisten Partikel fanden sich in einer Matrix eingeschlossen.

Die Partikel waren unter EDS Bestimmung stabil.

Silicea 10M

Die folgenden Bilder zeigen die TEM Darstellung von Silicea 10M.

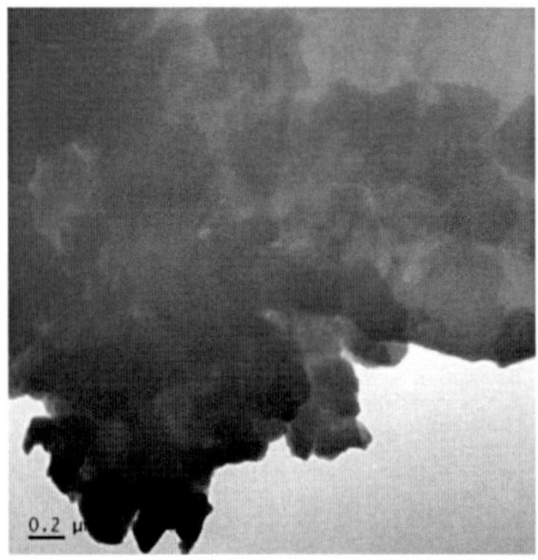

Foto 121. Silicea 10M vergrößert auf 200nm

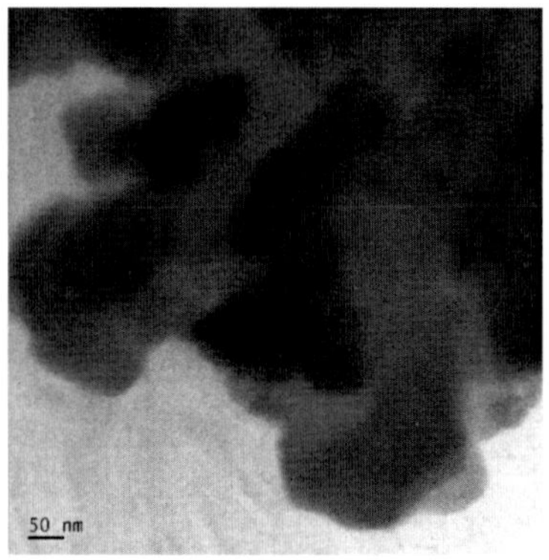

Foto 122. Silicea 10M vergrößert auf 50nm

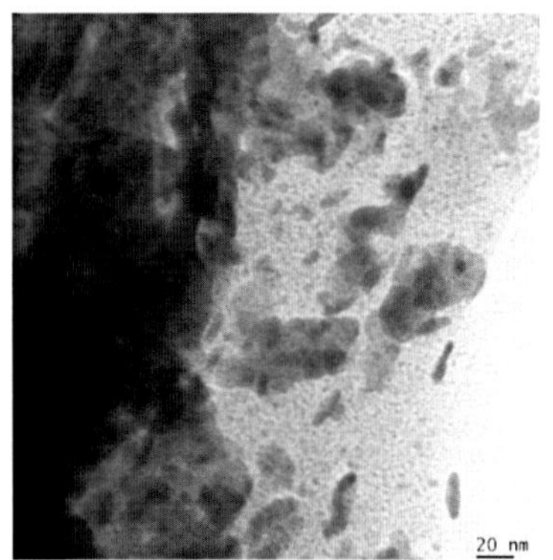

Foto 123. Silicea 10M vergrößert auf 20nm

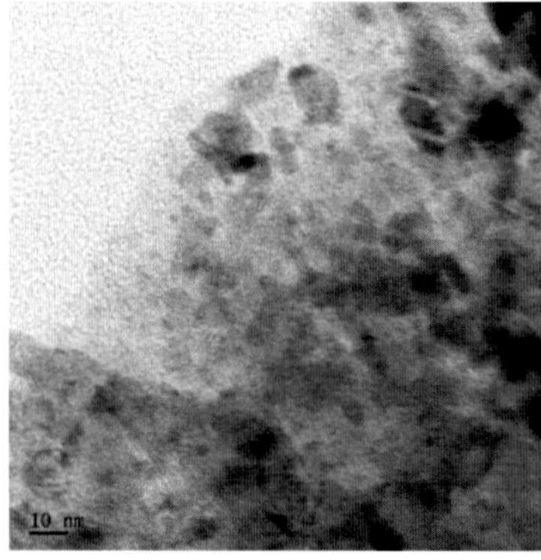

Foto 124. Silicea 10M vergrößert auf 10nm

Elemente	Si	Au	Cu
Prozentanteil	0.72	46.53	52.75

Tabelle 43: Elementzusammensetzung der Partikel von Silicea 10M

Partikelgröße von Silicea 10M: 6.63nm – 69.64nm

Isoliert dastehende Partikel waren in Silicea 10M selten. Die Teilchen fanden sich eingeschlossen in einer großen Matrix. Die Formationen waren größer als in vorhergehenden Potenzen. Es wurden viele Agglomerate gefunden.

In einigen Feldern bildete sich die Matrix aus übereinander geordneten Lagen von Partikeln.

Der Silicium Anteil betrug bis zu 0.72%. Viele weitere Elemente wie C, O, Ca, Fe, Co, Cu, Cr, Hf und Au traten auf.

Die Partikel blieben bei der EDS Bestimmung stabil.

Silicea 50M

Die folgenden Bilder zeigen die TEM Darstellung Silicea 50M.

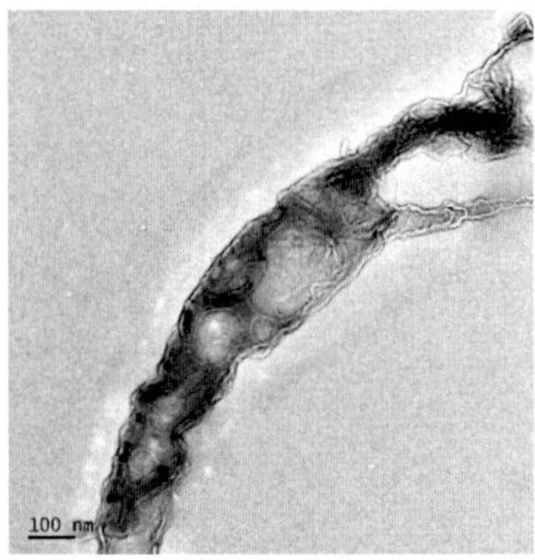

Foto 125. Silicea 50M vergrößert auf 100nm

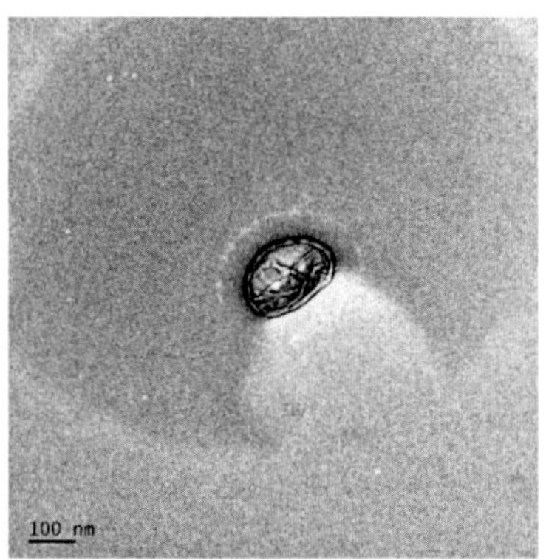

Foto 126. Silicea 50M vergrößert auf 100nm

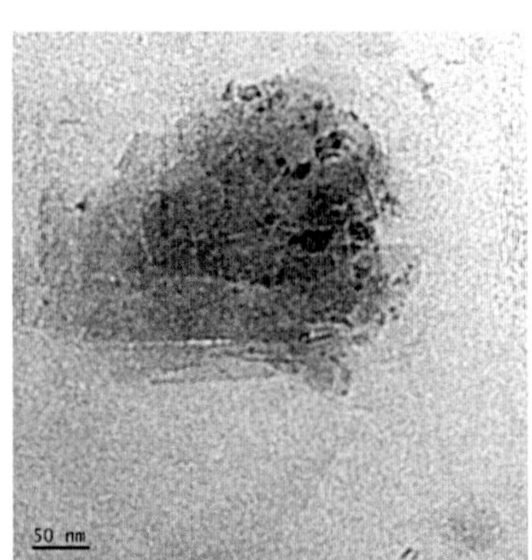

Foto 127. Silicea 50M vergrößert auf 50nm

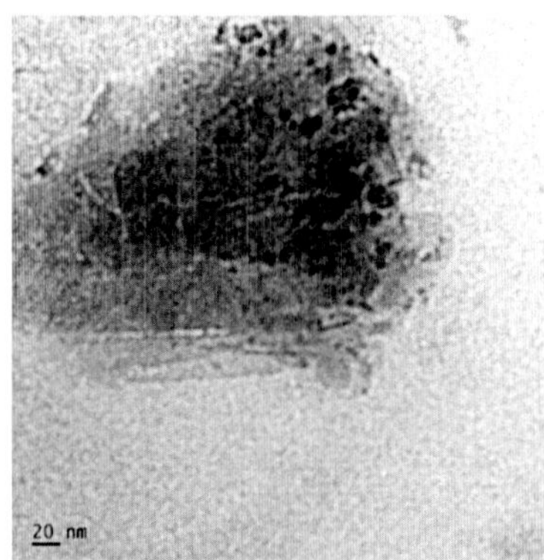

Foto 128. Silicea 50M vergrößert auf 20nm

Elemente	Si	N	Mg
Prozentanteil	37.55	45.46	16.99

Tabelle 44: Elementzusammensetzung der Partikel von Silicea 50M

Partikelgröße von Silicea 50M: 5.7nm – 45.15nm

Bei Silicea 50M war die Größe der Partikel geringer als bei 10M. Es fanden sich Nanoröhren und Nanospheren. Es traten einzelne Partikel und Agglomerate auf. Große Matrixformationen beherbergten viele Partikel. Darunter fanden sich zahlreiche sehr sonderbar geformte Partikel.

Der Anteil von Silicium war bei bis zu 37.55% sehr unterschiedlich. Weitere Elemente waren B, Ti, Cu, Hf, Mg, Zn und Cerium (Ce).

Die Teilchen blieben bei der EDS Bestimmung der Elemente stabil.

Silicea CM

Die folgenden Bilder zeigen die TEM Darstellung von Silicea CM

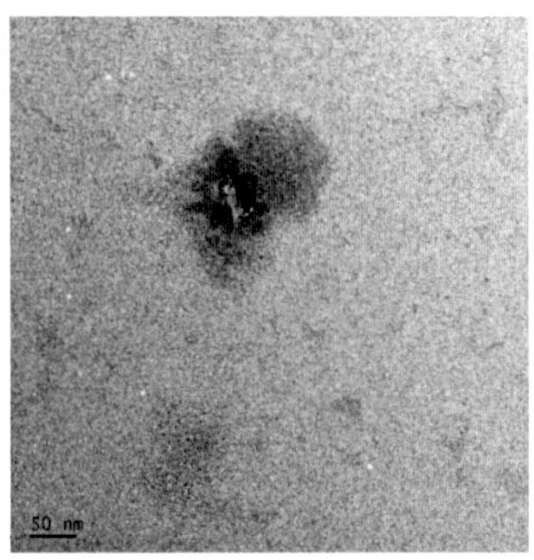

Foto 129. Silicea CM vergrößert auf 50nm

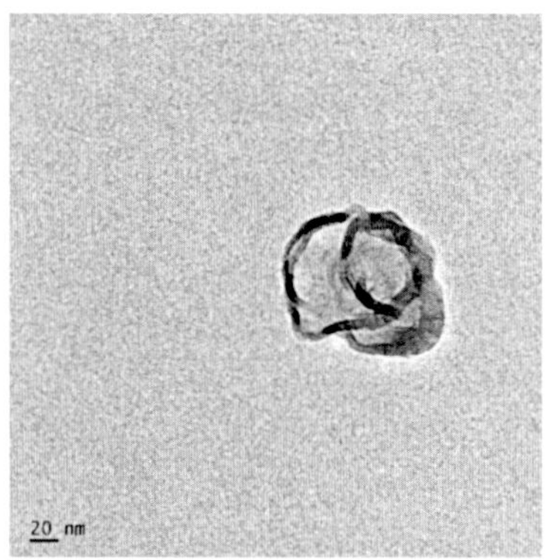

Foto 130. Silicea CM vergrößert auf 20nm

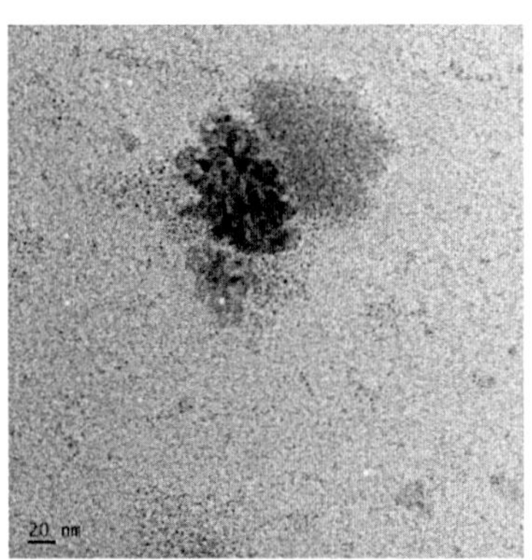

Foto 131. Silicea CM vergrößert auf 20nm

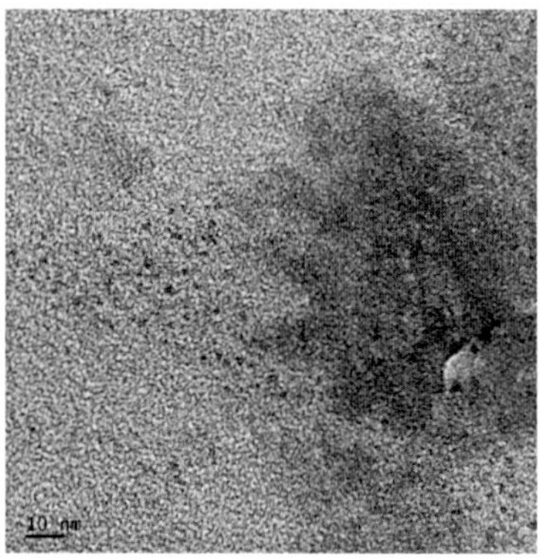

Foto 132. Silicea CM vergrößert auf 10nm

Elemente	Si
Prozentanteil	100

Tabelle 45: Elementzusammensetzung der Partikel bei Silicea CM

Partikelgröße von Silicea CM: 1.10nm – 2.12nm

Die Partikel waren in CM deutlich kleiner als zuvor. Allgemein waren die Teilchen im unteren QD Bereich. Verschiedene Felder zeigten sehr unterschiedliche Formen, voller isoliert dastehender Partikel, einige Agglomerate, und wieder andere Bereiche mit ausgebildeter Matrix. Die Partikel waren sehr unterschiedlich. Diese Verschiedenheit war bei allen Silicea Potenzen charakteristisch. Besondere Formen wie Stangen oder Spulen wurden oft gesehen.

Der Silicium Anteil war überall hoch, auch in Hinblick auf die anderen Silicea Potenzen. In einem Feld voller gleichmäßig verteilter kleiner Partikel, betrug der Anteil 100%.

Weitere identifizierte Elemente waren: C, Cu, und Mag.

Die Partikel blieben unter EDS stabil.

Allgemein kann über die zentesimale Silicea Serie gesagt werden:

1. Alle Potenzen enthielten Silicium.
2. Der höchste Mengenanteil war bei Silicea CM.
3. In allen Potenzen zeigten sich Matrix Formationen, und meist waren die Partikel darin eingeschlossen.
4. Viele Potenzen zeigten außergewöhnliche Formen.
5. Cluster traten selten auf, Agglomerate waren häufiger anzutreffen.

Potenz	Partikelgröße
Silicea C6	4.96 - 318nm
Silicea C30	3.28 – 57.9nm
Silicea C200	5.91.136.21nm
Silicea M1	5.38 – 136.21nm
Silicea M10	6.63 – 69.64nm
Silicea M50	5.7 – 45.15nm
Silicea CM	1.10 – 2.12nm

Tabelle 46: Partikelgröße unterschiedlicher Potenzen von Silicea C6 bis CM

Pot	Si	Ti	Cu	Ba	Na	Cl	K	Ca	Au	N	Mg
7,5	3.39	22.6	9.71	64.29							
C30	4.81	7.27	58.12		18.39	5.02	6.38				
C200	0.97	86.2	12.83								
M1	53.94		13.78		25.9			6.38			
M10	0.72		52.75						46.5		
M50	37.55									45.4	16.9
CM	100										

Tabelle 47: Vergleichende Übersicht der Elementzusammensetzung der Potenzen Silicea C6 bis CM

FERRUM METALLICUM ZENTESIMALE POTENZEN

Ferrum metallicum C6

Die nachfolgenden Bilder zeigen die TEM Aufzeichnungen zu Ferrum metallicum C6

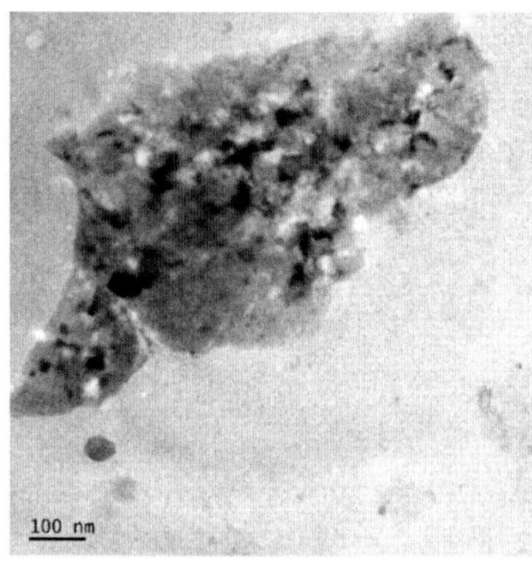

Foto 133. Ferrum met C6 vergrößert auf 100nm

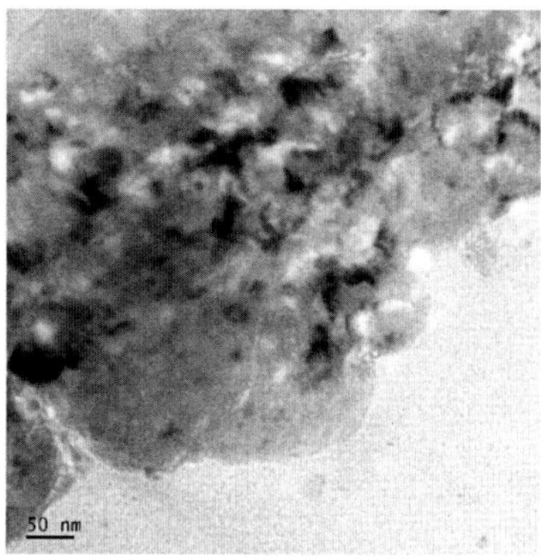

Foto 134. Ferrum met C6 vergrößert auf 50nm

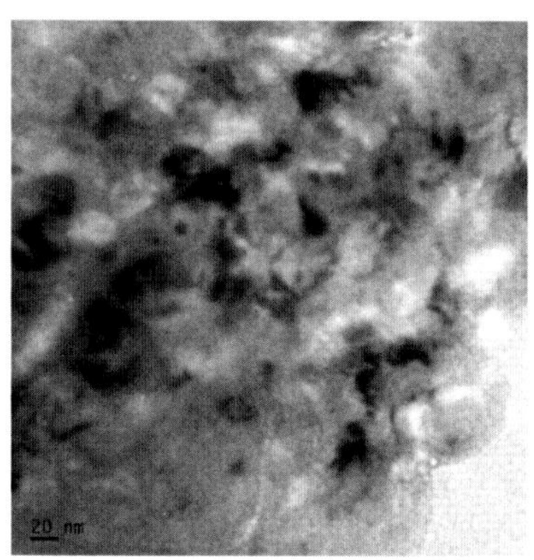

Foto 135. Ferrum met C6 vergrößert auf 20nm

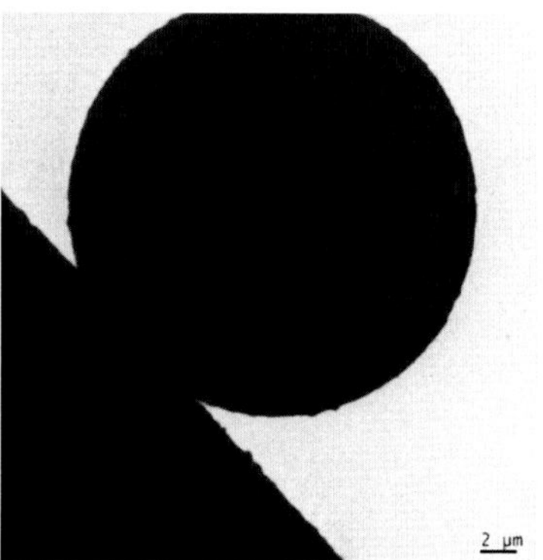

Foto 136. Ferrum met C6 vergrößert auf 2µm (agglomeriert)

Elemente	Fe	Ti	Cu	Ba	Tb	Hf
Prozentanteil	1.14	16.38	10.18	46.91	6.70	18.69

Tabelle 48: Elementzusammensetzung der Partikel von Ferrum metallicum C6

Partikelgröße der Partikel von Ferrum met C6: 5.37nm – 24.48nm

Bei Ferrum met C6 waren alle Partikelgrößen weit im Nanobereich mit den kleineren Größen auf QD Niveau. Die Felder zeigten sich verschieden, einige voller klar identifizierbarer isolierter kleiner Partikel, in anderen mit Agglomeraten und einigen Aggregaten. Es traten auch Matrix-Formationen mit reichlich eingefügten Teilchen auf.

Unter EDS Bestimmung wurde Eisen anteilig mit bis zu 1.14% erkannt. Weitere Elemente, die in vielen Feldern auftraten, waren Cu, Hf, C, Ti, Ba und Terbium (Tb). Gitterstrukturen wurden bei der Vergrößerung bis auf 2nm erkennbar.

Alle Fer met C6 – M50 Potenzen wurden in mindestens 3 Feldern vermessen.

Ferrum metallicum C30

Die nachfolgenden Bilder zeigen die TEM Aufzeichnungen zu Ferrum metallicum C30

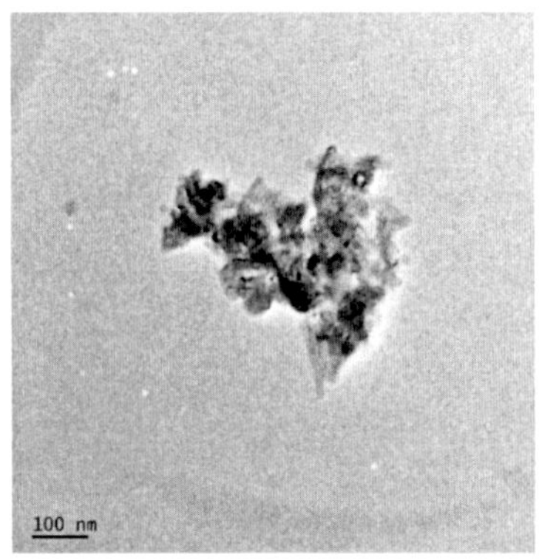

Foto 137. Ferrum met C30 vergrößert auf 100nm

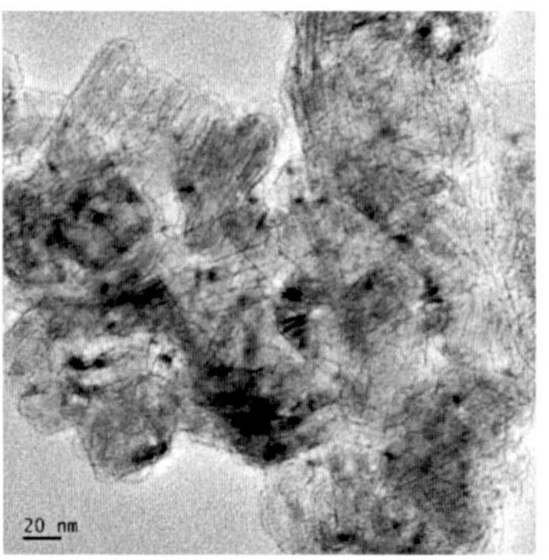

Foto 138. Ferrum met C30 vergrößert auf 20nm

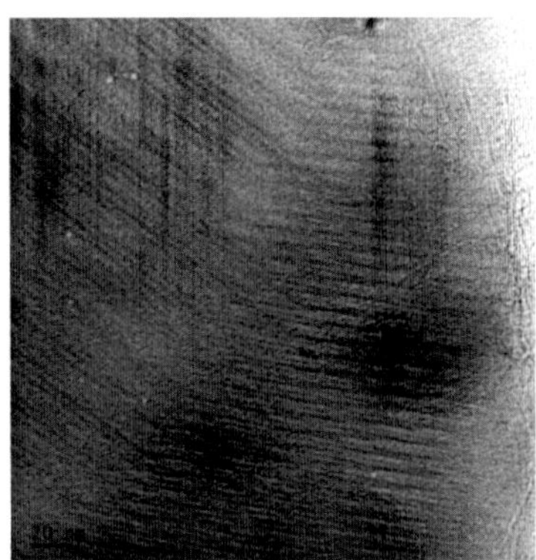

Foto 139. Ferrum met C30 vergrößert auf 20nm

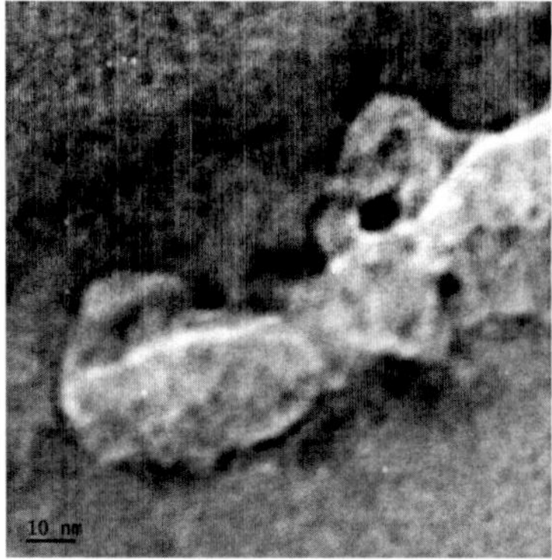

Foto 140. Ferrum met C30 vergrößert auf 10nm

Elemente	Fe	B	Cu
Prozentanteil	0.10	60.89	10.89

Tabelle 49: Elementzusammensetzung der Partikel von Ferrum met C30

Partikelgröße von Ferrum met C30: 1.86nm – 9.70nm

Die Partikel von Ferr met C30 waren deutlich kleiner als die von Ferr met C6. Hier waren alle Partikel im Bereich von QDs.

Ferrum wurde mit bis zu 0.52% Gewichtsanteil identifiziert. Weitere Elemente waren B, Cu, Hf, C, Si, S, Ca und Ti.

Es fanden sich viele gut isolierte kleine Partikel, gelegentlich Agglomerate. Matrix-Formationen mit eingeschlossenen Partikeln traten ebenfalls auf.

Ferrum metallicum C200

Die im Folgenden dargestellten Bilder zeigen die TEM Aufnahmen zu Ferrum metallicum C200.

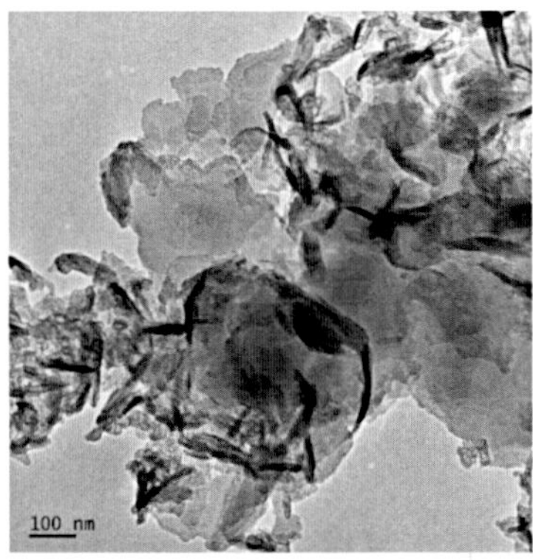

Foto 141. Ferrum met C200 vergrößert auf 100nm

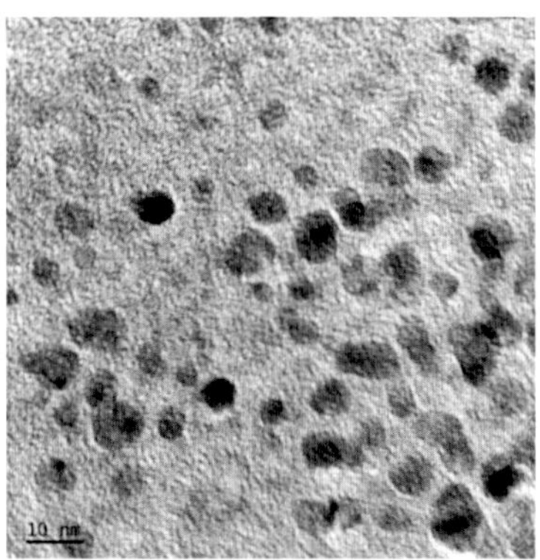

Foto 142. Ferrum met C200 vergrößert auf 10nm

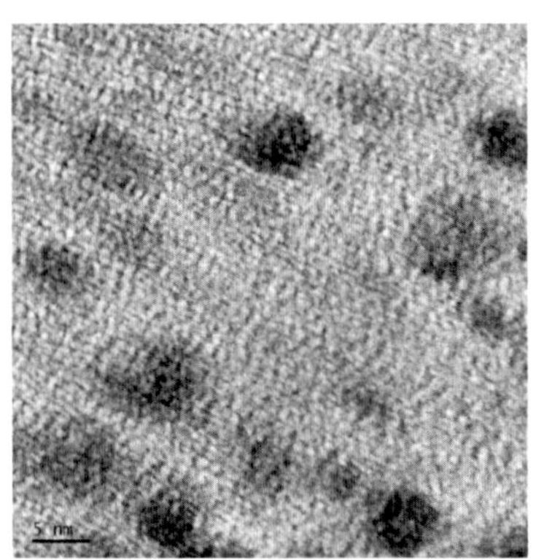

Foto 143. Ferrum met C200 vergrößert auf 5nm

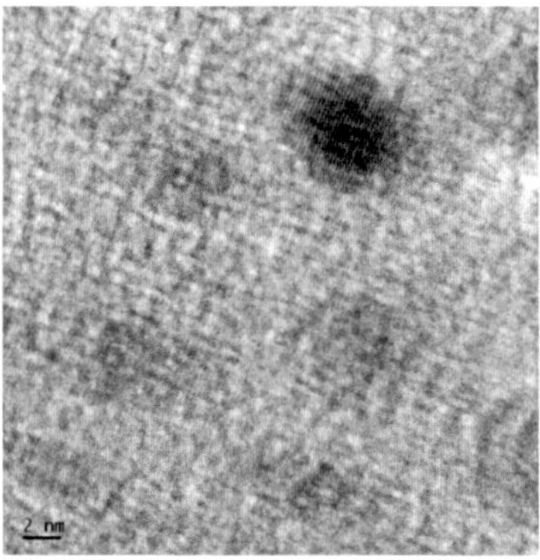

Foto 144. Ferrum met C200 vergrößert auf 2nm

Elemente	Fe	Cr	Co	Cu	Au
Prozentanteil	6.86	4.96	9.43	56.86	21.89

Tabelle 50: Elementzusammensetzung der Partikel von Ferrum met C200

Partikelgröße von Ferrum met C200: 2.35nm – 12.02nm

Im Vergleich zu Ferrum met C30 waren die Partikel in C200 minimal größer, doch noch immer zumeist in QD Niveau. Einzeln isolierte deutlich darstellbare Teilchen wurden immer wieder in bestimmten Bereichen gesehen. Die Teilchen waren gleichmäßig verteilt. Gitterformationen konnten bei Vergrößerung auf 5nm erkannt werden. Partikel mit besonderen Formen wie Röhren wurden entdeckt, und in einigen Bereichen fanden sich Matrixformationen mit eingeschlossenen Partikeln.

Gelegentlich traten Agglomerate auf. Der Eisenanteil stieg wesentlich im Vergleich zu C6 und C30, auf bis zu 6.86%.

Weitere erkannte Elemente waren Cr, Co, Cu, Au, C und Hf.

Ferrum metallicum 1M (C1000)

Die folgenden Bilder zeigen die TEM Aufzeichnung zu Ferrum metallicum 1M.

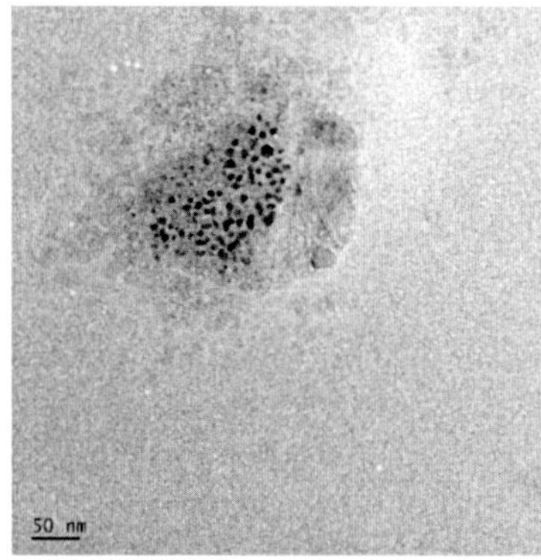

Foto 145. Ferrum met 1M vergrößert auf 50nm

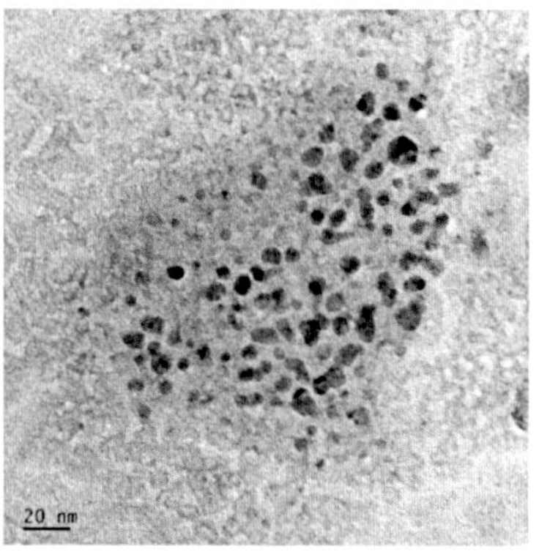

Foto 146. Ferrum met 1M vergrößert auf 20nm

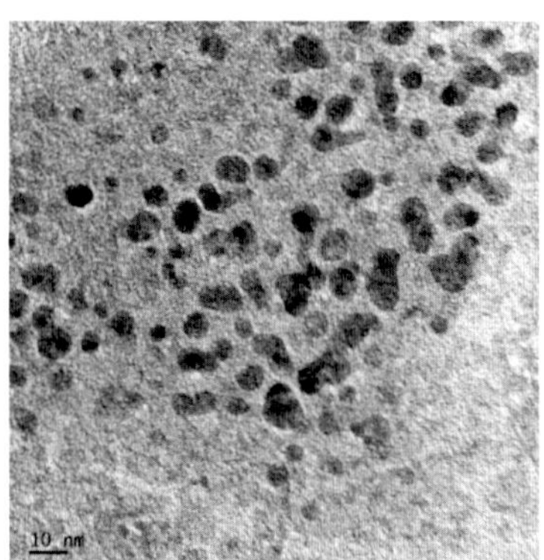

Foto 147. Ferrum met 1M vergrößert auf 10nm

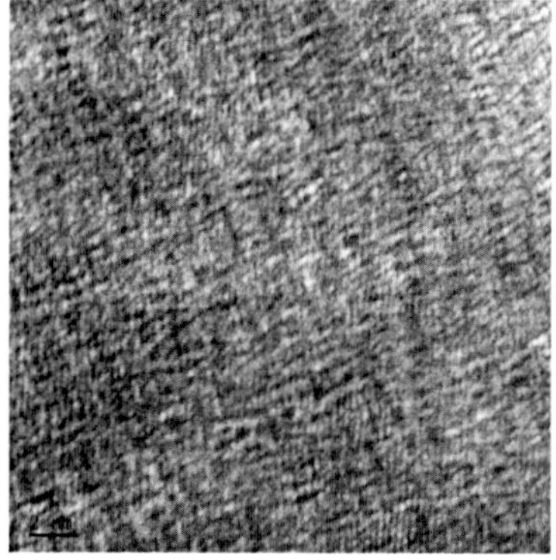

Foto 148. Ferrum met 1M vergrößert auf 2nm

Elemente	Fe	B	C	N	Mg	Si	Cu
Prozentanteil	0.29	69.10	15.93	10.35	1.12	1.59	1.57

Tabelle 51: Elementzusammensetzung der Partikel von Ferrum met 1M

Partikelgröße von Ferrum metallicum 1M: 1.15nm – 12.75nm

Die Partikelgröße in Ferrum met 1M war annähernd gleich wie unter C200. Die kleineren Teilchen maßen 1.15nm. Die meisten Partikel waren im QD Bereich. Viele Partikel konnten entdeckt werden, bei einer gleichmäßigen Verteilung über den Feldern. Es zeigten sich viele Agglomerate, und einige Bereiche zeigten Matrix Formationen. Gitter wurden bei Vergrößerung bis 2nm erkennbar.

Der Gewichtsanteil von Eisen lag in allen Feldern bei etwa 0.61%.

Unter 1M traten die meisten weiteren Elemente auf, wie z. B. Si, Ca, Ti, Cu, Sb, C, Mg, Hf und N.

Ferrum metallicum 10M (C10.000)

Die nachfolgenden Bilder zeigen die TEM Aufzeichnungen zu Ferrum metallicum 10M

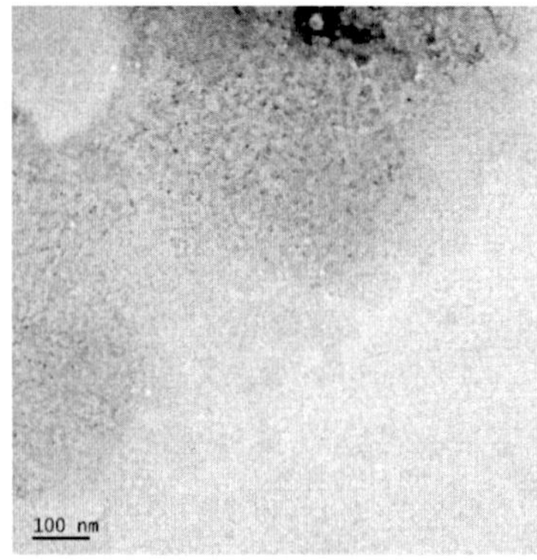

Foto 149. Ferrum met 10M vergrößert auf 100nm

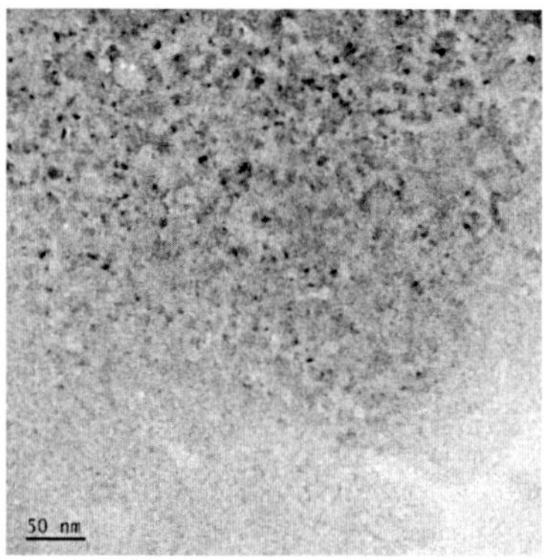

Foto 150. Ferrum met 10M vergrößert auf 50nm

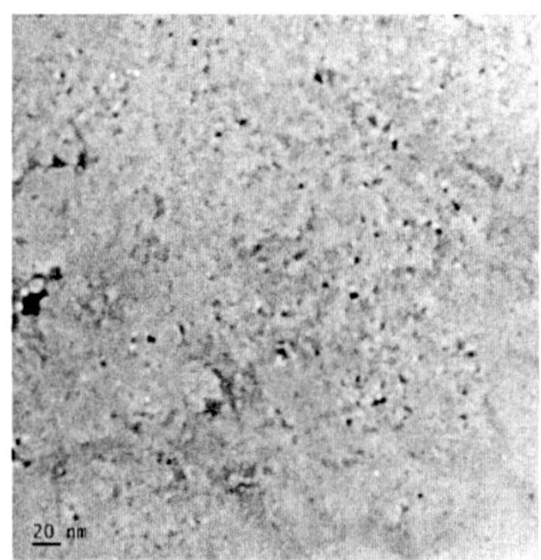

Foto 151. Ferrum met 10M vergrößert auf 20nm

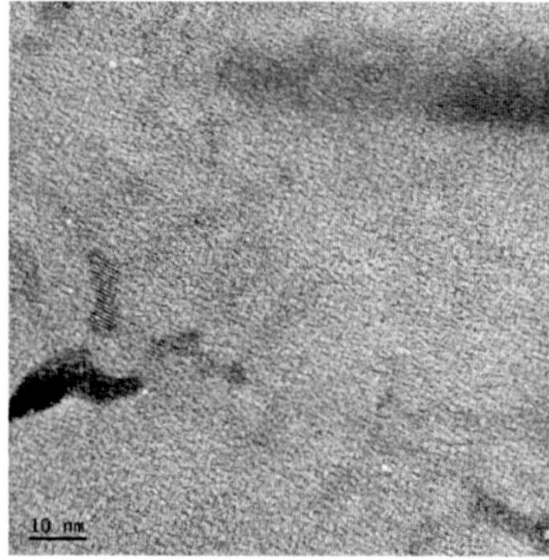

Foto 152. Ferrum met 10M vergrößert auf 10nm

Elemente	Fe	Cu	B	Ca	Sb
Prozentanteil	0.10	1.65	91.51	2.53	4.21

Tabelle 52: Elementzusammensetzung der Partikel von Ferrum met 10M

Partikelgröße von Ferrum metallicum 10M: 1.29nm – 7.90nm

Bei Ferrum met 10M sank die Partikelgröße bei allen Partikeln weit hinunter in den QD Bereich. Es traten reichlich kleine isolierte und gut verteilte Teilchen auf. Bei Vergrößerungen bis 2nm waren Gitterbildungen zu erkennen. Die Mengenverteilung von Fe war ähnlich wie bei C200. Der höchste Wert lag bei 4.57%.

Weitere Elemente waren Cu, B, Hf, Ca und Sb.

Ferrum metallicum 50M (C50.000)

Die folgenden Bilder zeigen die TEM Aufzeichnungen zu Ferrum metallicum 50M

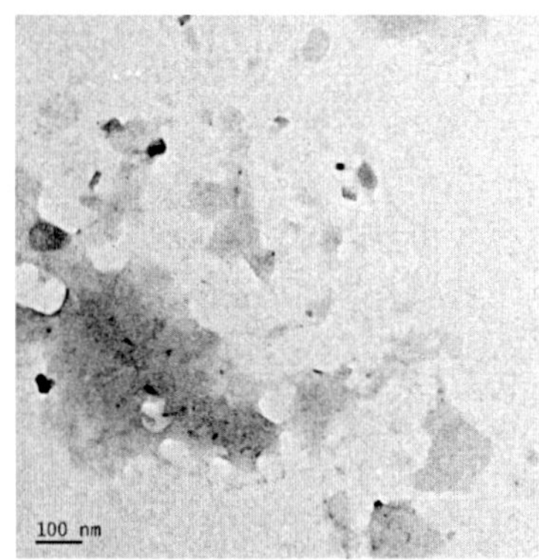

Foto 153. Ferrum met 50M vergrößert auf 100nm

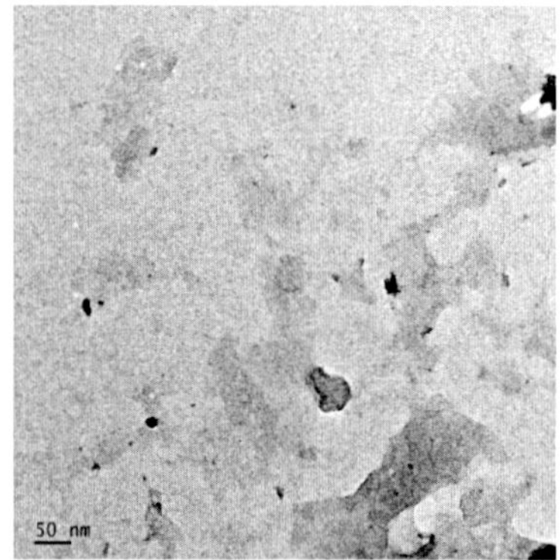

Foto 154. Ferrum met 50M vergrößert auf 50nm

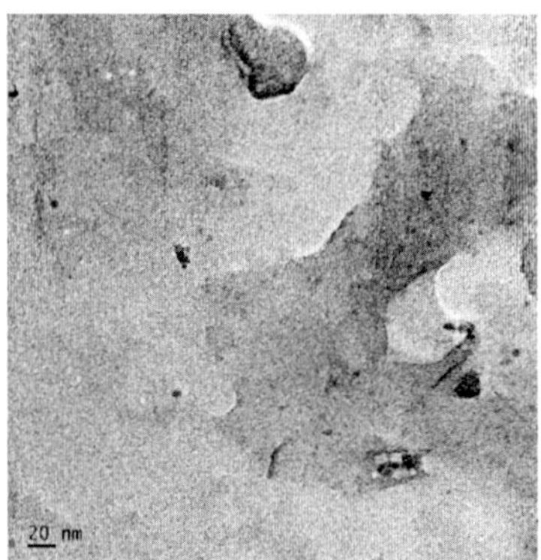

Foto 155. Ferrum met 50M vergrößert auf 20nm

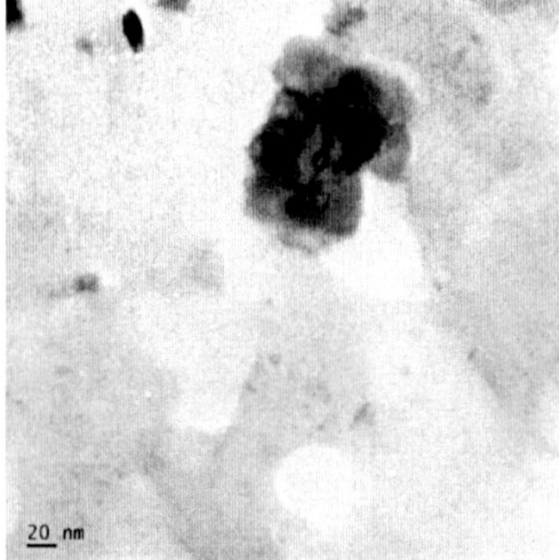

Foto 156. Ferrum met 50M vergrößert auf 20nm (agglomeriert)

Elemente	Fe	Cu	C	Hf
Prozentanteil	0.89	15.59	50.22	33.29

Tabelle 53: Elementzusammensetzung der Partikel von Ferrum metallicum 50M

Partikelgröße von Ferrum met 50M: 2.23nm – 12.61nm

Bei Ferrum met 50M nahm die Teilchengröße im Vergleich zu 10M etwas zu. Es zeigten sich in allen Feldern viele, wohl geformte und isolierte Partikel. Es traten gelegentlich Agglomerate auf. Gitterformationen konnten ab 10nm Vergrößerung erkannt werden. Gelegentlich traten Matrix-Formationen mit eingeschlossenen Partikeln auf.

Der höchste Anteil von Eisen war in 50M mit 11.94%. Es gab deutlich weniger Elemente, so fanden sich nur noch Cu, C und Hf, wobei Hf einen Anteil von bis zu 33.29% hatte.

Allgemein kann für die Ferrum met C6 – 50M Serie festgehalten werden:

1. Alle Potenzen von Ferrum met C6 – 50M wiesen Eisen auf.
2. Die überwiegende Zahl der Teilchen befand sich in QD Größe.
3. Matrix-Formationen traten in praktisch allen Potenzen auf.
4. Gitterformationen traten in allen Potenzen auf.
5. Die Größe der Teilchen nahm gleichmäßig mit dem Anstieg der Potenz ab. Bei C200 und 50M nahmen die Partikelgrößen im Vergleich zu den vorhergehenden minimal zu.

Potenz	**Partikelgröße**
Ferrum met C6	5.37 – 24.48nm
Ferrum met C30	1.86 – 9.70nm
Ferrum met C200	2.35 -12.02nm
Ferrum met 1M	1.15 – 12.75nm
Ferrum met 10M	1.29 – 7.90nm
Ferrum met 50M	2.23 – 12.61nm

Tabelle 54: Partikelgrößen im Überblick der verschiedenen Potenzen von Ferrum met C6 bis 50M

Potenz	Fe	Ti	Cu	Ba	Tb	Hf	B	Cr	Co	Au	C	N	Mg	Si	Ca	Sb
C6	1.14	16.3	10.1	46.9	6.7	18.6										
C30	0.10		10.8			28.1	60.8									
C200	6.86		56.8					4.9	9.4	21.8						
1M	0.29		1.57				69.1				15.9	10.3	1.12	1.59		
10M	0.10		1.65				91.5								2.53	4.21
50M	0.89		15.5			33.2					50.2					

Tabelle 55: Vergleichende Übersicht zur Elementkomposition der Potenzen von Ferrum met C6 bis 50M (die zweite Dezimalstelle wurde zur besseren Übersichtlichkeit der Tabelle unterdrückt).

X-RAY ZENTESIMAL POTENZEN

X-ray C200

Die nachfolgenden Bilder zeigen die TEM Aufzeichnungen zu X-ray C200

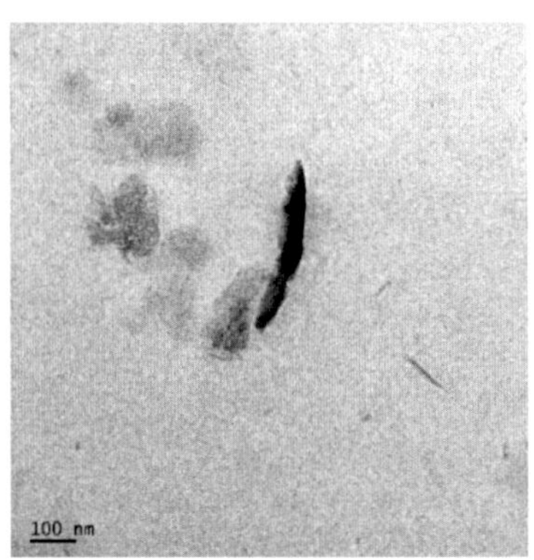

Foto 157. X-ray C200 vergrößert auf 100nm

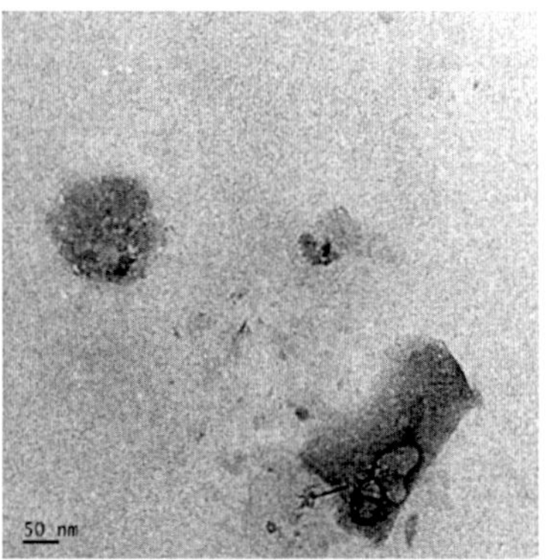

Foto 158. X-ray C200 vergrößert auf 50nm

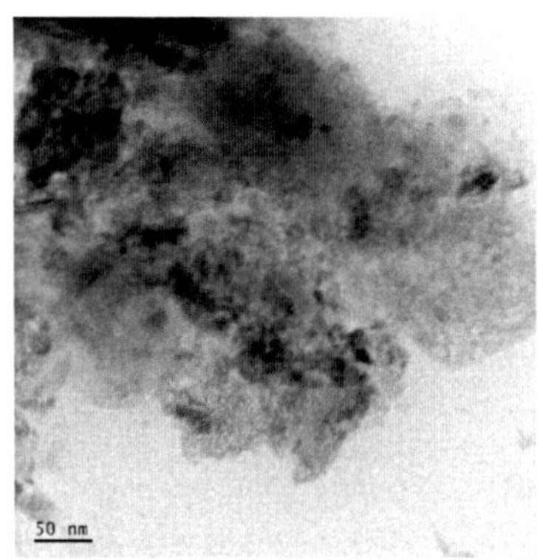

Foto 159. X-ray C200 vergrößert auf 50nm

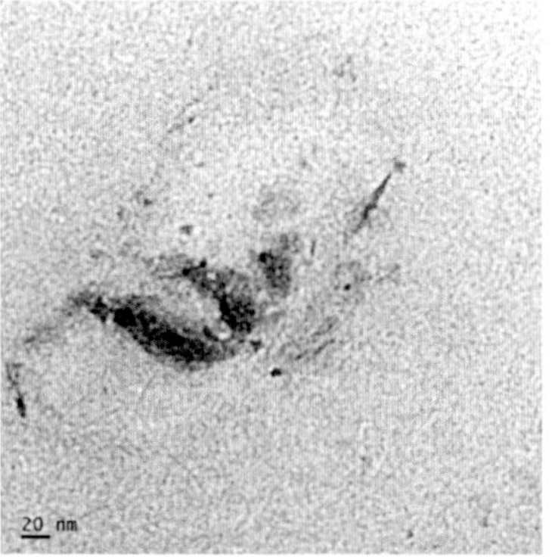

Foto 160. X-ray C200 vergrößert auf 20nm

Elemente	C	Mg
Prozentanteil	96.90	3.10

Tabelle 56: Elementzusammensetzung der Partikel von X-ray C200

Partikelgröße von X-ray C200: 2.21nm – 9.81nm

Alle NP die von X-ray C 200 entdeckt wurden, waren im QD Bereich. Es zeigten sich gut isolierte und erkennbare Partikel. Matrix-Formationen mit eingeschlossenen Partikeln traten auch auf.

In einigen Bereichen desintegrierten sich die Teilchen bei der EDS Bestimmung der Elemente.

Die Zusammensetzung der Elemente von X-ray C200 zeigte nur zwei: C mit 96.9% und Mg mit 3.1%.

Es wurden jeweils 3 Felder für C200, 1M und 10M Potenzen von X-ray untersucht.

X-ray 1M

Die nachfolgenden Bilder zeigen die TEM Aufzeichnungen zu X-ray 1M

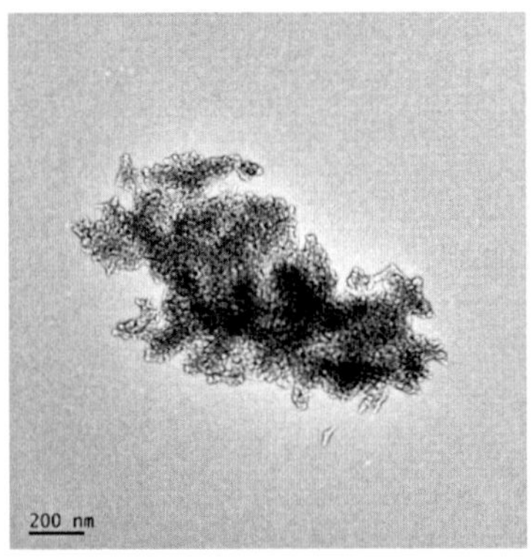

Foto 161. X-ray 1M vergrößert auf 200nm

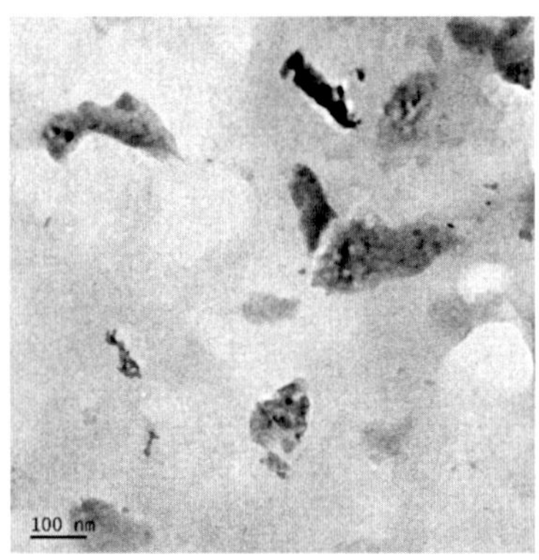

Foto 162. X-ray 1M vergrößert auf 100nm

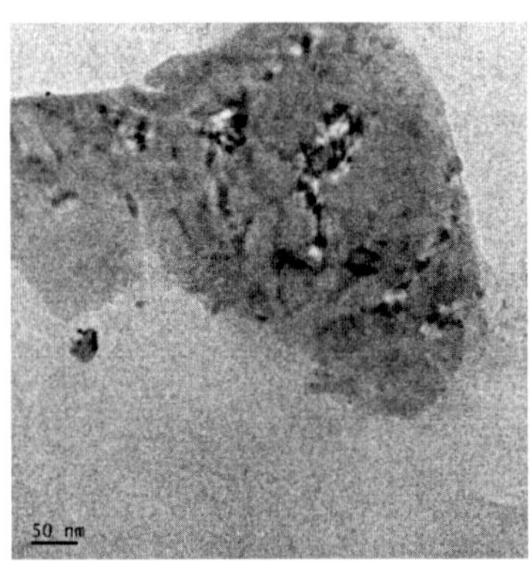

Foto 163. X-ray 1M vergrößert auf 50nm

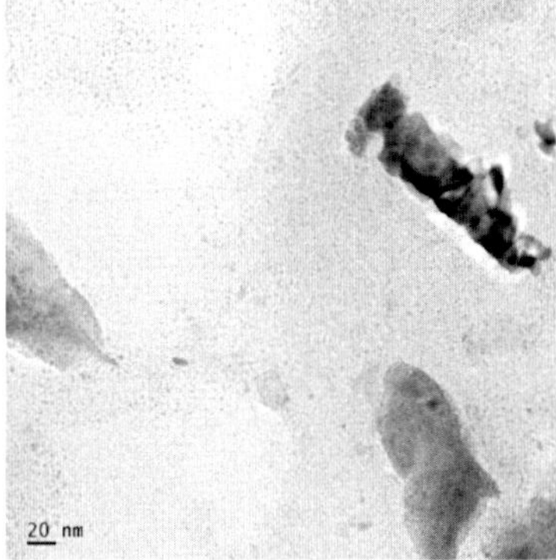

Foto 164. X-ray 1M vergrößert auf 20nm

Elemente	C	Na
Prozentanteil	94.69	5.31

Tabelle 57: Elementzusammensetzung der Partikel von X-ray 1M

Partikelgröße von X-ray 1M: 3.32nm – 55.76nm

Die Partikelgröße bei 1M nahm im Vergleich zu C200 zu. Es wurden viele Partikel entdeckt, kleine und größere. In einigen Bereichen wurden gut isolierte Partikel in großer Zahl gefunden. Andere Bereiche zeigten Agglomerate und Matrix-Formationen mit einer großen Menge an eingeschlossenen Partikeln im Inneren. Einige größere Partikel ließen auffällige Strukturen mit hellen Außenrändern erkennen. Die Partikel waren heller und andersartig als in C200.

Unter EDS zeigten sich nur C und Na. Die Elementverteilung war, wie in der obenstehenden Tabelle beschrieben, in allen Feldern annähernd gleich.

X-ray 10M

Die folgenden Bilder zeigen die TEM Darstellung von X-ray 10M.

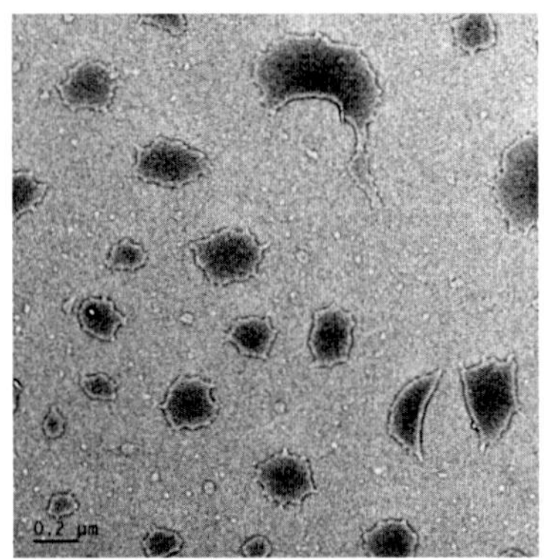

Foto 165. X-ray 10M vergrößert auf 200nm

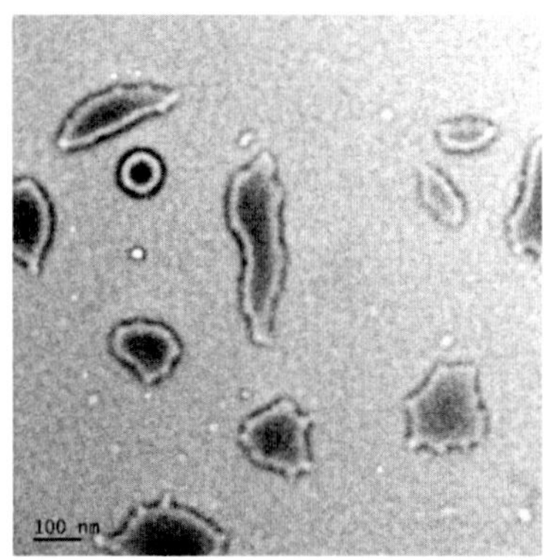

Foto 166. X-ray 10M vergrößert auf 100nm

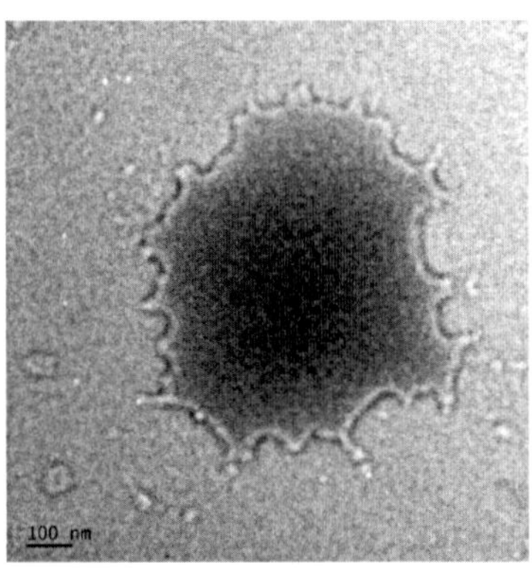

Foto 167. X-ray 10M vergrößert auf 100nm

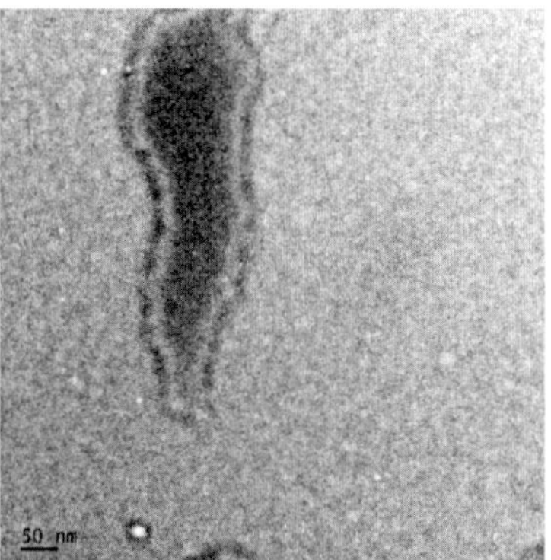

Foto 168. X-ray 10M vergrößert auf 50nm

Elemente	C	Cu
Prozentanteil	40.56	59.44

Tabelle 58: Elementzusammensetzung der Partikel von X-ray 10M

Partikelgröße der Partikel von de X-ray 10M: 3.10nm – 43.46nm

Die Partikelgröße von X-ray 10M war kleiner als in der 1M Potenz. Alle Felder zeigten viele Partikel. Die Teilchen waren in Form und Art vollkommen anders als in den vorrangehenden Potenzen. Es gab auch auffällige Unterschiede zwischen den Feldern. In einem Feld traten viele, auffällige Cluster-Formationen auf, in zwei anderen Feldern wiederum unterschiedliche Partikel vollkommen isoliert.

Agglomerate waren selten.

Potenz	Partikelgröße
X-ray C200	2.21 – 9.81nm
X-ray 1M	3.32 – 55.76nm
X-ray 10M	3.10 – 43.46nm

Tabelle 59: Partikelgröße von unterschiedlichen Potenzen zu X-ray, C200, 1M und 10M

Potenz	C	Mg	Na	Cu
X-ray C200	96.90	3.10		
X-ray 1M	94.69		5.31	
X-ray 10M	40.56			59.44

Tabelle 60: Vergleichende Übersicht zu den identifizierten Elementen in X-ray C200, 1M und 10M

Allgemeine Beobachtungen zu X-ray C200, 1M und 10M waren:

1. Kohlenstoff war das einzige immer auftretenden Element.
2. Die Partikel in 1M und 10M waren stabiler als in C200.
3. In allen Fällen traten viele einzelne Partikel Fällen auf.

WÄSSRIGE LÖSUNG EINER MISCHUNG VON FERRUM METALLICUM C200, ARSENICUM ALB C200 UND IODUM C200

Die nachfolgenden Bilder zeigen die TEM Aufzeichnungen zu einer in Wasser gelösten Mischung von Ferrum met C200, Ars alb C200 und Iodum C200

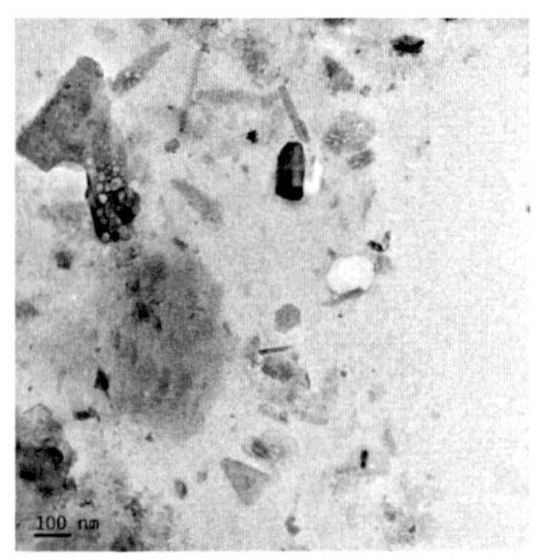

Foto 169. 100nm Vergrößerung

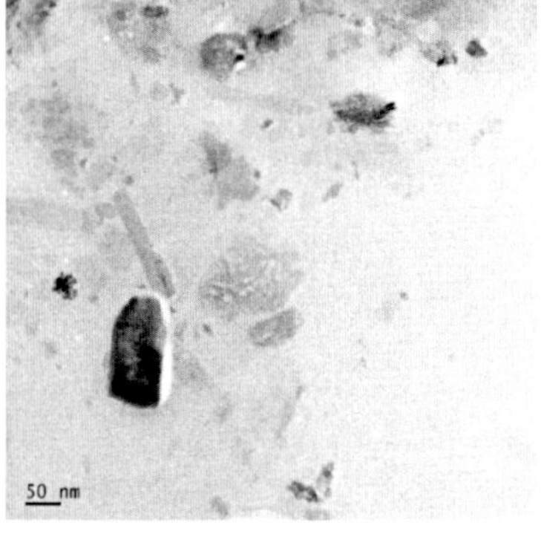

Foto 170. 50nm Vergrößerung

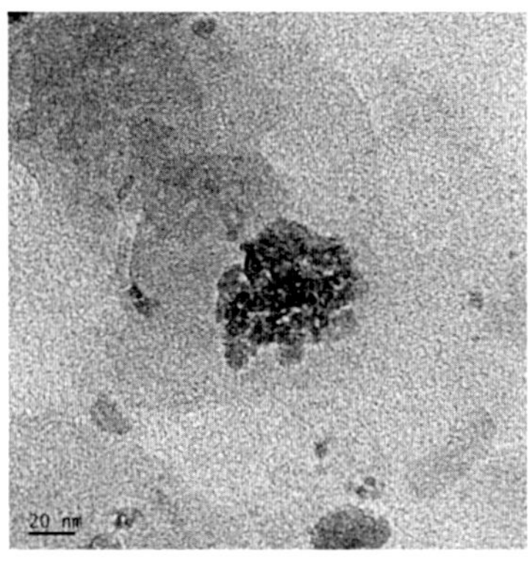

Foto 171. 20nm Vergrößerung

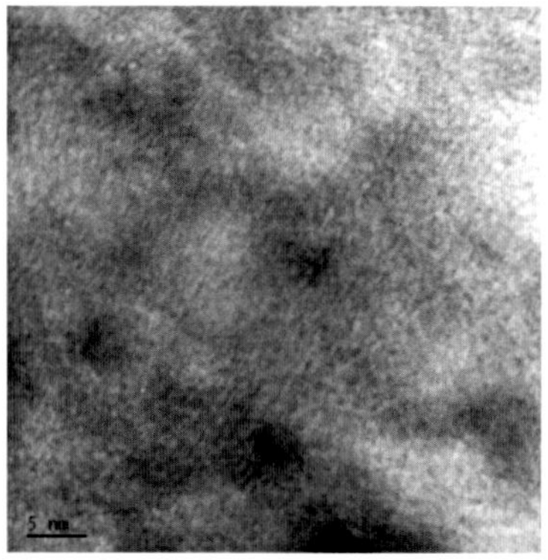

Foto 172. 5nm Vergrößerung

Elemente	Fe	As	I	Cu	Co
Prozentanteil	14.54	0.61	0.33	67.42	17.10

Tabelle 61: Elementzusammensetzung der Partikel einer wässrigen Lösung von Ferrum met C200, Arsenicum alb C200 und Iodum C200

Partikelgröße: 3.13nm – 143.096nm

Diese Untersuchung wurde vorgenommen, um nachzuprüfen, was geschieht, wenn man homöopathische Lösungen kombiniert, wie beispielsweise in patentierten, fertig hergestellten Lösungen. Im vorliegenden Fall wurde 1 Tropfen aus den jeweiligen Lösungen in 5 ml-große, gut gereinigte Medizinflaschen gegeben, zusammen mit 50 Tropfen Alkohol und ausreichend filtriertem Wasser, um die Flasche zu füllen. Diese wurde mit 10 kräftigen Schlägen geschüttelt (Sukussionen). Die Medizin wurde am 28.07.2014 hergestellt und am 11.08.2014 untersucht.

Es wurden 3 Felder ausführlich untersucht.

Die Partikelgröße schwankte zwischen 3.13 und 143nm. Die Felder waren mit einem Partikelcocktail verschiedener Größen, Formen und Strukturen angefüllt. In einem Feld zeigte sich eine Matrix mit eingeschlossenen Partikeln. In einem Bereich unter 5nm Vergrößerung zeigte sich die Ausbildung von Gittern. Die EDS Bestimmung zeigte die Anwesenheit von Fe, As und I. Diese Elemente aus den drei unterschiedlichen Quellen konnten in verschiedenen Anteilen in den Feldern nachgewiesen werden. Außerdem traten weitere Elemente wie Co, Cu, B, Hf, W und Au auf.

Ferrum metallicum C200

Die nachfolgenden Bilder zeigen die TEM Aufzeichnungen zu Ferrum met C200

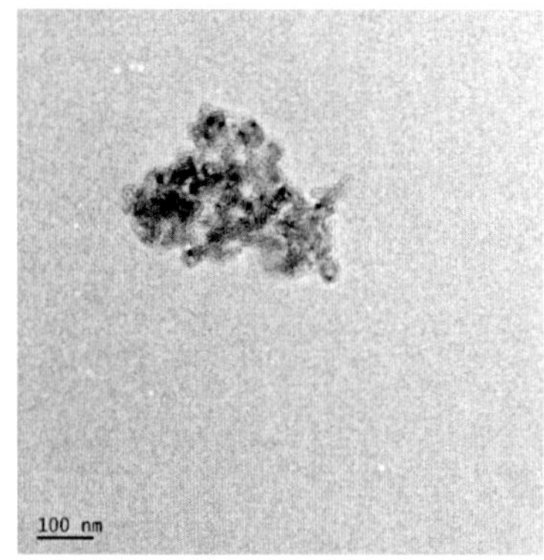

Foto 173. Fer met C200 vergrößert auf 100nm

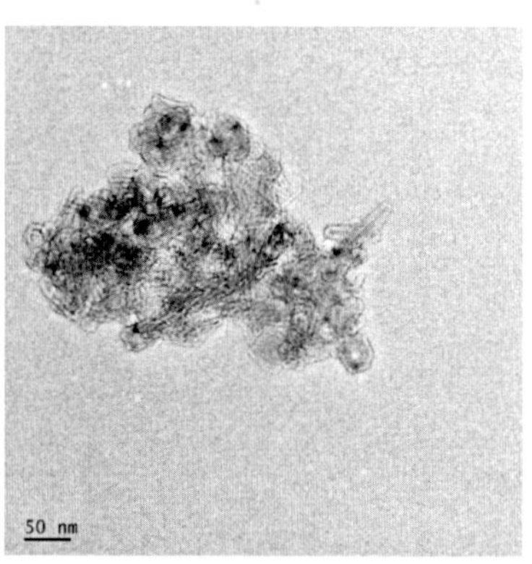

Foto 174. Fer met C200 vergrößert auf 50nm

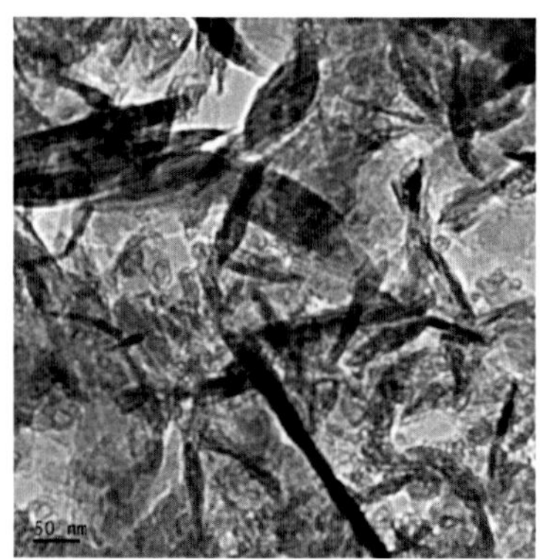

Foto 175. Fer met C200 vergrößert auf 50nm

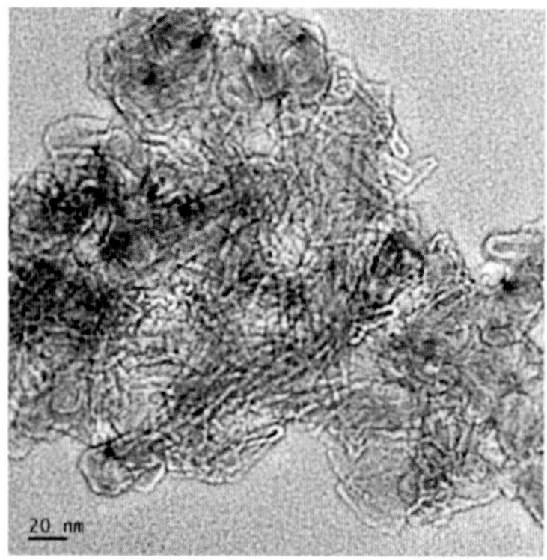

Foto 176. Ferr met C200 vergrößert auf 20nm

Elemente	Fe	Cu	C	Hf
Prozentanteil	0.89	15.59	50.22	33.29

Tabelle 62: Elementzusammensetzung der Partikel von Ferrum metallicum 50M

Partikelgröße von Ferrum met 50M: 2.23nm – 12.61nm

Die Partikel traten in akzeptabler QD Größe auf, deutlich erkennbar voneinander getrennt und hell, in einigen Bereichen besonders konzentriert. Die Verteilung war gleichmäßig. Gitterbildung konnte bei Vergrößerung auf 5nm erkannt werden. I einigen Bereichen zeigte sich eine Matrix mit eingeschlossenen Partikeln.

Es traten vereinzelt Agglomerate auf. Der Gewichtsanteil von Fe lag bei 6.86%.

Weitere Elemente waren Cr, Co, Cu, Au, C und Hf.

Arsenicum album C200

Die nachfolgenden Bilder zeigen die TEM Aufzeichnungen zu Arsenicum album C200

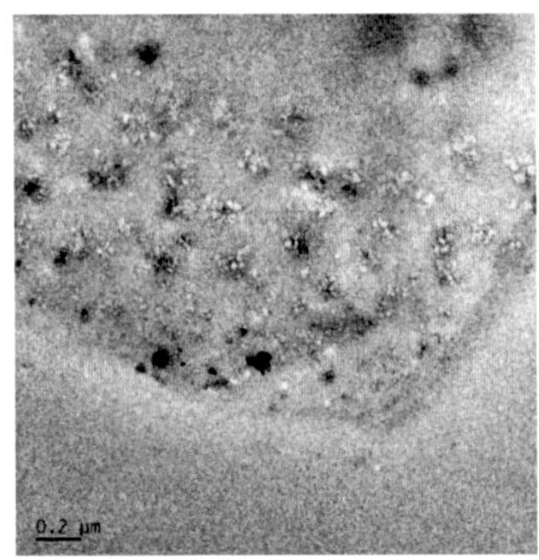

Foto 177. Ars alb C200 vergrößert auf 200nm

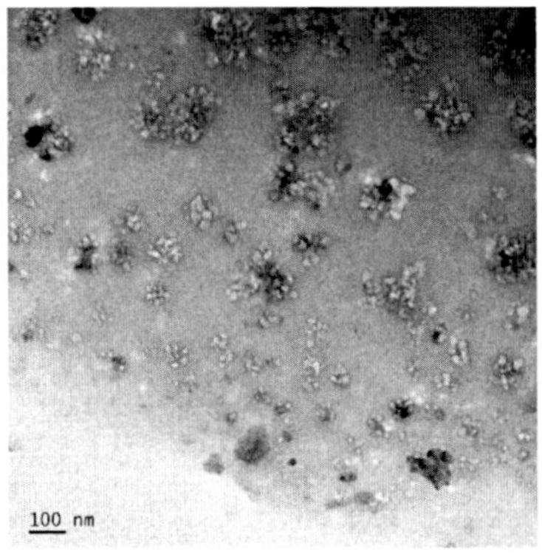

Foto 178. Ars alb C200 vergrößert auf 100nm

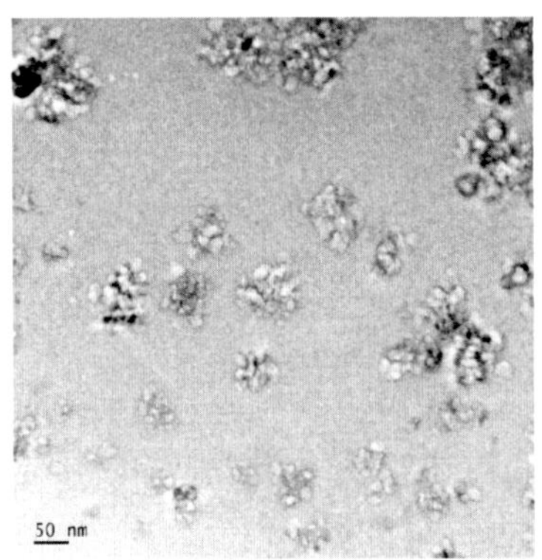

Foto 179. Ars alb C200 vergrößert auf 50nm

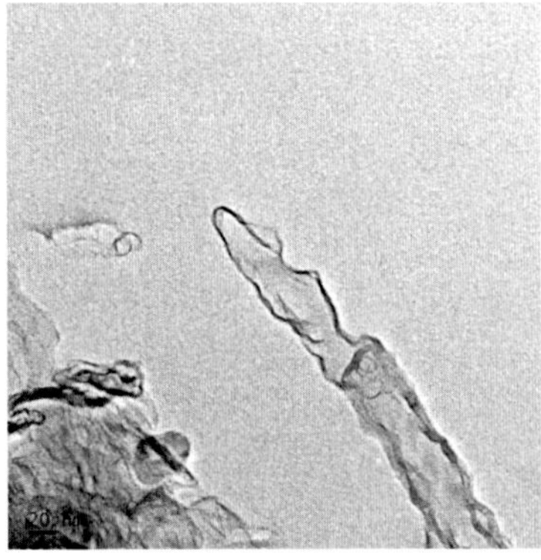

Foto 180. Ars alb C200 vergrößert auf 20nm

Elemente	As	Cu	Na	In
Prozentanteil	1.17	11.29	6.27	81.27

Tabelle 63: Elementzusammensetzung der Partikel von Arsenicum album C200

Partikelgröße von Arsenicum album C200: 5.08nm – 71.09nm

Die Partikel waren in akzeptablem Nanometer Bereich

Es wurden 3 Felder gründlich untersucht. Es gab eine große Anzahl Partikel. Die meisten davon waren in einer Matrix-Formation eingeschlossen, die Teilchen erkennbar isoliert und hell. Partikel mit auffälliger Form wie Ringe, Vierecke oder Drähte traten immer wieder auf.

Die EDS Untersuchung zeigte Arsen mit einem Anteil von 1.17%. Weitere Elemente waren: Na, Cu, In, Cl, K, S und Ca. Alle Elemente verteilten sich mehr oder weniger gleich auf die Felder.

Iodum C200

Die nachfolgenden Bilder zeigen die TEM Aufzeichnungen zu Iodum C200

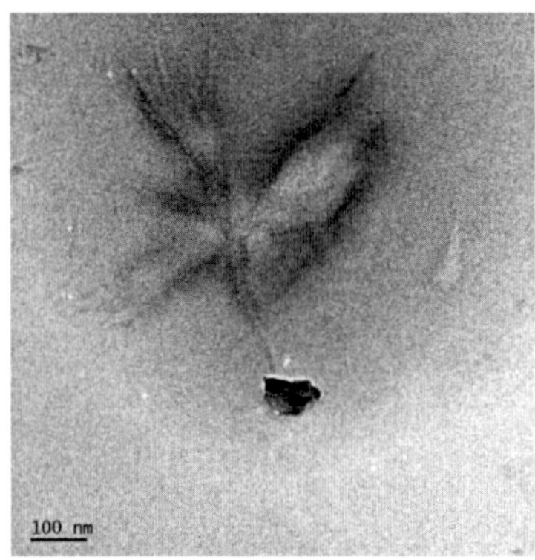

Foto 181. Iodum C200 vergrößert auf 100nm

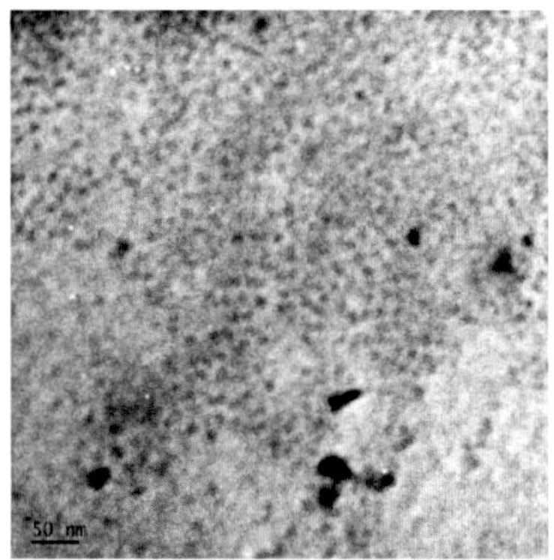

Foto 182. Iodum C200 vergrößert auf 50nm

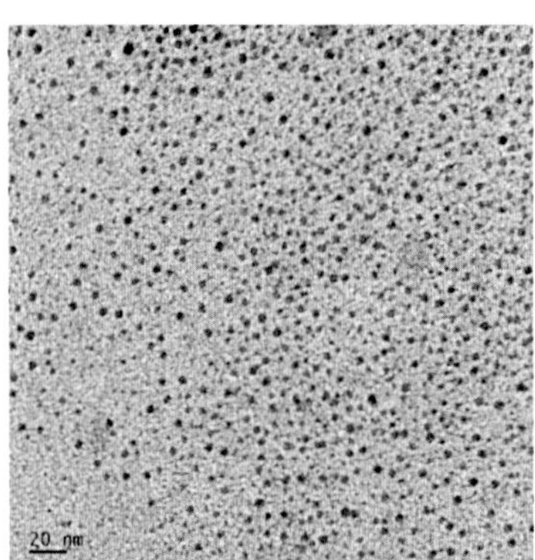

Foto 183. Iodum C200 vergrößert auf 20nm

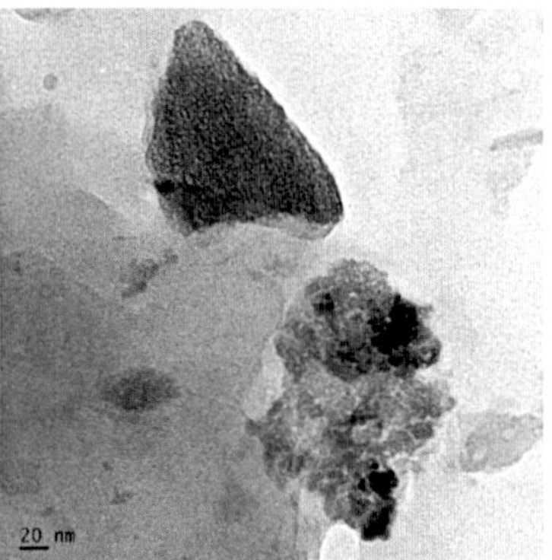

Foto 184. Iodum C200 vergrößert auf 20nm

Elemente	I	Fe	Cu	Ca
Prozentanteil	12.68	58.57	18.72	10.03

Tabelle 64: Elementzusammensetzung der Partikel von Iodum C200

Partikelgröße von Iodum C200: 2.80nm – 9.03nm

Die Partikel waren klein und innerhalb der QD Größen. Es zeigten sich viele Partikel in allen Feldern. Die Teilchen waren klar isoliert, gleichmäßig und gut verteilt. Es fanden sich Matrix-Formationen und Agglomerate.

Es wurden 3 Felder untersucht, wobei per EDS Iod einen Anteil von bis zu 12.68% hatte.

Weitere Elemente waren Cu, Hf, Ca und Fe.

NATRUM MURIATICUM LM1 IN EINER WÄSSRIGEN LÖSUNG

Die nachfolgenden Bilder zeigen die TEM Aufzeichnungen zu Nat mur LM1 in wässriger Lösung

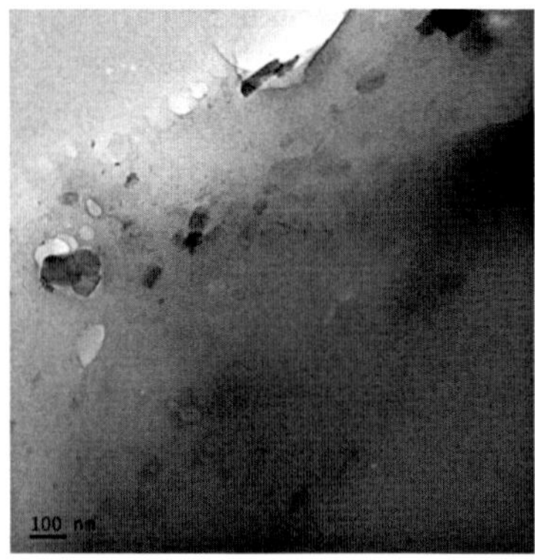

Foto 185. Nat mur LM1 (wässrige Lösung) vergrößert auf 100nm

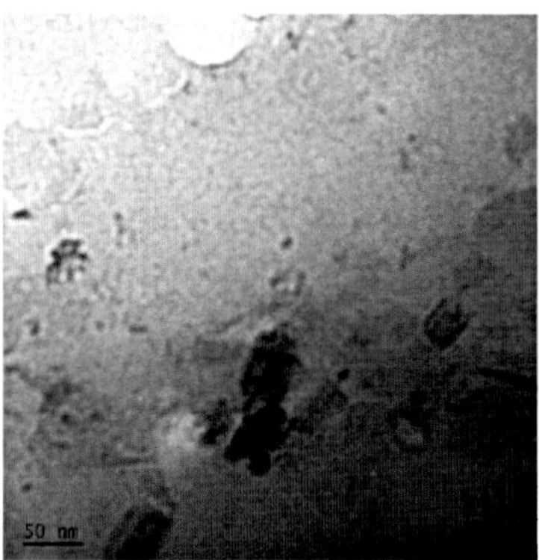

Foto 186. Nat mur LM1 (wässrige Lösung) vergrößert auf 50nm

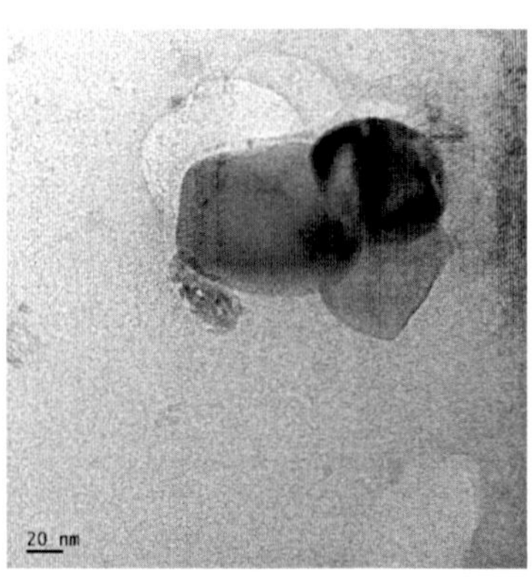

Foto 187. Nat mur LM1 (wässrige Lösung) vergrößert auf 20nm

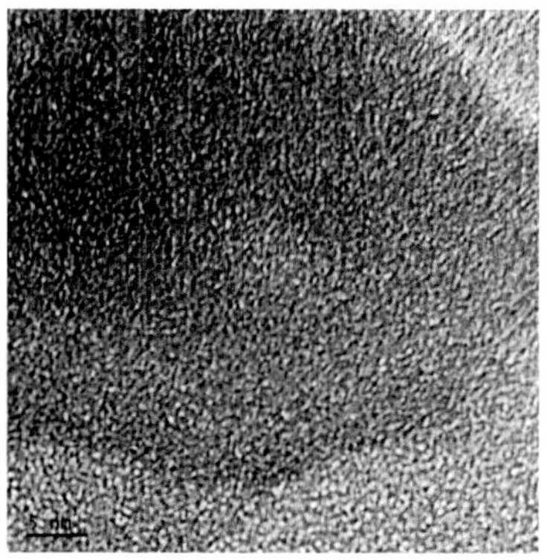

Foto 188. Nat mur LM1 (wässrige Lösung) vergrößert auf 5nm

Elemente	Na	Cl	Cu	C
Prozentanteil	4.18	3.98	45.66	46.19

Tabelle 65: Elementzusammensetzung der Partikel von Nat mur LM1 (wässrige Lösung)

Partikelgröße von Natrum mur LM1: 0.43nm – 3.77nm

Es handelt sich hier um eine typische Medizin, wie ich sie für meine Patienten anwende. Fünf Granula in LM1 Potenz werden in eine Medizinflasche zu 5 ml in 50 Tropfen Pharmaziealkohol und ausreichend gefiltertem Wasser aufgelöst. Die Probe wurde genauso verarbeitet wie alle vorherigen. Es wurde für 20 min beschallt. Die medizinische Lösung wurde am 28.07.2014 hergestellt und am 1.08.2014 untersucht. Es wurden drei Felder sorgfältig untersucht.

Die Partikelgröße war im unteren Bereich der QD Größe, 0.43 – 3.77nm. Die Partikel waren kleiner als aus der vorhergehenden Studie LM1 (wo die Mikrotropfen direkt aus der Lösung stammten; 0.69 – 6nm). Es fanden sich reichlich Teilchen in allen Feldern. Einige Felder zeigten eine Verteilung wie Sandkörnchen, andere Agglomerate und einzeln verklebte Partikel. Weitläufige Matrix-Formationen mit eingeschlossenen Partikeln konnten entdeckt werden. Einige zeigten Formen wie Röhren, andere wie Vierecke.

Unter EDS zeigte sich der Anteil von Na bis 4.18%, für Cl bis 3.98%. Weitere Elemente, die identifiziert werden konnten, waren B, Cu, Zn, C und Si, allerdings in unterschiedlichen Feldern.

B. FESEM UND EDS ANALYSE

Vorbereitung der Proben

Die Technik der Transmissions-Mikroskopie konnte bei organischen Proben und Pflanzenextrakten nicht angewendet werden, da die Proben dadurch zerstört oder verbrannt würden und somit keine Ergebnisse lieferten. Um derartige Untersuchungen vornehmen zu können, wurden die Oberflächen (Feld) abtastenden Elektronenmikroskope FESEM entwickelt. Die Energie-Dispersions-Analyse konnte weiter eingesetzt werden. Wir verwendeten ein „Karl Zeiss Ultra 55“ und ein EDS „Oxford Instruments X – Max“ 50 mm^2 im Labor für Nanowissenschaften und Ingenieurwesen des indischen Instituts für Wissenschaft in Bangalore.

Die Urtinktur der medizinischen Potenzen wurde in versiegelten Flaschen für 16 min im Sonicator beschallt. Die Studs, eine Art „Niete“, wurden sorgfältig gereinigt und die doppelseitigen Kohle-Klebebänder auf den Nieten fixiert. Auf dem Klebeband wurde eine passend zurechtgeschnittene Silikonplatte aufgeklebt, auf der die Probe mittels Mikropipette aus der Mitte der Probenfläschchen aufgetropft wurde.

Diese wurde zunächst bei Raumtemperatur trocknen gelassen, dann über Nacht in den Trockner gestellt. Die Nieten, auf denen die Silikonträger mit der Probe klebten, wurden dann mit einer Goldschicht überzogen, damit die Probe Elektronen-leitend wurde. Dies führte eine „Quorum Q 150 RES“ durch. Sobald die Goldbeschichtung fertig war, wurde die Probe in der FESEM Kammer fixiert. Die so aufgezogenen Proben wurden durch den Rasterstrahl abgetastet. Die Partikel wurden erfasst, vermessen und alle Werte aufgezeichnet. Agglomerate wurden ebenfalls in den Fokus genommen. Im Anschluss wurden die Elemente und ihr relativer Gewichtsanteil mittels EDS bestimmt.

DIE LM POTENZEN VON LYCOPODIUM

Lycopodium LM1

Die nachfolgenden Bilder zeigen die FESEM Aufzeichnungen von Lycopodium LM1

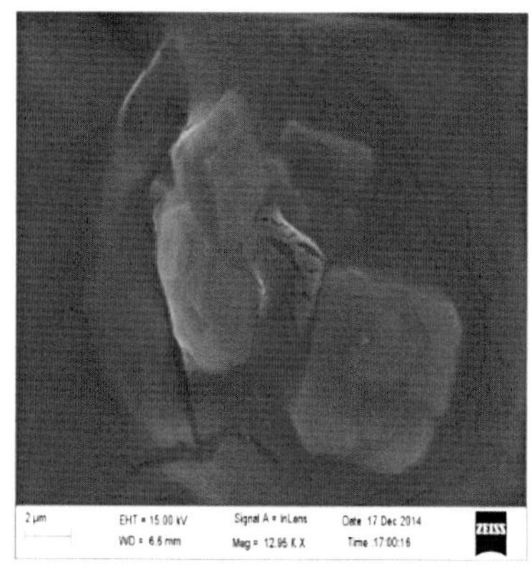

Foto 189. Lycopodium LM1 vergrößert auf 2µm

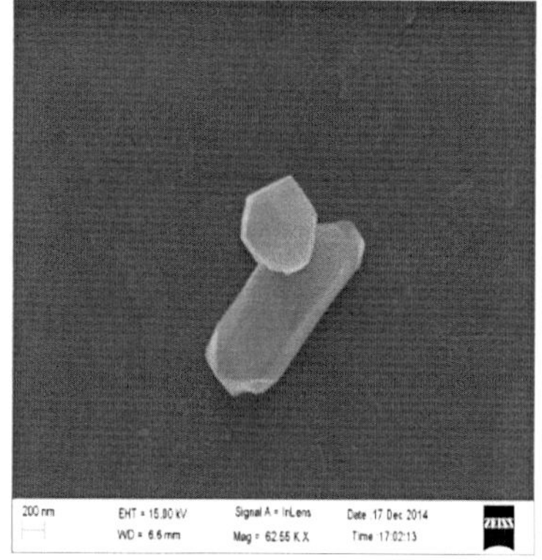

Foto 190. Lycopodium LM1 vergrößert auf 200nm

Elemente	C	O	Na	Cl
Prozentanteil	18.83	45.73	16.22	19.21

Tabelle 66: Elementzusammensetzung der Partikel von Lycopodium LM1

Partikelgröße von Lycopodium LM1: 668nm – 6µm

Lycopodium LM1 zeigte eine große Anzahl Partikel unterschiedlicher Größen und Formen. Quadratisch, pentagonal oder Ziegel-ähnliche Partikel konnten erfasst werden.

Mttels EDS wurden C, O, Na und Cl in allen Feldern nachgewiesen.

Lycopodium LM6

Die folgenden Bilder zeigen die FESEM Aufzeichnungen von Lycopodium LM6

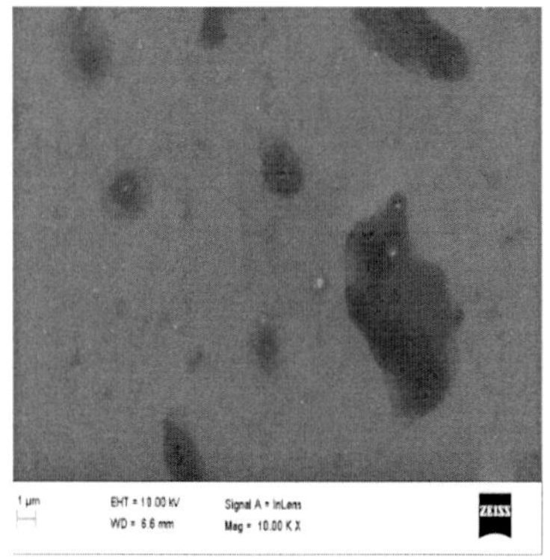

Foto 191. Lycopodium LM6 vergrößert auf 1μm

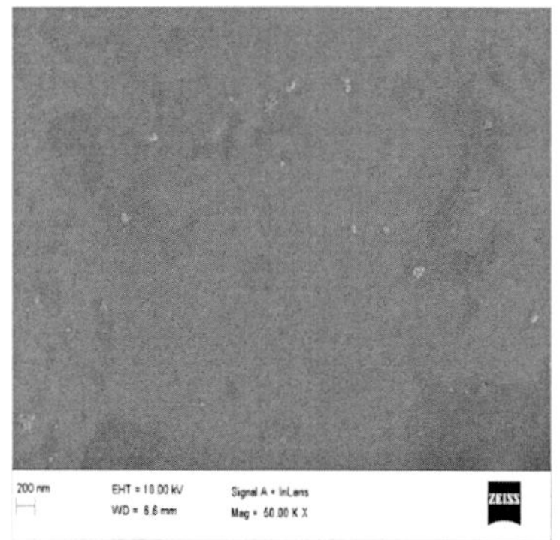

Foto 192. Lycopodium LM6 vergrößert auf 200nm

Elemente	C
Prozentanteil	100

Tabelle 67: Elementzusammensetzung der Partikel von Lycopodium LM6

Partikelgröße von Lycopodium LM6: 42nm – 49nm

Bei Lycopodium LM6 zeigte sich eine wesentlich kleinere Partikelgröße. Kleine, gut isolierte Teilchen sowie kleine Cluster und Agglomerate verteilten sich über die Felder.

EDS zeigt als einziges Element Kohlenstoff.

Lycopodium LM12

Die nachfolgenden Bilder zeigen die FESEM Aufzeichnungen von Lycopodium LM12

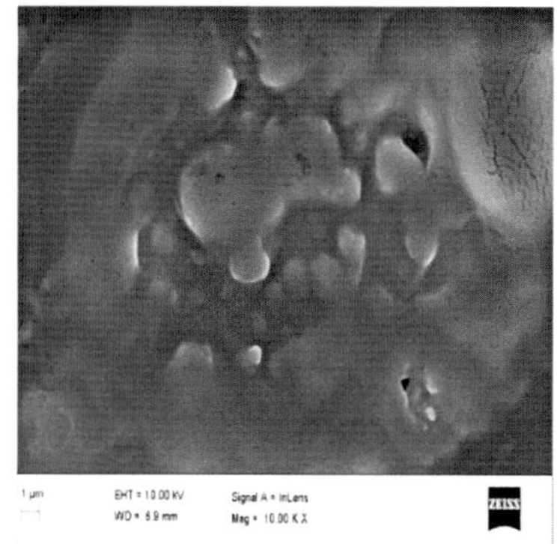

Foto 193. Lycopodium LM12 vergrößert auf 2µm

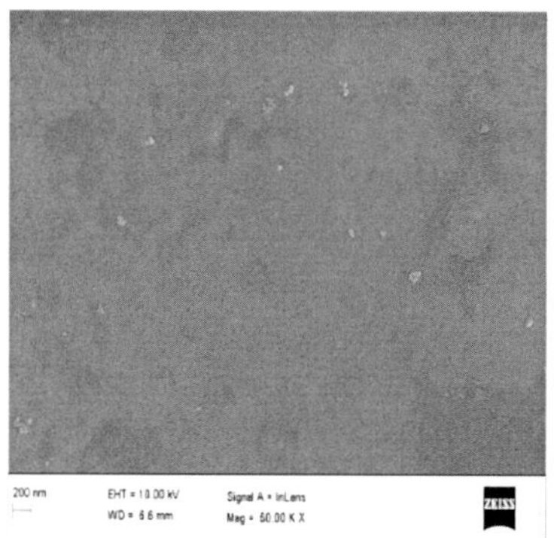

Foto 194. Lycopodium LM12 vergrößert auf 50nm

Elemente	C	O	Fe
Prozentanteil	15.04	61.88	23.08

Tabelle 68: Elementzusammensetzung der Partikel von Lycopodium LM12

Partikelgröße von Lycopodium LM12: 100nm – 726nm

Die Größe der Teilchen nahm im Vergleich zu LM1 wesentlich zu. Es fanden sich einzelne Partikel sowie Matrix-Formationen und einige Agglomerate.

C und O fand sich in allen Feldern, weitere Elemente waren Cl und Fe.

Lycopodium LM18

Die folgenden Bilder zeigen die FESEM Aufzeichnungen von Lycopodium LM18

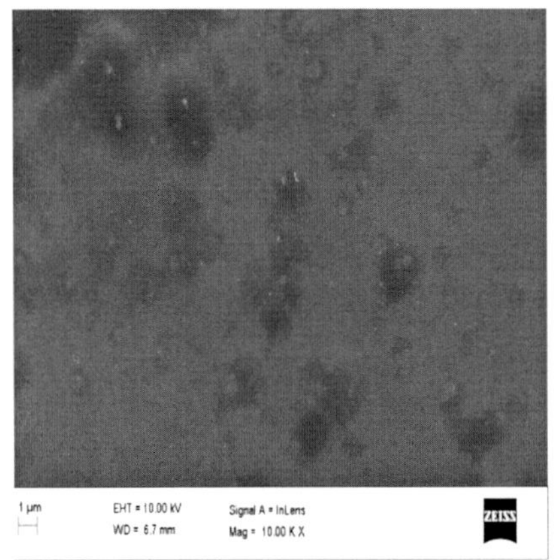

Foto 195. Lycopodium LM18 vergrößert auf 1µm

Foto 196. Lycopodium LM18 vergrößert auf 200nm

Elemente	C
Prozentanteil	100

Tabelle 69: Elementzusammensetzung der Partikel von Lycopodium LM18

Partikelgröße von Lycopodium LM18: 44nm – 76nm

Bei Lycopodium LM18 zeigten sich die Partikel kleiner, ähnlich den LM6. Die Anzahl der Teilchen lag höher und weiter verstreut. Einzelne Partikel und Agglomerate konnten gesehen werden.

Unter EDS zeigte ein Bereich Partikel ausschließlich aus C, wie bei LM6, in anderen Bereichen traten auch noch O und Fe auf.

Lycopodium LM24

Die im Folgenden dargestellten Bilder zeigen FESEM Aufzeichnungen von Lycopodium LM24

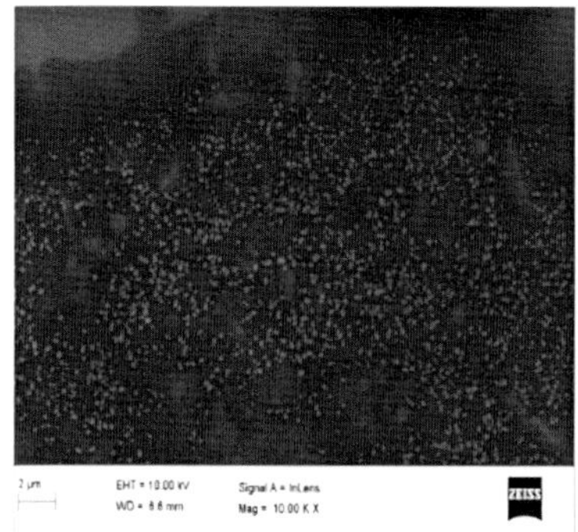

Foto 197. Lycopodium LM24 vergrößert auf 2μm

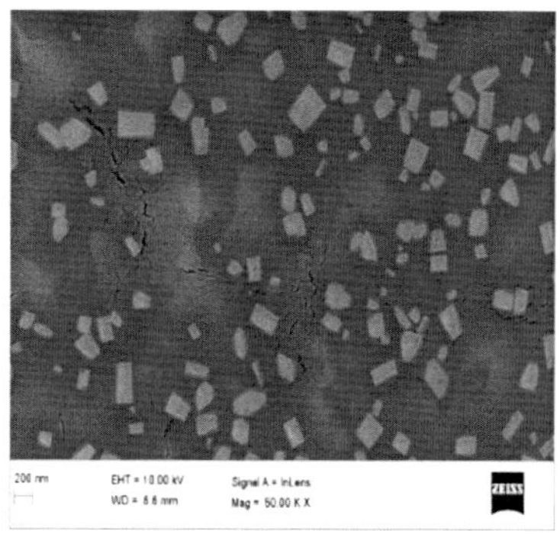

Foto 198. Lycopodium LM24 vergrößert auf 200nm

Elemente	C	O	Na	Cl
Prozentanteil	61.25	20.19	8.85	9.71

Tabelle 70: Elementzusammensetzung der Partikel von Lycopodium LM24

Partikelgröße von Lycopodium LM24: 49nm – 285nm

Die Zahl der Partikel stieg deutlich an. Der obere Größenwert stieg ebenfalls deutlich. In allein dastehenden Inseln von Teilchen zeigten sich scharfkantige Partikel wie herumliegende Ziegel. Gut abgetrennte, einzelnen Partikel zeigte sich auch außerhalb solcher Inseln.

In einem Feld trat nur C auf, in anderen Feldern fanden sich außerdem O, Na und Cl.

Lycopodium LM30

Die folgenden Bilder zeigen FESEM Aufzeichnungen von Lycopodium LM30

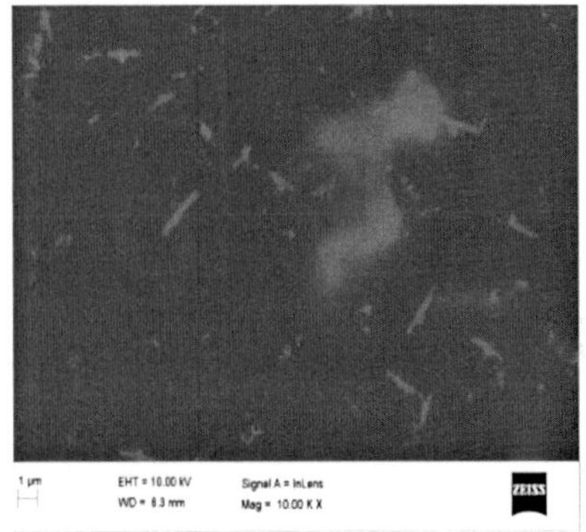

Foto 199 Lycopodium LM30 vergrößert auf 1μm

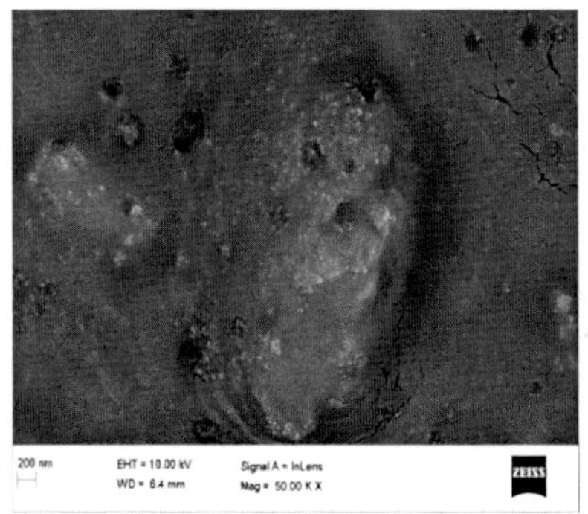

Foto 200. Lycopodium LM30 vergrößert auf 200nm

Elemente	C	O	Na	Cl
Prozentanteil	27.79	49.65	7.53	7.27

Tabelle 71: Elementzusammensetzung der Partikel von Lycopodium LM30

Partikelgröße von Lycopodium LM30: 29nm – 63nm

Die Partikel wurden noch kleiner als bei LM24 und zahlreicher. In einigen Bereichen sah man sehr unterschiedlich geformte Partikel und einige, gut isolierte, in einer Matrix Formation eingebettete.

Wie bei LM24 enthielt ein Feld ausschließlich C. Andere Felder zeigten O, Na, Cl und Ca

Allgemeine Feststellungen zu der Serie Lycopodium LM1 – LM30 sind:

1. C und O wurde in allen Feldern gefunden, außer in LM6, wo nur Kohlenstoff auftrat.
2. Da die Partikel sich bei höherem Focus desintegrieren, musste die höchste Auflösung auf 200nm beschränkt bleiben.
3. Die Variationen in Form und Größe der Teilchen war nicht mit den Potenzierungsniveaus assoziiert, bei höherer Potenzierung sank die Größe der Teilchen nicht, besonders bei LM12 und LM24 nicht.

Potenz	**Partikelgröße**
Lyco LM1	668nm – 6μm
Lyco LM6	42nm - 49nm
Lyco LM12	100nm -726nm
Lyco LM18	44nm - 76nm
Lyco LM24	49nm - 285nm
Lyco LM30	29nm -63nm

Tabelle 72: Partikelgröße verschiedener Potenzen von Lycopodium, von LM1 bis LM30

Potenz	**C**	**O**	**Na**	**Cl**	**Fe**
LM1	18.83	45.73	16.22	19.21	
LM6	100				
LM12	15.04	61.88			23.08
LM18	100				
LM24	61.25	20.19	8.85	9.71	
LM30	27.79	49.65	7.53	7.27	

Tabelle 73: Vergleichende Übersicht der Elementbestimmungen verschiedener Potenzen von Lycopodium, von LM1 – LM30

DIE ZENTESIMALEN POTENZEN VON LYCOPODIUM

Lycopodium C6

Die nachfolgenden Bilder zeigen die FESEM Aufzeichnungen von Lycopodium C6

Foto 201. Lycopodium C6 vergrößert auf 200nm

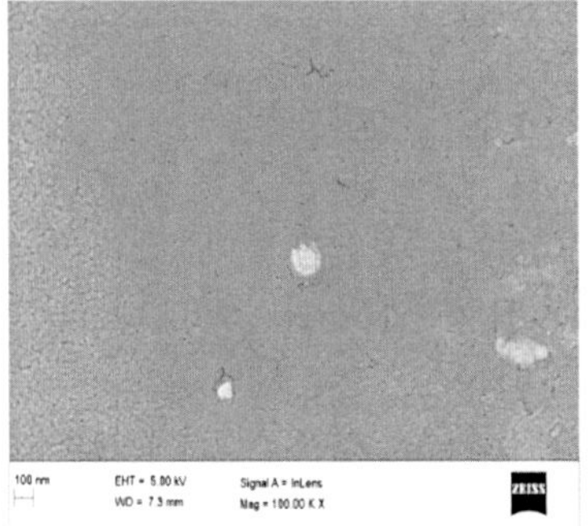

Foto 202. Lycopodium C6 vergrößert auf 100nm

Elemente	C	O
Prozentanteil	54.95	45.05

Tabelle 74: Elementzusammensetzung der Partikel von Lycopodium C6

Partikelgröße der Partikel von de Lycopodium C6: 12nm – 136nm

Die kleinsten Partikel waren an der QD Grenze. Es zeigte sich eine große Anzahl von gut verteilten Teilchen und einige Agglomerate.

Die EDS Untersuchung zeigte C und O.

Lycopodium C30

Die folgenden Bilder zeigen die FESEM Aufzeichnungen von Lycopodium C30

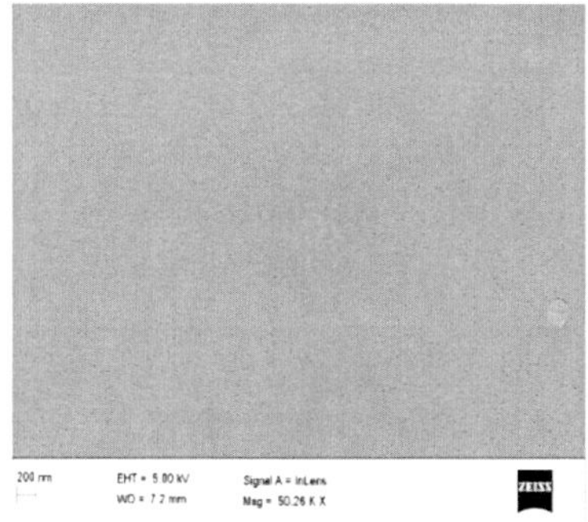

Foto 203. Lycopodium C30 vergrößert auf 200nm

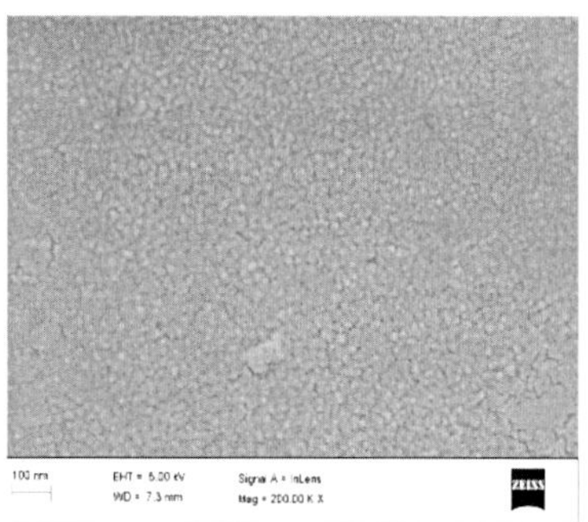

Foto 204. Lycopodium C30 vergrößert auf 100nm

Elemente	C	O	Na	Al	K
Prozentanteil	31.08	54.13	9.35	3.37	2.06

Tabelle 75: Elementzusammensetzung der Partikel von Lycopodium C30

Partikelgröße von Lycopodium C30: 22nm – 79nm

Die kleinsten Teilchen waren größer, und die Größeren waren kleiner als in C6. Die Partikel zeigten sich sehr verteilt, gleichmäßig und gut isoliert voneinander. Es traten einige Cluster und Agglomerate auf.

Es wurde außer C und O auch Na, K und Al identifiziert.

Lycopodium C200

Die nachfolgenden Bilder zeigen die FESEM Aufzeichnungen von Lycopodium C200

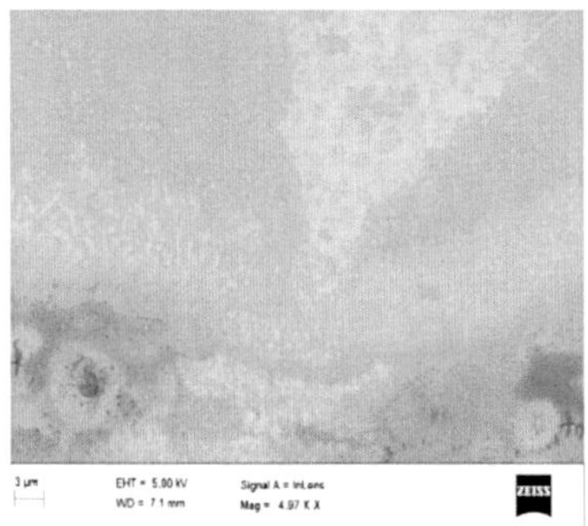

Foto 205. Lycopodium C200 vergrößert auf 3µm

Foto 206. Lycopodium C200 vergrößert auf 300nm

Elemente	C	O	Na	Cl
Prozentanteil	49.47	30.71	10.42	9.40

Tabelle 76: Elementzusammensetzung der Partikel von Lycopodium C200

Partikelgröße der Partikel von Lycopodium C200: 28nm – 53nm

Hier wurden die Grenzen wieder enger: kleinere Teilchen wurden größer und Größere kleiner als in C30.

Die Anzahl von Teilchen nahm im Vergleich zu C6 und C30 erneut zu. Es fanden sich viele einzelne Teilchen, aber auch viele Cluster.

EDS fand C, O, Na und Cl.

Lycopodium 1M

Die folgenden Bilder zeigen die FESEM Aufzeichnungen von Lycopodium 1M

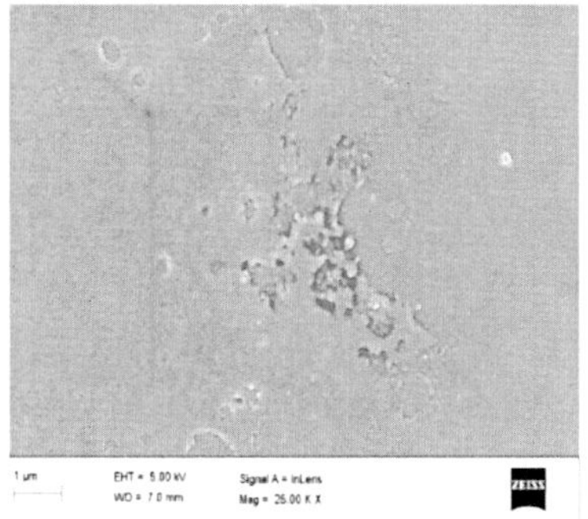

Foto 207. Lycopodium 1M vergrößert auf 1µm

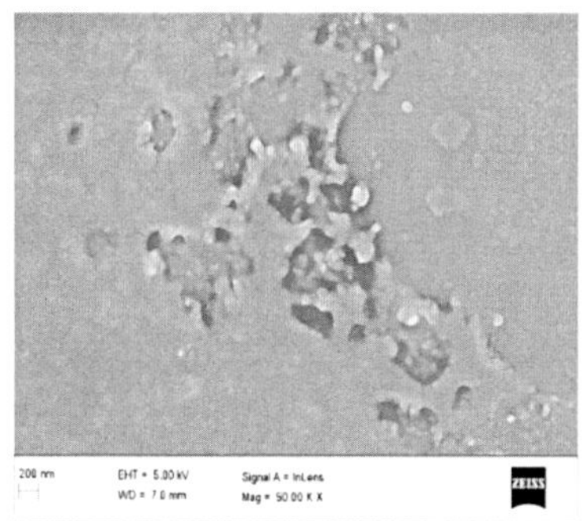

Foto 208. Lycopodium 1M vergrößert auf 200nm

Elemente	C	O	Na
Prozentanteil	40.26	51.17	8.57

Tabelle 77: Elementzusammensetzung der Partikel von Lycopodium 1M

Partikelgröße der Partikel von Lycopodium 1M: 22nm – 53nm

Die Partikel waren kleiner als zuvor, ohne dabei die obere Grenze im Vergleich zu C200 zu verändern. Es fanden sich eine große Anzahl isolierter Teilchen, viele Cluster und Matrix-Formationen mit eingeschlossenen Partikeln.

EDS konnte C, O und Na nachweisen.

Lycopodium 10M

Die im Folgenden dargestellten Bilder zeigen die FESEM Darstellung von Lycopodium 10M

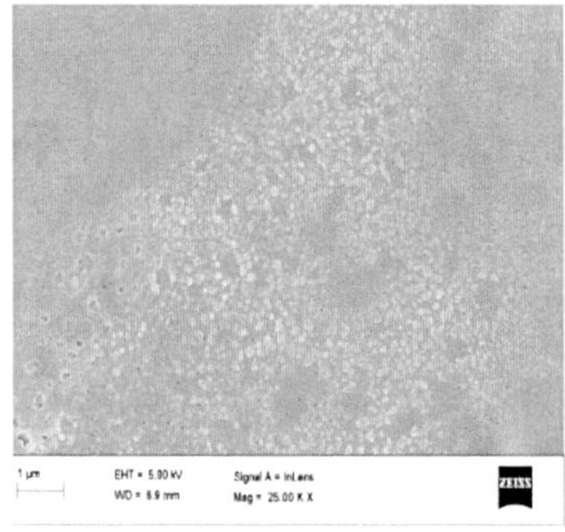

Foto 209. Lycopodium 10M vergrößert auf 1µm

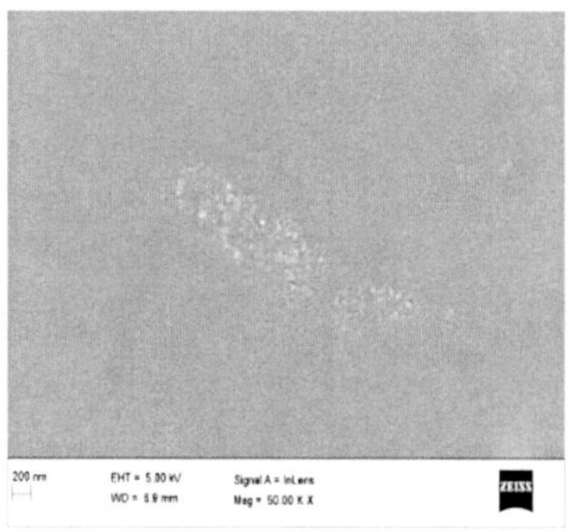

Foto 210. Lycopodium 10M vergrößert auf 200nm

Elemente	C	O	Na
Prozentanteil	35.24	42.29	22.47

Tabelle 78: Elementzusammensetzung der Partikel von Lycopodium 10M

Partikelgröße von Lycopodium 10M: 32nm – 81nm

Es fanden sich größere Teilchen als in 1M. Eine große Anzahl der Teilchen zeigte sich gut isoliert und klar definiert. Doch auch Cluster, Agglomerate und Matrix Formationen traten auf.

EDS konnte C, O und Na nachweisen.

Lycopodium 50M

Die folgenden Bilder zeigen die FESEM Darstellung von Lycopodium 50M

Foto 211. Lycopodium 50M vergrößert auf 2μm

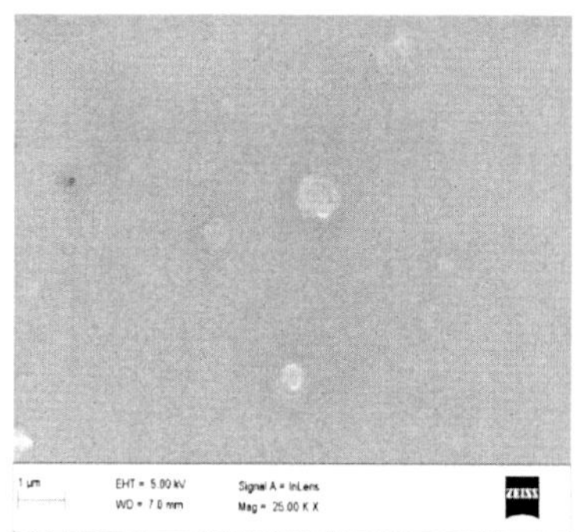

Foto 212. Lycopodium 50M vergrößert auf 1μm

Elemente	C	O
Prozentanteil	80.41	19.59

Tabelle 79: Elementzusammensetzung der Partikel von Lycopodium 50M

Partikelgröße von Lycopodium 50M: 418nm - 832nm

Hier stieg die Größe der Partikel im Vergleich zu allen anderen Potenzen ungewöhnlich an. Überall verteilt fanden sich viele große, gut isolierte Teilchen. Es traten keine Cluster oder Agglomerate auf.

EDS wies C, O und Na nach.

Lycopodium CM

Die folgenden Bilder zeigen FESEM Aufzeichnungen von Lycopodium CM

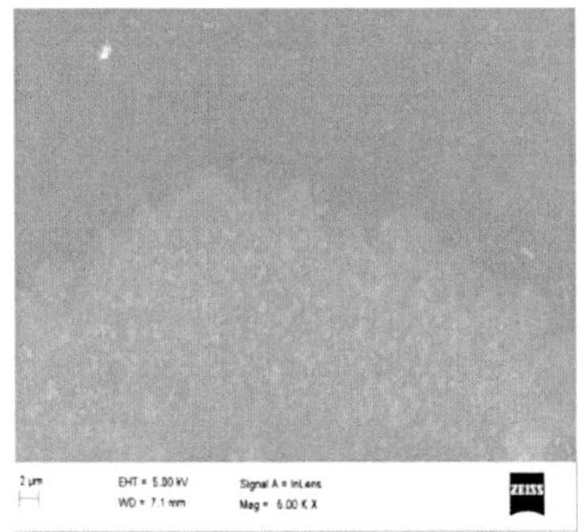

Foto 213. Lycopodium CM vergrößert auf 2µm

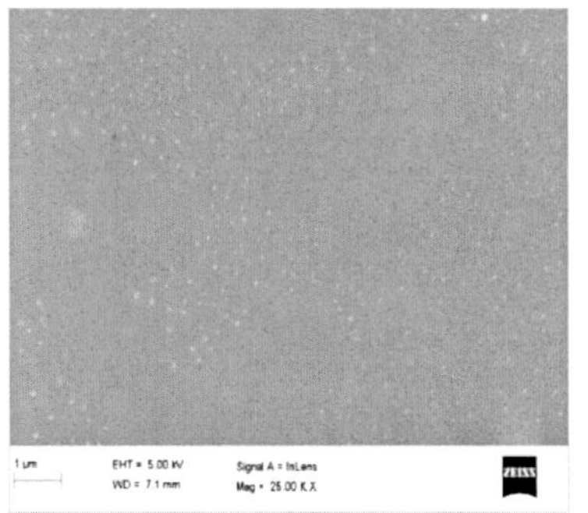

Foto 214. Lycopodium CM vergrößert auf 1µm

Elemente	C	O	Na
Prozentanteil	63.32	29.48	7.20

Tabelle 80: Elementzusammensetzung der Partikel von Lycopodium CM

Partikelgröße von Lycopodium CM: 33nm - 73nm

Die Partikelgröße sank wesentlich herab und näherte sich 10M an. Lycopodium CM zeigte eine auffällige Verteilung. Sehr helle, einzelne und isolierte Teilchen waren gleichmäßig über die Felder verteilt, Cluster oder Agglomerate traten nicht auf.

EDS zeigte C, O und Na

Allgemeine Beobachtungen zur zentesimalen Serie von Lycopodium C6 bis CM:

1. Alle Potenzen enthielten C und O. Na wurde in Lyco C30, C200, 1M, 10M und CM nachgewiesen.
2. Die Partikel waren bis zur Vergrößerung 200nm stabil, darüber hinaus desintegrierten sie sich.
3. Die Partikel waren stabiler und heller von 1M bis CM, als in C6, C30 und C200.
4. In 50M zeigte sich ein unerwarteter Wechsel in der Größe der Teilchen.
5. Wie schon bei der LM Serie, bestand kein erkennbarer Zusammenhang zwischen zunehmender Potenz und der Größe der Partikel.
6. Helligkeit, Stabilität und Anzahl der Partikel nahm mit steigender Potenz zu.

Potenz	**Partikelgröße**
Lyco C6	12nm – 136nm
Lyco C30	22nm - 79nm
Lyco C200	28nm -53nm
Lyco 1M	22nm - 53nm
Lyco 10M	32nm - 81nm
Lyco 50M	418nm -832nm
Lyco CM	33nm – 73nm

Tabelle 81: Vergleich der Partikelgröße der unterschiedlichen Potenzen von Lycopodium C6 - CM

Potenz	**C**	**O**	**Na**	**Al**	**K**	**Cl**
Lyco C6	54.95	45.05				
Lyco C30	31.08	54.13	9.35	3.37	2.06	
Lyco C200	49.47	30.71	10.42			9.40
Lyco 1M	40.26	51.17	8.57			
Lyco 10M	35.24	42.29	22.47			
Lyco 50M	80.41	19.59				
Lyco CM	63.32	29.48	7.20			

Tabelle 82: Vergleichende Übersicht der Elementkomposition bei Lycopodium C6 – CM

DIE ZENTESIMALEN POTENZEN VON PSORINUM

Psorinum C6

Die nachfolgenden Bilder zeigen die FESEM Darstellung von Psorinum C6

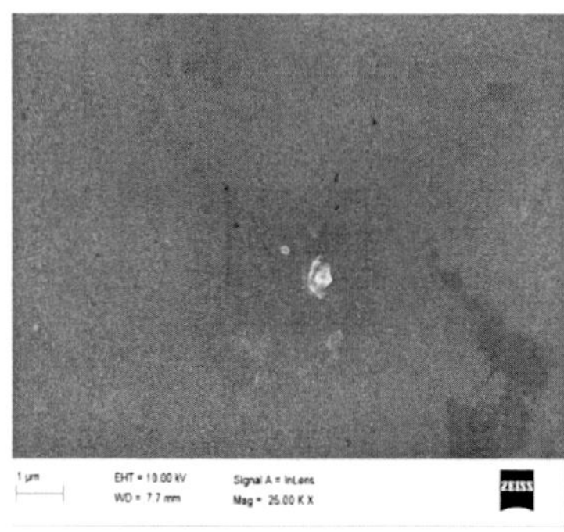

Foto 215. Psorinum C6 vergrößert auf 1µm

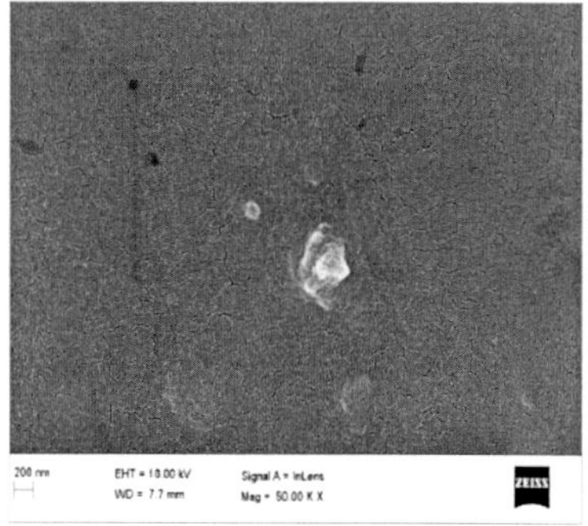

Foto 216. Psorinum C6 vergrößert auf 200nm

Elemente	C	O
Prozentanteil	77	23

Tabelle 83: Elementzusammensetzung der Partikel von Psorinum C6

Partikelgröße der Partikel von de Psorinum C6: 152nm – 623nm

Bei Psorinum C6 lag die Partikelgröße oberhalb der Nanoskala. Es zeigten sich nur wenige Partikel und diese tauchten einzeln in den Feldern auf.

Die EDS Analyse zeigte als Zusammensetzung nur C und O.

Psorinum C30

Die folgenden Bilder zeigen die FESEM Aufzeichnungen von Psorinum C30

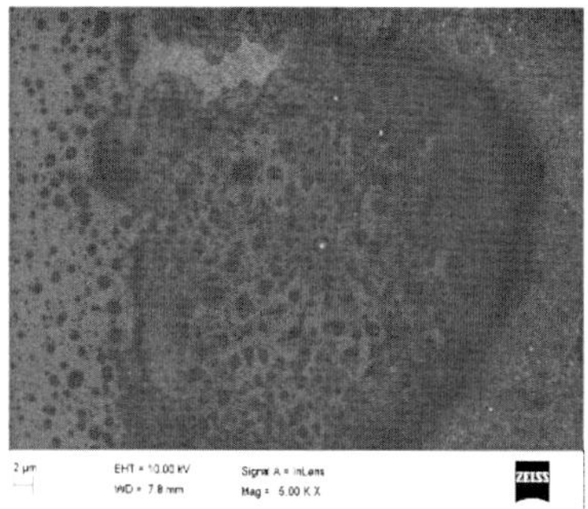

Foto 217. Psorinum C30 vergrößert auf 2μm

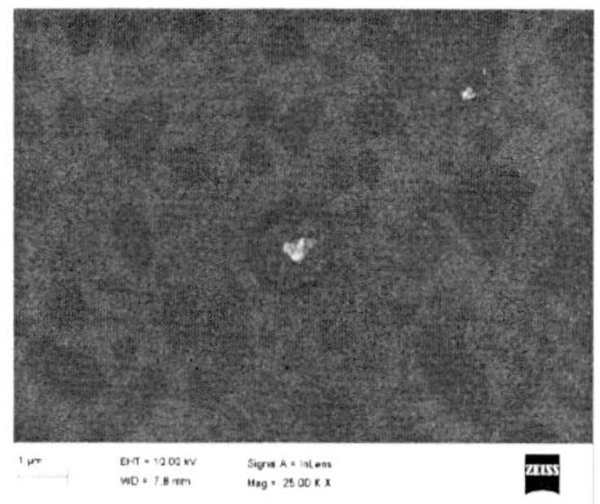

Foto 218. Psorinum C30 vergrößert auf 1μm

Elemente	C	O
Prozentanteil	62.45	37.55

Tabelle 84: Elementzusammensetzung der Partikel von Psorinum C30

Partikelgröße von Psorinum C30: 44nm – 131nm

Die Partikel waren im Vergleich zu C6 wesentlich kleiner. Es wurden noch weniger Teilchen in den Feldern gesichtet, die meisten einzeln, manchmal auch in seltsamen Formationen.

EDS konnte nur C und O nachweisen.

Psorinum C200

Die nachfolgenden Bilder zeigen die FESEM Aufzeichnungen von Psorinum C200

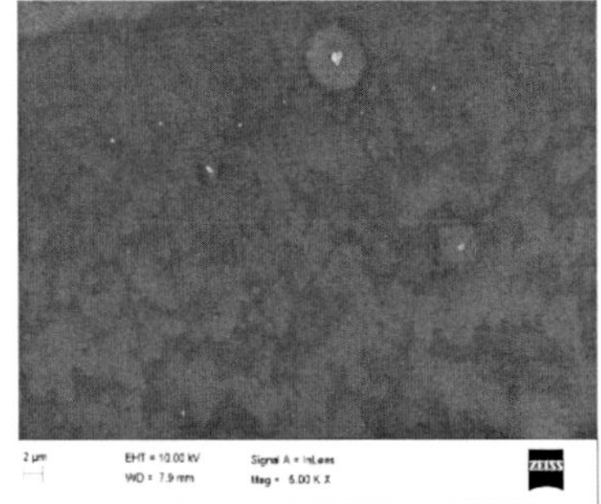

Foto 219. Psorinum C200 vergrößert auf 2μm

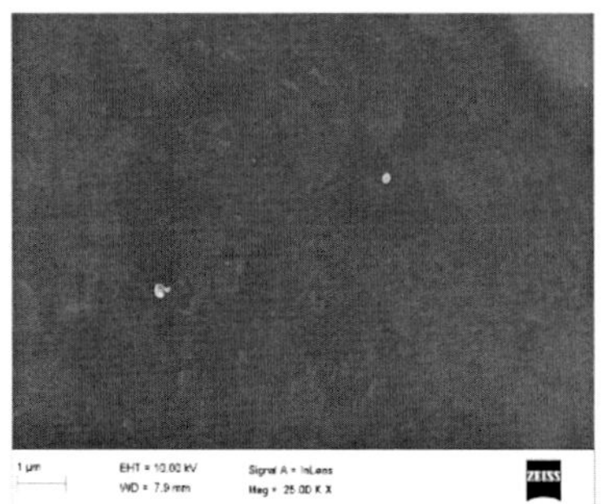

Foto 220. Psorinum C200 vergrößert auf 1μm

Elemente	C	O
Prozentanteil	62.14	37.86

Tabelle 85: Elementzusammensetzung der Partikel von Psorinum C200

Partikelgröße von Psorinum C200: 135nm – 347nm

Die Partikelgröße war höher als in Psorinum C30. Die Teilchen wurden weniger, und es zeigten sich einige Formationen.

EDS zeigte C und O.

Psorinum 1M

Die folgenden Bilder zeigen die FESEM Aufzeichnungen von Psorinum 1M

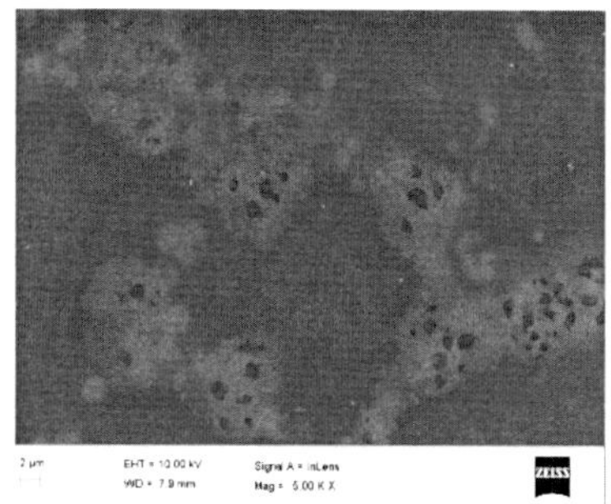

Foto 221. Psorinum 1M vergrößert auf 2μm

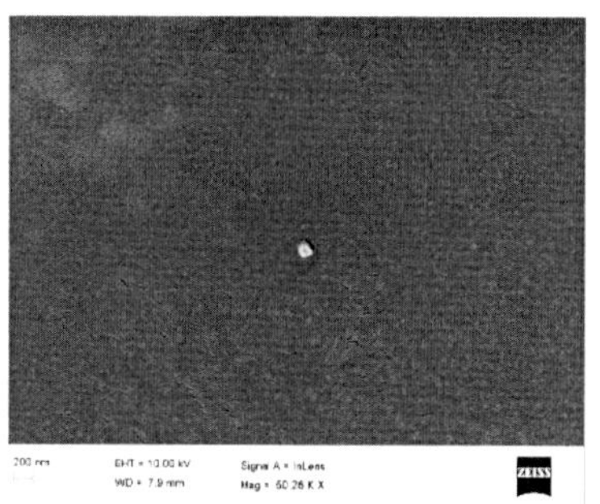

Foto 222. Psorinum 1M vergrößert auf 200nm

Elemente	C	O	Na
Prozentanteil	51.34	37.77	10.88

Tabelle 86: Elementzusammensetzung der Partikel von Psorinum 1M

Partikelgröße von Psorinum 1M: 57nm – 106nm

Wiederum wurden die Partikel kleiner und erreichten die Nanoskala. Es waren deutlich mehr Partikel nachweisbar, einige Bereiche waren mit Teilchen gefüllt, in anderen Bereichen sah man sie nur vereinzelt. Es traten viele Agglomerate auf.

EDS fand C, O und Na.

Psorinum 10M

Die folgenden Bilder zeigen die FESEM Darstellung von Psorinum 10M

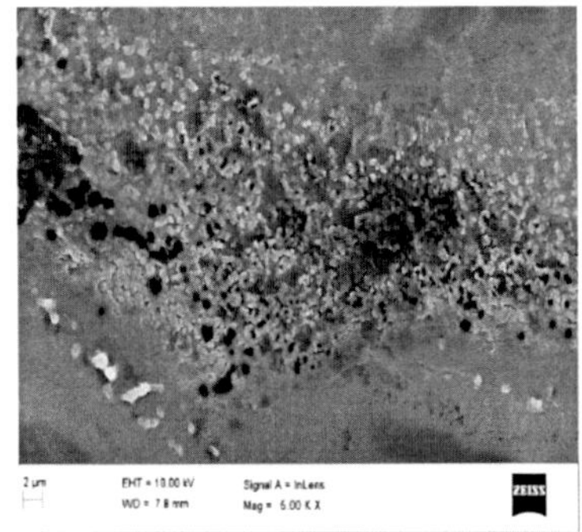

Foto 223. Psorinum 10M vergrößert auf 2µm

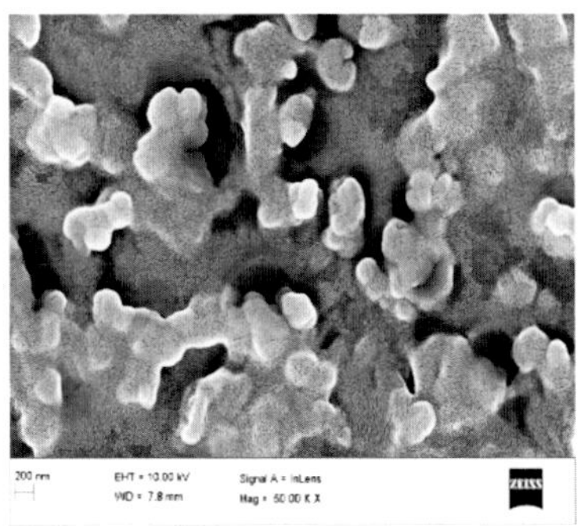

Foto 224. Psorinum 10M vergrößert auf 200nm

Elemente	C	O	Na
Prozentanteil	56.58	33.93	9.50

Tabelle 87: Elementzusammensetzung der Partikel von Psorinum 10M

Partikelgröße von Psorinum 10M: 256nm - 298nm

Es fanden sich überall reichlich Partikel. Einige standen allein, aber die meisten zeigten sich in Matrix-Formationen. Erstmals konnte man bei Psorinum 30nm Vergrößerung erreichen, ohne die Teilchen zu beschädigen.

EDS konnte C, O und Na nachweisen.

Psorinum 50M

Die folgenden Bilder zeigen die FESEM Darstellung von Psorinum 50M

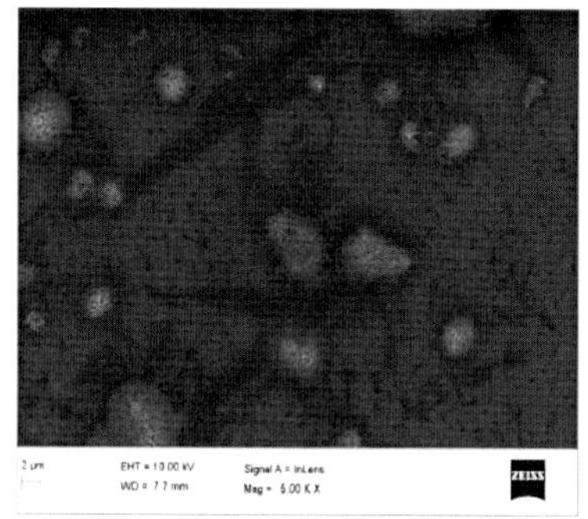

Foto 225. Psorinum 50M vergrößert auf 2μm

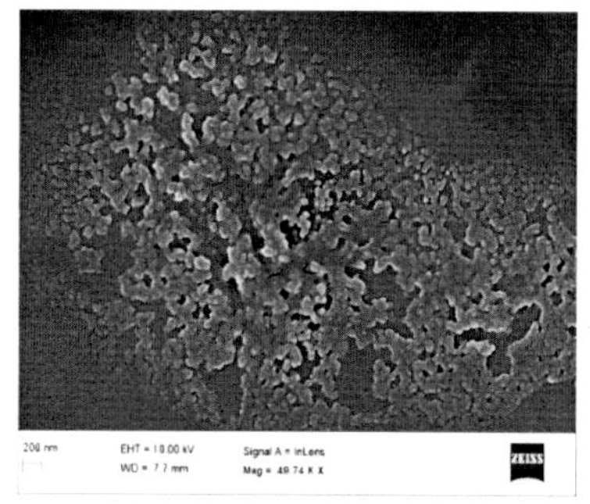

Foto 226. Psorinum 50M vergrößert auf 200nm

Elemente	C	O
Prozentanteil	52.34	47.06

Tabelle 88: Elementzusammensetzung der Partikel von Psorinum 50M

Partikelgröße von Psorinum 50M: 53nm - 80nm

Die Größe der Partikel war erstaunlich klein. Einzelne, isolierte Teilchen sah man selten. Die meisten fügten sich zusammen und bildeten Inseln quer über die Felder.

Die Elemente waren C und O.

Psorinum CM

Die folgenden Bilder zeigen FESEM Darstellungen von Psorinum CM

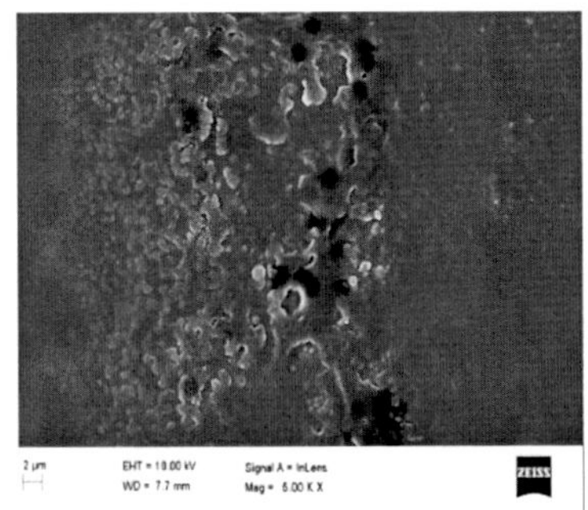

Foto 227. Psorinum CM vergrößert auf 2μm

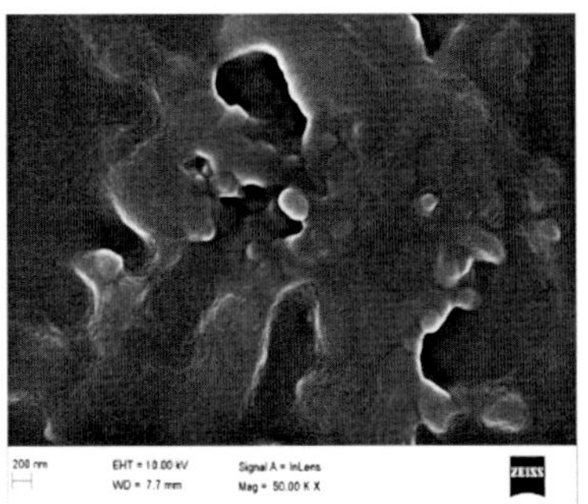

Foto 228. Psorinum CM vergrößert auf 200nm

Elemente	C	O	Na
Prozentanteil	68.75	23.43	7.82

Tabelle 89: Elementzusammensetzung der Partikel von Psorinum CM

Partikelgröße von Psorinum CM: 300nm - 330nm

Die Teilchen wurden im Vergleich zu 50M deutlich größer. Teilchen traten viele auf, aber hauptsächlich eingebettet in Matrix-Formationen.

EDS konnte C, O und Na nachweisen.

Allgemeine Beobachtungen für die zentesimale Serie von Psorinum:

1. Alle Potenzen von Psorinum enthielten C und O.
2. Die Zusammensetzung der C und O Anteile war sehr variabel. Na fand sich in 1M, 10M und CM in geringfügiger Menge.
3. Die Partikel waren beim Fokussieren über 200nm allgemein instabil, außer bei 10M, wo 30nm möglich war.
4. Bei C6, C30 und C20 und 1M zeigten sich die Teilchen besonders instabil, bei 10M, 50M und CM dagegen stabiler.
5. Die Größe der Partikel schwankte deutlich zwischen den Potenzen hin und her, mal größer, mal kleiner.
6. Die Anzahl der Teilchen nahm mit Zunahme der Potenz ebenfalls zu. Psorinum 10M, 50M und CM hatten deutlich mehr Partikel.

Potenz	**Partikelgröße**
Psorinum C6	152nm – 623nm
Psorinum C30	44nm - 131nm
Psorinum C200	135nm - 347nm
Psorinum 1M	57nm - 106nm
Psorinum 10M	256nm - 298nm
Psorinum 50M	53nm - 80nm
Psorinum CM	300nm – 330nm

Tabelle 90: Partikelgrößen der verschiedenen Potenzen von Psorinum C6 bis CM

Potenz	**C**	**O**	**Na**
Psorinum C6	77	23	
Psorinum C30	62.45	37.55	
Psorinum C200	62.14	37.86	
Psorinum 1M	51.34	37.77	10.88
Psorinum 10M	56.58	33.93	9.50
Psorinum 50M	52.34	47.66	
Psorinum CM	68.75	23.43	7.82

Tabelle 91: Vergleichende Übersicht der Elementanteile von Psorinum C6 bis CM

DIE ZENTESIMALEN POTENZEN VON CARBO VEGETABILIS

Carbo vegetabilis C6

Die folgenden Bilder zeigen die FESEM Darstellungen zu Carbo vegetabilis C6

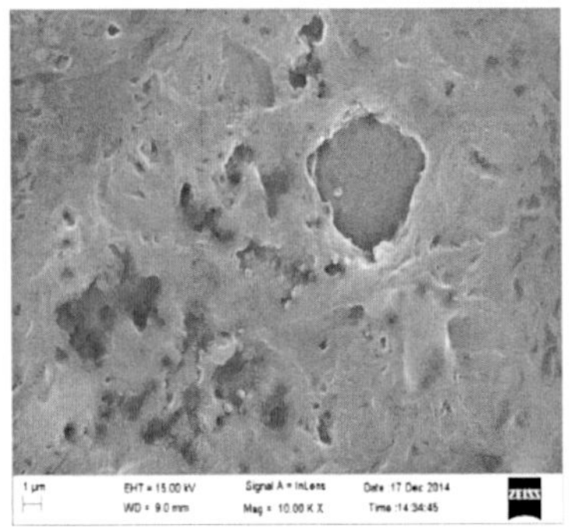

Foto 229. Carbo veg C6 vergrößert auf 1µm

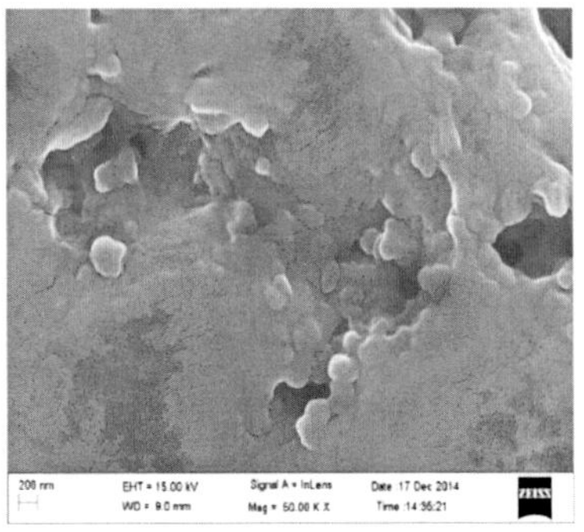

Foto 230. Carbo veg C6 vergrößert auf 200nm

Elemente	C	O	Na	Cl
Prozentanteil	46.41	40.39	12.49	0.71

Tabelle 92: Elementzusammensetzung der Partikel von Carbo vegetabilis C6

Partikelgröße von Carbo vegetabilis C6: 162nm – 216nm

Die Partikelgröße lag über 100nm. Viele Teilchen zeigten sich allein und gut verteilt, völlig isoliert war selten. Meistens fanden sich die Partikel eingebettet in einer Matrix-Formation.

Unter EDS fanden sich C, O, Na und Cl.

Carbo vegetabilis C30

Die folgenden Bilder zeigen die FESEM Aufzeichnungen von Carbo vegetabilis C30

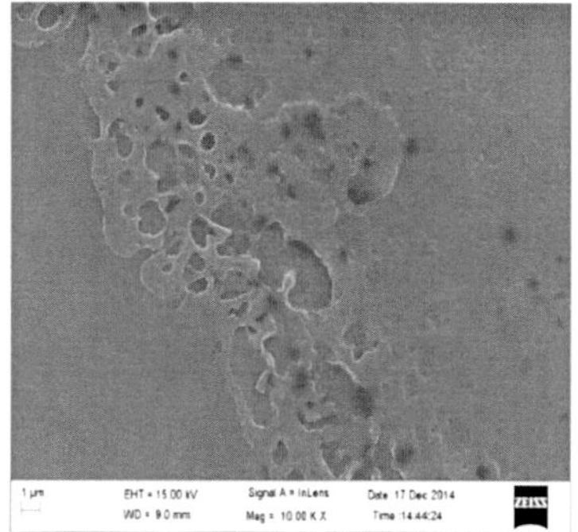

Foto 231. Carbo veg C30 in 1μm Vergrößerung

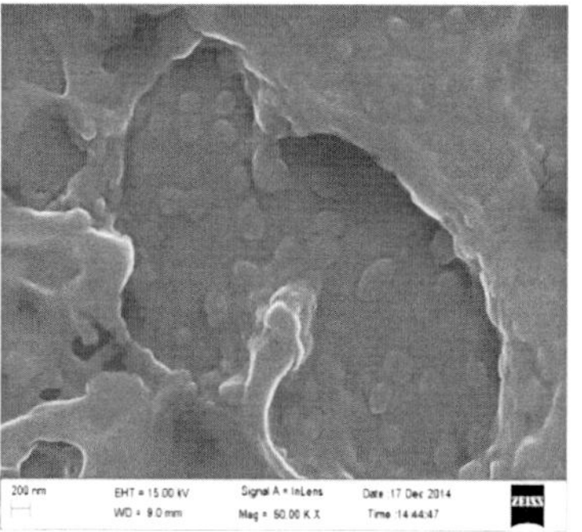

Foto 232. Carbo veg C30 in 200nm Vergrößerung

Elemente	C	O	Na
Prozentanteil	28.66	69.3	2.30

Tabelle 93: Elementzusammensetzung der Partikel von Carbo veg C30

Partikelgröße von Carbo vegetabilis C30: 82nm – 287nm

Die Partikel wurden in den unteren Größen kleiner und nahmen in den oberen Größen etwas zu. Es gab viele Partikel, aber meistens in große Matrix-Formationen eingeschlossen.

EDS zeigte C, O und Na. Der Anteil von Na war nur geringfügig.

Carbo vegetabilis C200

Die nachfolgenden Bilder zeigen die FESEM Darstellung von Carbo vegetabilis C200

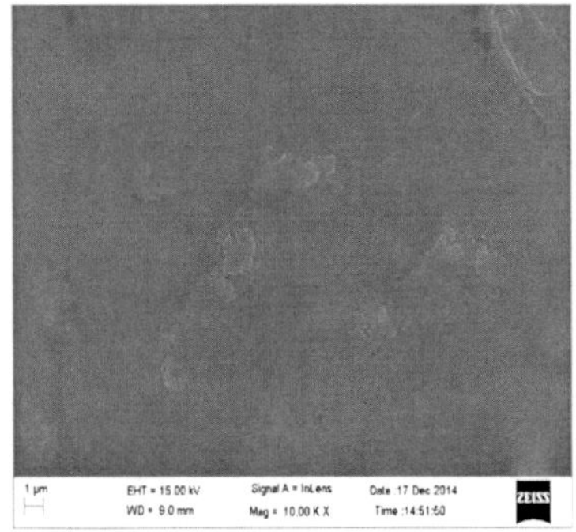

Foto 233. Carbo veg C200 in 1μm Vergrößerung

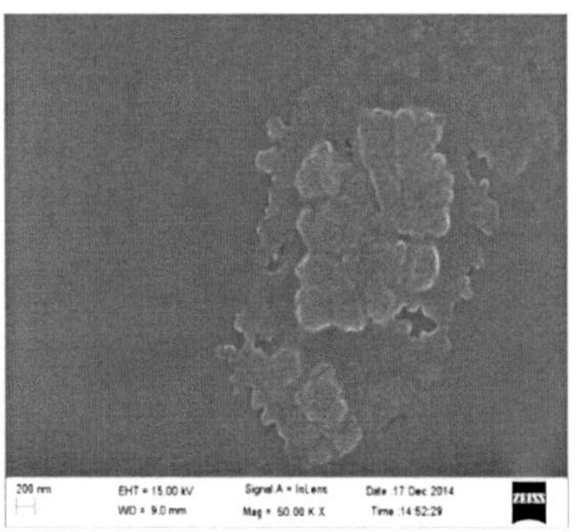

Foto 234. Carbo veg C200 in 200nm Vergrößerung

Elemente	C	O	Na
Prozentanteil	49.47	30.71	10.42

Tabelle 94: Elementzusammensetzung der Partikel von Carbo veg C200

Partikelgröße von Carbo vegetabilis C200: 45nm – 63nm

In Carbo veg C200 wurden die Partikel kleiner. Es fanden sich sehr viele Partikel, aber isolierte, einzelnen Teilchen waren selten. Die meisten fanden sich in Agglomeraten oder in großen Matrix-Formationen.

EDS konnte C, O und Na nachweisen.

Carbo vegetabilis 1M

Die folgenden Bilder zeigen die FESEM Aufzeichnungen Carbo vegetabilis 1M

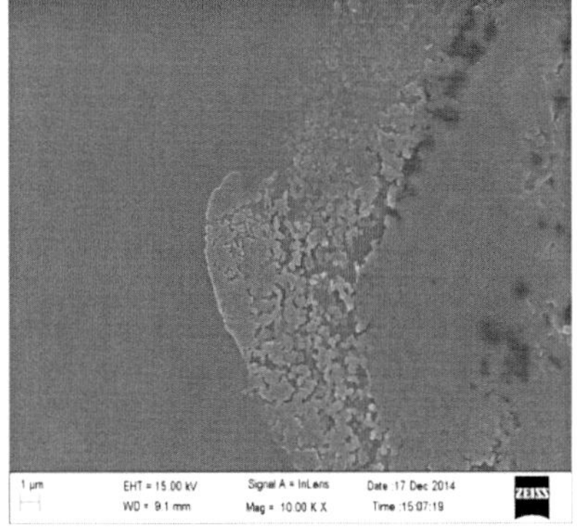

Foto 235. Carbo veg 1M vergrößert auf 1µm

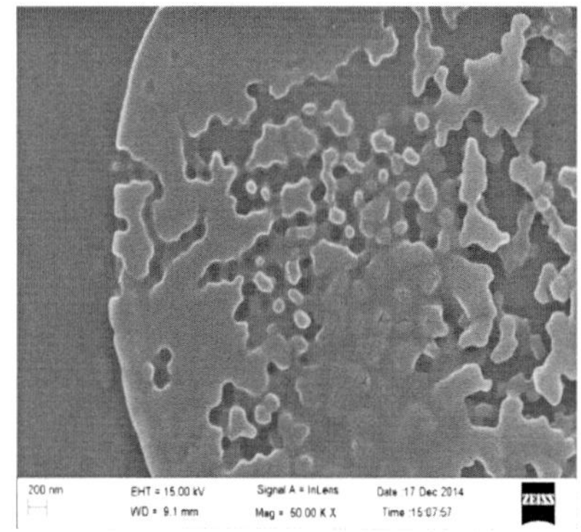

Foto 236. Carbo veg 1M vergrößert auf 200nm

Elemente	C	O	Na
Prozentanteil	18.86	79.11	2.04

Tabelle 95: Elementzusammensetzung der Partikel von Carbo vegetabilis 1M

Partikelgröße von Carbo vegetabilis 1M: 90nm – 131nm

Im Vergleich zu Carbo veg C30 waren die Teilchen größer. Es fanden sich mehr isolierte Partikel. Allgemein war die Anzahl von Partikeln und Agglomeraten größer. Es zeigte sich eine vollständig andere Morphologie. Viele Bereiche zeigten eine Matrix voller Partikel.

EDS zeigte C, O und Na.

Carbo vegetabilis 10M

Die folgenden Bilder zeigen die FESEM Darstellung zu Carbo vegetabilis 10M

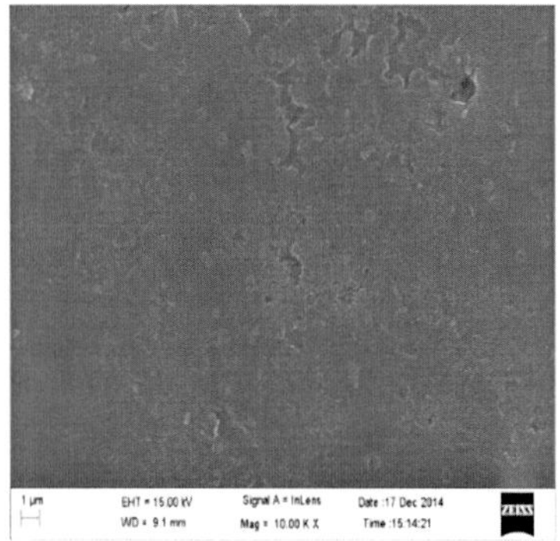

Foto 237. Carbo veg 10M vergrößert auf 1µm

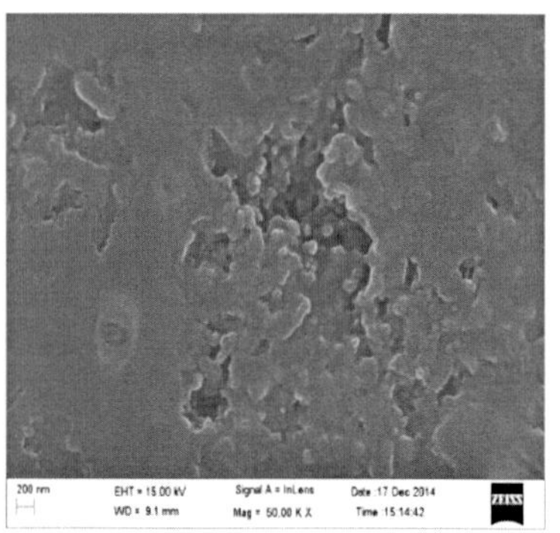

Foto 238. Carbo veg 10M vergrößert auf 200nm

Elemente	C	O
Prozentanteil	21.02	78.98

Tabelle 96: Elementzusammensetzung der Partikel von Carbo vegetabilis 10M

Partikelgröße von Carbo vegetabilis 10M: 56nm – 266nm

Die Partikelgröße nahm im Vergleich zu Carbo veg 1M nach oben zu und nach unten ab. Es zeigten sich viele Partikel und Agglomerate. Wie in 1M, trat auch hier eine Matrix auf.

Die EDS zeigte nur C und O.

Carbo vegetabilis 50M

Die nachfolgenden Bilder zeigen die FESEM Darstellung von Carbo vegetabilis 50M

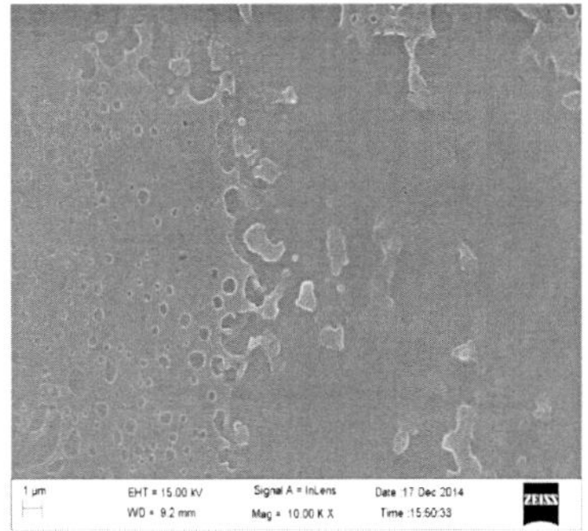

Foto 239. Carbo veg 50M vergrößert auf 1µm

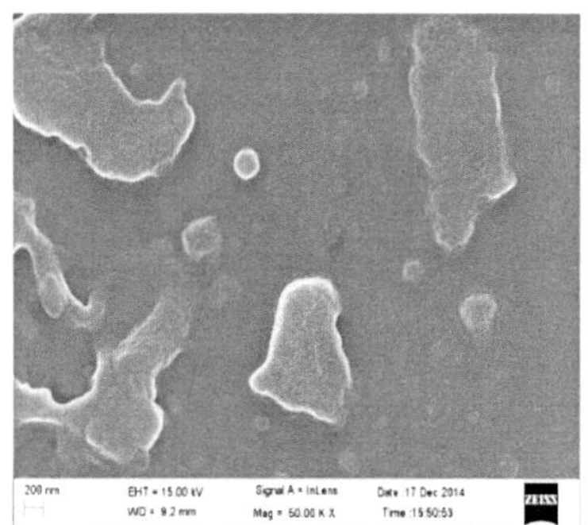

Foto 240. Carbo veg 50M vergrößert auf 200nm

Elemente	C	O	Na
Prozentanteil	25.56	73.11	1.33

Tabelle 97: Elementzusammensetzung der Partikel von Carbo vegetabilis 50M

Partikelgröße von Carbo vegetabilis 50M: 132nm - 237nm

Es fand sich eine deutliche Größenzunahme im Vergleich zu Carbo veg 10M. Es zeigten sich außerdem viele individuelle Partikel in unterschiedlichen Formen. Reichlich Agglomerate und Matrix Formationen mit eingebetteten Partikeln wurden gesehen.

Carbo vegetabilis CM

Die folgenden Bilder zeigen die FESEM Darstellung von Carbo vegetabilis CM

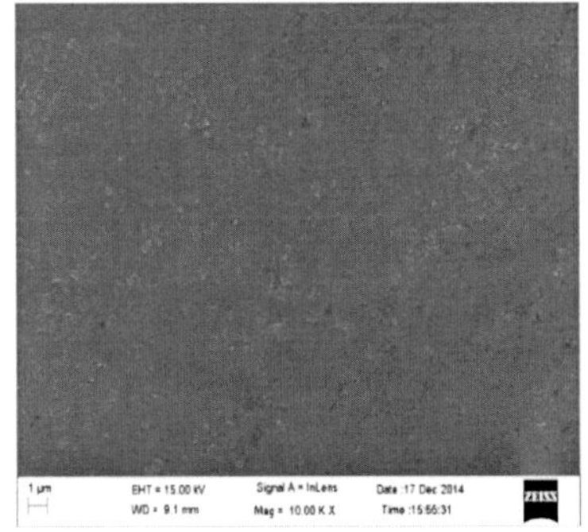

Foto 241. Carbo veg CM vergrößert auf 1µm

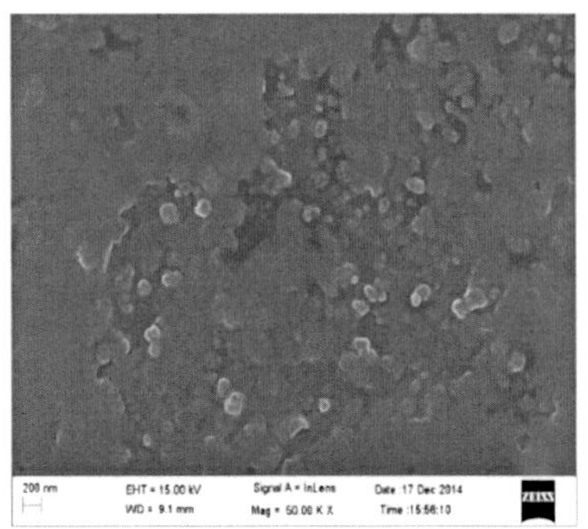

Foto 242. Carbo veg CM vergrößert auf 200nm

Elemente	C	O	Na
Prozentanteil	30.46	67.48	2.05

Tabelle 98: Elementzusammensetzung der Partikel von Carbo vegetabilis CM

Partikelgröße von Carbo vegetabilis CM: 68nm - 100nm

Die Partikelgröße war deutlich kleiner als in Carbo veg 50M. Es fanden sich viele Partikel in isolierten Einzelteilchen. Trotzdem lagen die meisten eingebettet in Agglomeraten und einer Matrix-Formation.

EDS konnte C, O und Na nachweisen.

Allgemeine Aussagen zur Serie von Carbo vegetabilis C6 bis CM:

1. Alle Potenzen enthielten C und O.
2. Die NP von Carbo veg enthielten am meisten C und O, wobei O meist höher lag, Kohlenstoff kam nach Sauerstoff.
3. Es fanden sich viele Partikel in allen Feldern, wobei die äußere Form zwischen 1M bis CM ähnlich war.
4. Die Größe und der Anstieg der Potenz zeigten keinen Zusammenhang

Potenz	**Partikelgröße**
Carbo veg C6	162nm – 216nm
Carbo veg C30	82nm - 287nm
Carbo veg C200	45nm -63nm
Carbo veg 1M	90nm - 131nm
Carbo veg 10M	59nm - 266nm
Carbo veg 50M	132nm -237nm
Carbo veg CM	68nm – 100nm

Tabelle 99: Vergleichende Partikelgröße unterschiedlicher Potenzen von Carbo vegetabilis C6 - CM

Potenz	**C**	**O**	**Na**	**Cl**
Carbo veg C6	46.41	40.39	12.49	0.71
Carbo veg C30	28.66	69.03	2.3	
Carbo veg C200	32.97	65.56	1.47	
Carbo veg 1M	18.86	79.11	2.04	
Carbo veg 10M	21.02	78.98		
Carbo veg 50M	25.56	73.11	1.33	
Carbo veg CM	30.46	67.48	2.05	

Tabelle 100: Vergleichende Elementzusammensetzung der Serie Carbo vegetabilis von 6C bis CM

ZENTESIMALE POTENZEN VON CARBO ANIMALIS

Carbo animalis C6

Die nachfolgenden Bilder zeigen die FESEM Darstellung von Carbo animalis C6

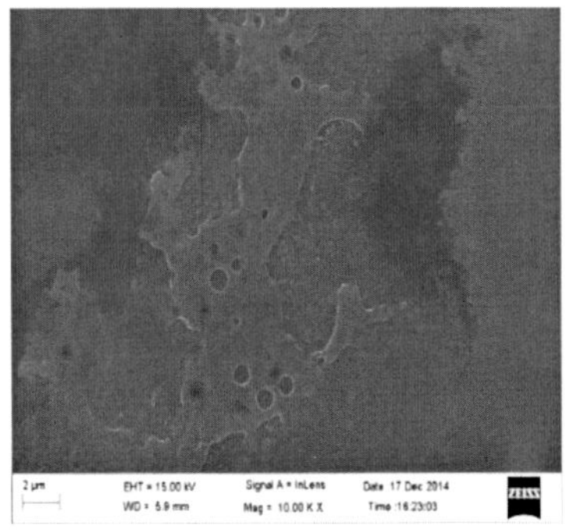

Foto 243. Carbo animalis C6 vergrößert auf 2µm

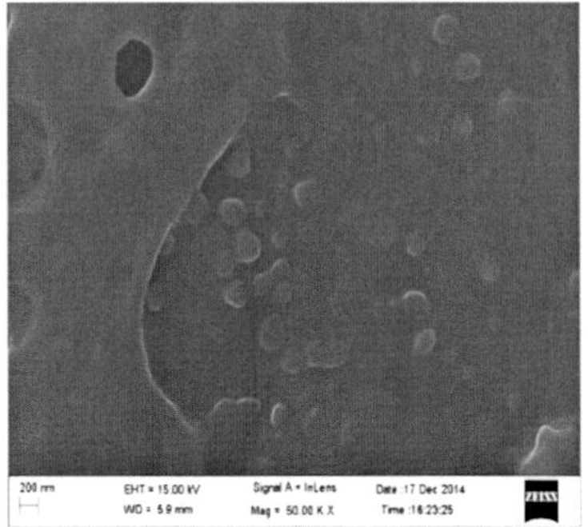

Foto 244. Carbo animalis C6 vergrößert auf 200nm

Elemente	C	O	Na
Prozentanteil	23.28	74.71	1.91

Tabelle 101: Elementzusammensetzung der Partikel von Carbo animalis C6

Partikelgröße von Carbo animalis C6: 189nm – 217nm

In Carbo anim lag die Partikelgröße hoch. Es fanden sich viele isolierte Teilchen. Agglomerationen traten auf, auch große Matrix Formationen mit reichlich Partikel konnten erkannt werden.

EDS zeigte als Zusammensetzung C und O in hohem Anteil, Na trat minimal auf.

Carbo animalis C30

Die folgenden Bilder zeigen die FESEM Aufzeichnungen von Carbo animalis C30

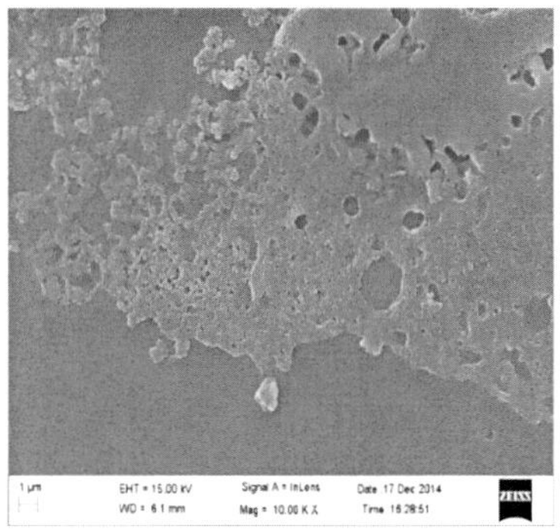

Foto 245. Carbo animalis C30 vergrößert auf 1µm

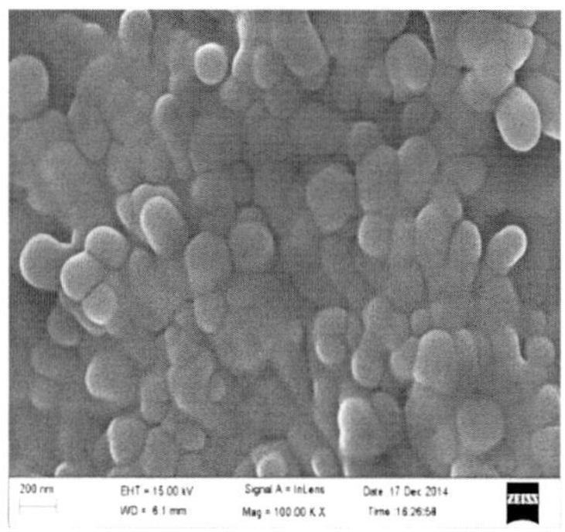

Foto 246. Carbo animalis C30 vergrößert auf 200nm

Elemente	C	O	Na
Prozentanteil	57.93	47.88	14.19

Tabelle 102 Elementzusammensetzung der Partikel von Carbo animalis C30

Partikelgröße der Partikel von Carbo animalis C30: 49nm – 224nm

Bei C30 lag die Partikelgröße niedriger als bei C6. Die Anzahl der Partikel nahm zu. Isolierte Teilchen wurden weniger, die meisten traten aneinandergeklebt auf. Es zeigte sich eine große Matrix mit reichlich Partikeln.

EDS konnte C und O in hohem Prozentsatz nachweisen, Na trat seltener auf.

Carbo animalis C200

Die nachfolgenden Bilder zeigen die FESEM Darstellung von Carbo animalis C200

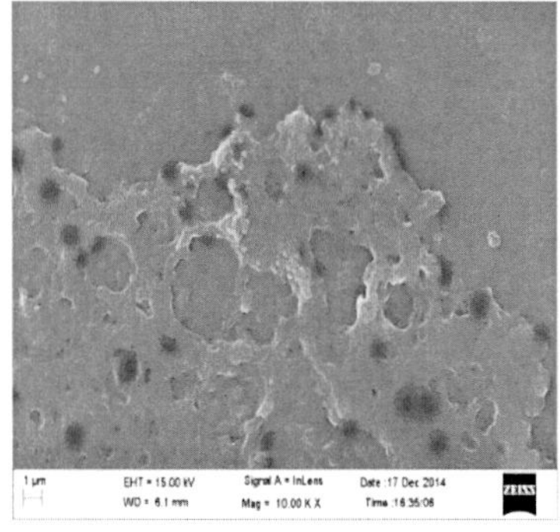

Foto 247. Carbo animalis C200 vergrößert auf 1µm

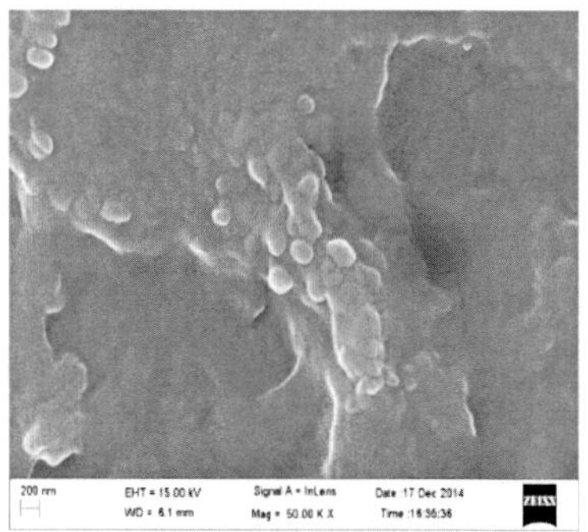

Foto 248. Carbo animalis C200 vergrößert auf 200nm

Elemente	C	O	Na	S
Prozentanteil	29.94	54.47	12.41	3.17

Tabelle 103: Elementzusammensetzung der Partikel von Carbo animalis C200

Partikelgröße von Carbo anim C200: 162nm – 216nm

Die obere Grenze der Partikelgröße nahm zu. Es fanden sich viele Partikel, Agglomerate und Matrix-Formationen. Einzelne, isolierte Partikel waren selten.

EDS zeigte C, O, Na und Cl.

Carbo animalis 1M

Die folgenden Bilder zeigen die FESEM Aufzeichnungen von Carbo animalis 1M

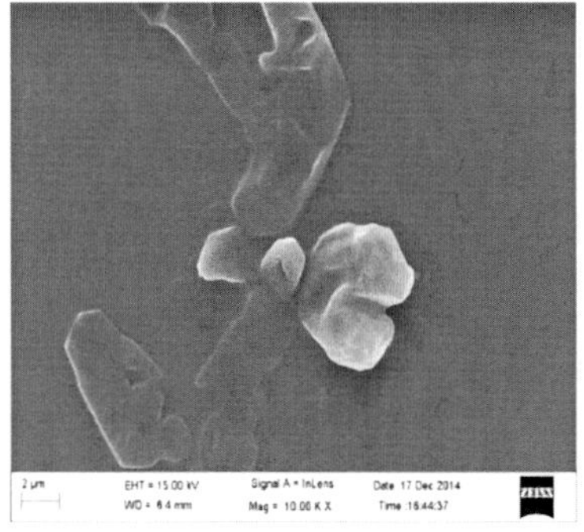

Foto 249. Carbo animalis 1M vergrößert auf 2μm

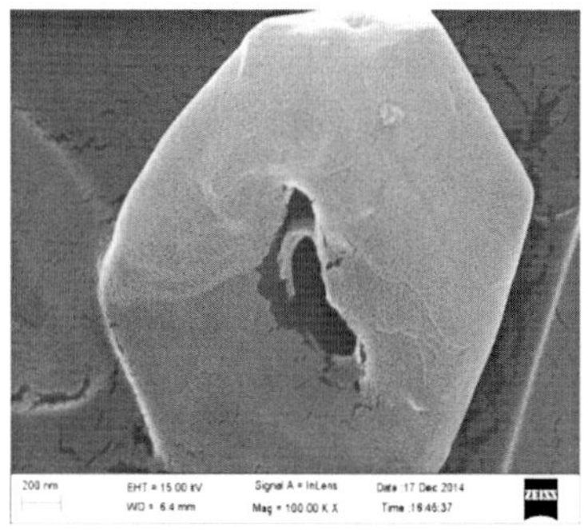

Foto 250. Carbo animalis 1M vergrößert auf 200nm

Elemente	C	O	Na	Cl
Prozentanteil	30.82	16.74	22.17	30.27

Tabelle 104: Elementzusammensetzung der Partikel bei Carbo animalis 1M

Partikelgröße der Partikel von Carbo animalis 1M: 610nm – 1.9μm

Es fand sich eine dramatische Größenzunahme. Es traten keine Matrix-Formationen und kaum Agglomerate auf. Es zeigten sich große Partikel in unterschiedlicher Form, oval, pentagonal, oft irregulär.

C, O, Na, Cl und K konnten als Zusammensetzung erkannt werden.

Carbo animalis 10M

Die folgenden Bilder zeigen die FESEM Darstellung zu Carbo animalis 10M

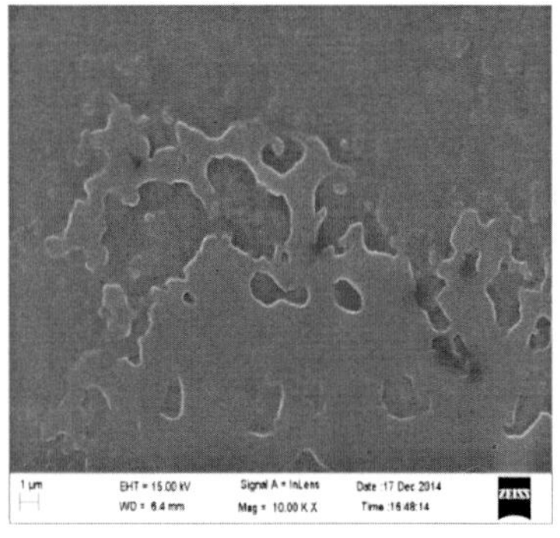

Foto 251. Carbo animalis 10M vergrößert auf 1µm

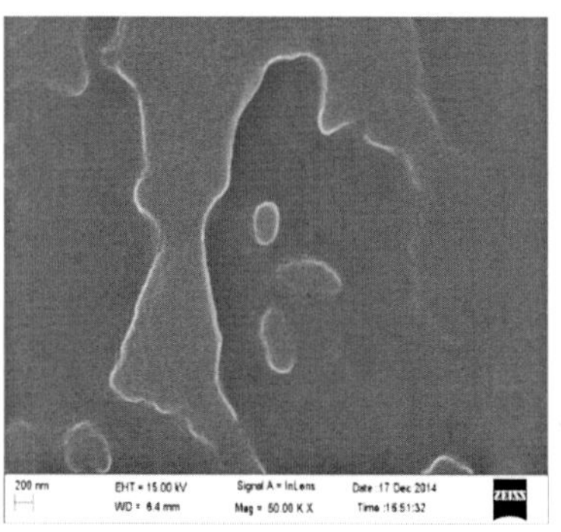

Foto 252. Carbo animalis 10M vergrößert auf 200nm

Elemente	C	O
Prozentanteil	37.45	62.55

Tabelle 105: Elementzusammensetzung der Partikel von Carbo animalis 10M

Partikelgröße von Carbo animalis 10M: 294nm – 341nm

Die Größe war deutlich geringer als in Carbo animalis 1M. Die meisten Partikel waren oval. Die einzelnen Teilchen nahmen zu. Es fanden sich Agglomerate und Matrix-Formationen voller Partikel.

In allen Feldern konnte nur C und O entdeckt werden.

Carbo animalis CM

Die folgenden Bilder zeigen die FESEM Darstellung von Carbo animalis CM

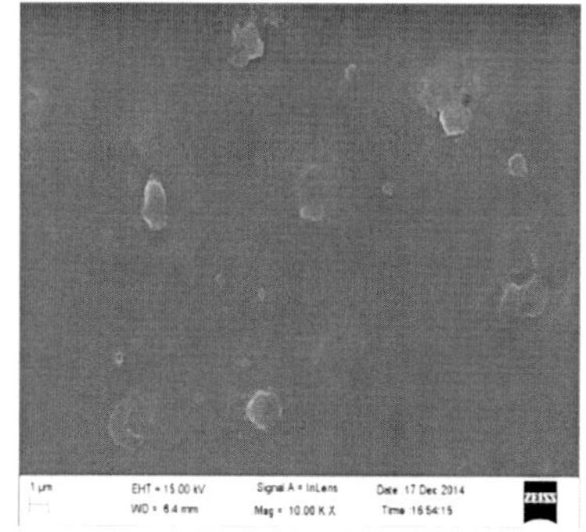

Foto 253. Carbo animalis CM vergrößert auf 1μm

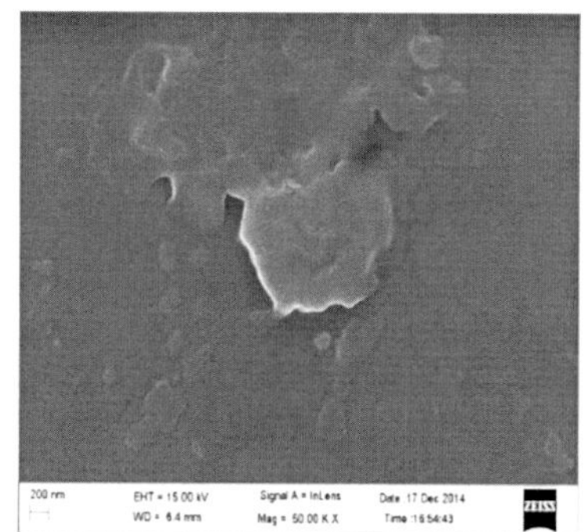

Foto 254. Carbo animalis CM vergrößert auf 200nm

Elemente	C	O
Prozentanteil	25.56	73.11

Tabelle 106: Elementzusammensetzung der Partikel von Carbo animalis CM

Partikelgröße der Partikel von Carbo animalis CM: 98nm – 1.6μm

Es fanden sich viele einzelne und gut getrennte Partikel in unterschiedlichen Größen. Es traten auch einzelne Agglomerate auf. Die großen Matrix-Formationen wie in C200, 1M und 10M traten nicht auf.

EDS zeigte C und O in hohem Anteil in allen Feldern, Na, Cl und K wurde minimal nachgewiesen.

Allgemeine Beobachtungen zur zentesimalen Serie von Carbo animalis C6 bis CM:

1. Alle Potenzen zeigten C und O.
2. Natrium konnte minimal nachgewiesen werden, außer in 10M.
3. Sauerstoff war immer hoch, gefolgt von Kohlenstoff, genau wie bei Carbo vegetabilis.
4. Die Größe, Form und Zusammensetzung der Partikel war ähnlich wie bei Carbo vegetabilis.

Potenz	**Partikelgröße**
Carbo animalis C6	189nm – 217nm
Carbo animalis C30	49nm - 224nm
Carbo animalis C200	162nm -216nm
Carbo animalis 1M	610nm – 1.9µm
Carbo animalis 10M	294nm - 341nm
Carbo animalis CM	98nm – 1.6µm

Tabelle 107: Vergleichende Partikelgröße unterschiedlicher Potenzen von Carbo animalis C6 - CM

Potenz	**C**	**O**	**Na**	**S**	**Cl**
Carbo anim C6	23.28	74.71	1.91		
Carbo anim C30	57.93	47.88	14.19		
Carbo anim C200	29.94	54.47	12.41	3.71	
Carbo anim 1M	30.82	16.74	22.17		30.27
Carbo anim 10M	37.45	62.55			
Carbo anim CM	32.19	67.81			

Tabelle 108: Vergleichende Elementzusammensetzung verschiedener Potenzen von Carbo animalis C6 – CM

ZENTESIMALE POTENZEN VON CALCAREA CARBONICA

Calcarea carbonica C6

Die nachfolgenden Bilder zeigen die FESEM Darstellung von Calcarea carbonica C6

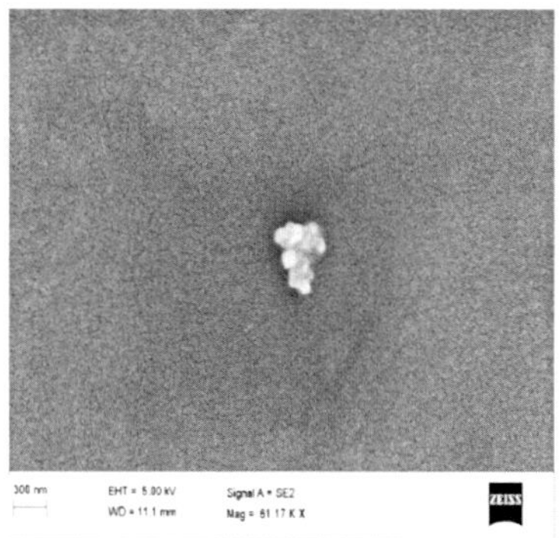

Foto 255. Calcarea carbonica C6 vergrößert auf 300nm

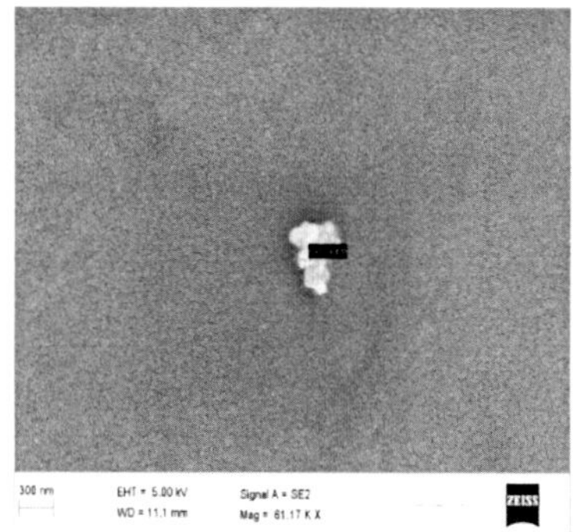

Foto 256. Calcarea carbonica C6 vergrößert auf 300nm

Elemente	C	O
Prozentanteil	50.54	49.46

Tabelle 109: Elementzusammensetzung der Partikel von Calcarea carbonica C6

Partikelgröße der Partikel von Calcarea carbonica C6: 99nm

Es fanden sich nur wenige Partikel, die außerdem aneinanderklebten.

EDS konnte in den eingestellten Feldern nur C und O identifizieren.

Calcarea carbonica 1M

Die folgenden Bilder zeigen die FESEM Aufzeichnungen von Calcarea carbonica 1M

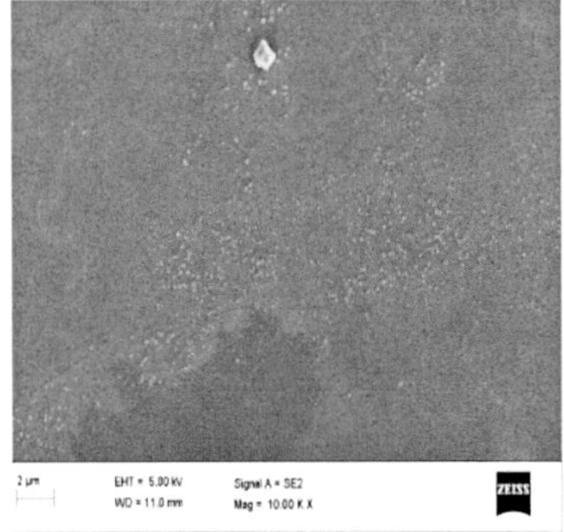

Foto 257. Calcarea carbonica 1M vergrößert auf 2µm

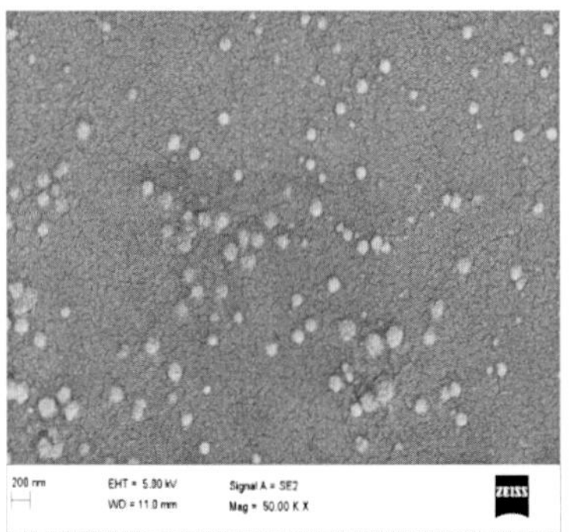

Foto 258. Calcarea carbonica 30 CH vergrößert auf 200nm

Elemente	Ca	O	C
Prozentanteil	42.14	25.56	32.20

Tabelle 110: . Elementzusammensetzung der Partikel von Calcarea carbonica 1M

Partikelgröße der Partikel von Calcarea carbonica 1M: 101nm – 106nm

Die Partikelgröße war minimal größer als in C6. Es fanden sich viele einzelne, getrennt dargestellte Teilchen. Einige Agglomerate wurden entdeckt. Die Menge an Partikeln war deutlich höher als in C6.

EDS wies Ca in hoher Menge nach, gefolgt von O und C.

Potenz	Partikelgröße
Calcarea carbonica C6	99nm
Calcarea carbonica 1M	101nm - 106nm

Tabelle 111: Vergleichende Partikelgröße von Calcarea carbonica C6 und 1M

Potenz	Ca	C	O
Calcarea carbonica C6		50.54	49.46
Calcarea carbonica 1M	42.14	32.30	25.56

Tabelle 112: Vergleichende Elementzusammensetzung verschiedener Potenzen von Calcarea carbonica C6 und 1M

ZENTESIMALE POTENZEN VON NUX VOMICA

Nux vomica C6

Die folgenden Bilder zeigen die FESEM Darstellung von Nux vomica C6

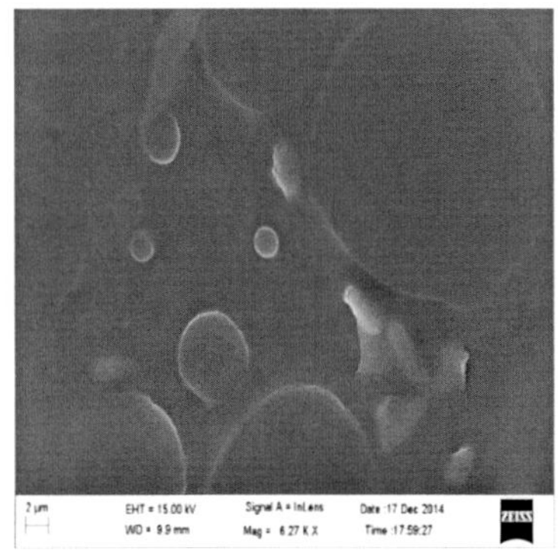

Foto 259. Nux vomica C6 vergrößert auf 2μm

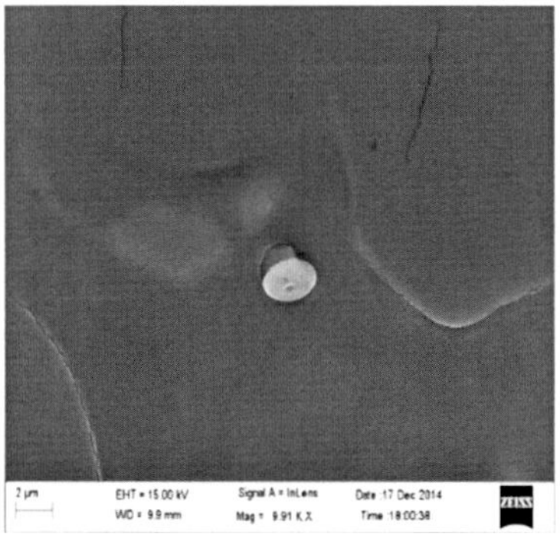

Foto 260. Nux vomica C6 vergrößert auf 2μm

Elemente	C	O	Na
Prozentanteil	38.71	58.10	3.18

Tabelle 113: . Elementzusammensetzung der Partikel von Nux vomica C6

Partikelgröße von Nux vomica C6: 1.9μm – 2.6μm

Es fanden sich große Partikel, alle in Mikrometergröße. Außerdem traten Aggregate auf.

EDS wies C, O, Na und K in unterschiedlichen Anteilen nach.

Nux vomica 1M

Die folgenden Bilder zeigen die FESEM Darstellung für Nux vomica 1M

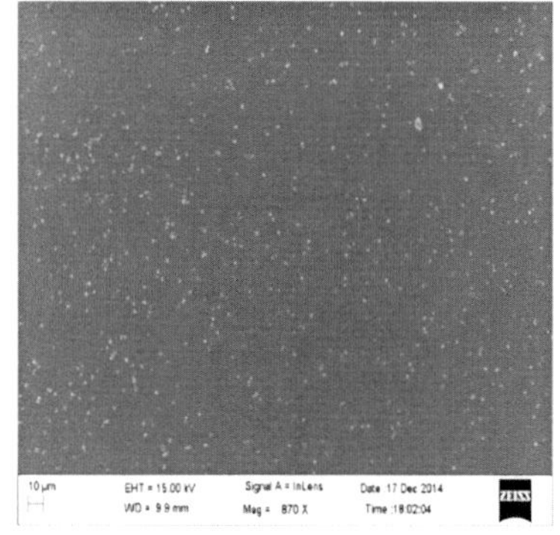

Foto 261. Nux vomica 1M vergrößert auf 10µm

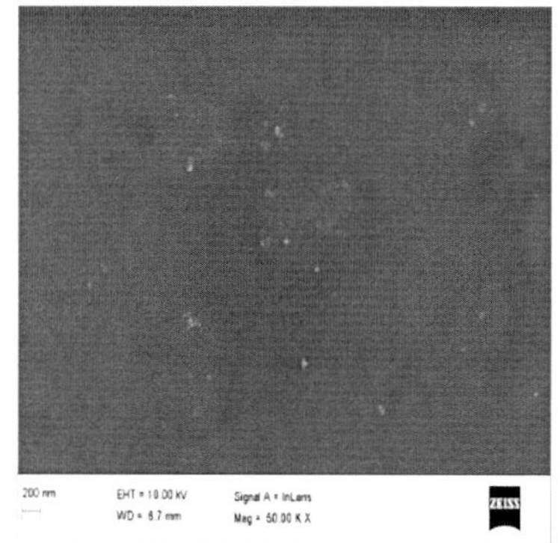

Foto 262. Nux vomica 1M vergrößert auf 2µm

Elemente	C	O	Na	Cl
Prozentanteil	28.15	68.58	1.69	1.57

Tabelle 114: Elementzusammensetzung der Partikel von Nux vomica 1M

Partikelgröße von Nux vomica 1M: 1.2µm – 1.5µm

Es fanden sich viele Partikel, alle in Mikrometergröße. Sie traten als isolierte, einzelne Teilchen auf. Aggregate waren selten.

Die Zusammensetzung zeigte C, O und Na.

Nux vomica CM

Die folgenden Bilder zeigen die FESEM Darstellung von Nux vomica CM

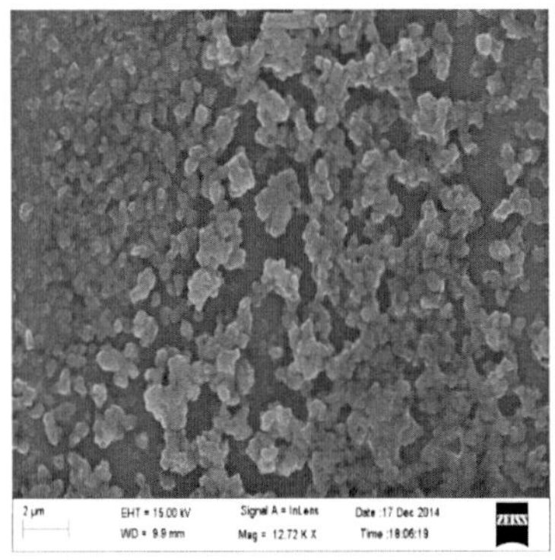

Foto 263. Nux vomica 6 CM vergrößert auf 2µm

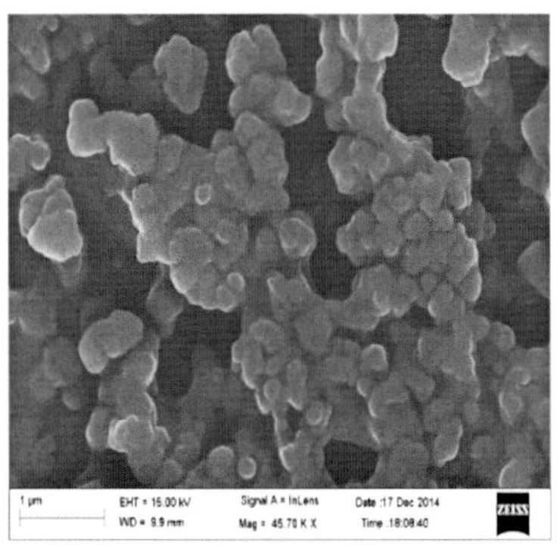

Foto 264. Nux vomica CM vergrößert auf 1µm

Elemente	C	O	Na
Prozentanteil	28.30	58.88	12.82

Tabelle 115: Elementzusammensetzung der Partikel von Nux vomica CM

Partikelgröße von Nux vomica CM: 113nm – 225nm

Die Partikel in Nux vomica CM waren kleiner im Vergleich zu C6 und 1M, aber noch immer größer als 100nm. Es traten mehr Teilchen auf, dabei weniger gut getrennte oder isolierte, die meisten Teilchen lagen aneinandergeklebt und bildeten eine große Matrix. Es fanden sich auch Aggregate.

Unter EDS traten C, O und Na auf.

Allgemeine Feststellungen zu Nux vomica Potenzen C6, 1M und CM:

1. Alle Potenzen enthielten C, O und Na
2. Der Sauerstoffanteil war immer hoch, gefolgt von Kohlenstoff. Na war eher gering
3. Die Partikelgröße lag hoch.
4. Nux vomica CM zeigte mehr Teilchen als C6 und 1M.

Potenz	Partikelgröße
Carbo animalis C6	189nm – 217nm
Carbo animalis C30	49nm - 224nm
Carbo animalis C200	162nm -216nm

Tabelle 116: Vergleichende Partikelgröße für Nux vomica Potenzen zu C6, 1M und CM

Potenz	C	O	Na	Cl
Nux vomica 6 CH	38.71	58.10	3.1	
Nux vomica 1M	28.15	68.58	1.69	1.57
Nux vomica CM	28.30	58.88	12.82	

Tabelle 117: Vergleichende Elementzusammensetzung von Nux vomica C6, 1M und CM

MISCHUNG VON ARSENICUM METALLICUM LM1, NATRUM MURIATICUM LM1 UND AURUM METALLICUM LM1 IN EINER WÄSSRIGEN LÖSUNG

Arsenicum metallicum LM1, Natrum muriaticum LM1 y Aurum metallicum LM1 in Wasserlösung

Die folgenden Bilder zeigen die FESEM Darstellung einer wässrigen Lösung von Arsenicum metallicum LM1, Natrum muriaticum LM1 und Aurum metallicum LM1

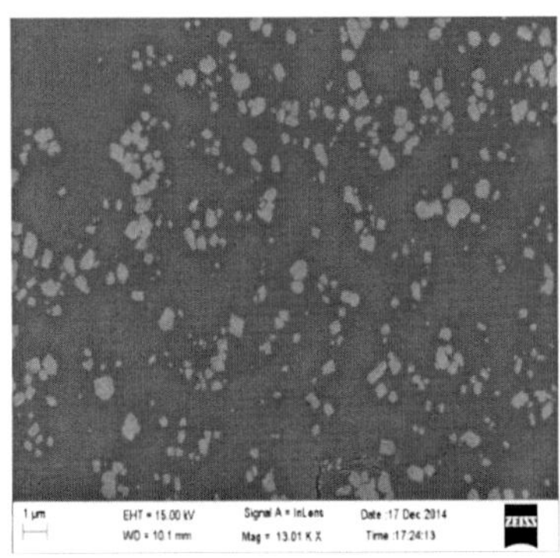

Foto 265. 1µm Vergrößerung

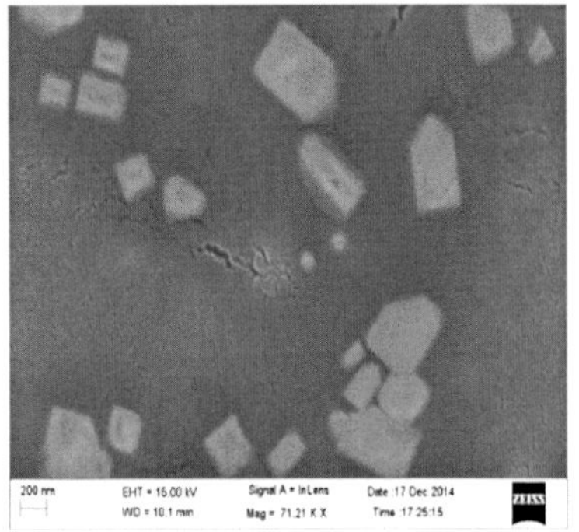

Foto 266. 200nm Vergrößerung

Elemente	Au	Na	Cl	C	O
Prozentanteil	16.94	14.13	12.43	19.13	37.38

Tabelle 118: Zusammensetzung der Elemente bei einer wässrigen Lösung von Arsenicum metallicum LM1, Natrum muriaticum LM1 und Aurum metallicum LM1

Partikelgröße: 90nm – 665nm

Es wurden 3 typische Kügelchen (französische Granuli–Größe, Nr. 40) in ein Medizinfläschchen zu 5 ml gegeben, aufgefüllt mit 50 Tropfen medizinischem Alkohol, sowie gefiltertes Wasser bis zum Füllen des Fläschchens. Es folgten 10 kräftige Schläge (Sukussionen).

Die Größe der Teilchen lag recht hoch. Es fanden sich viele isolierte Teilchen sowie Inseln von Partikeln wie Ziegel auf einem Bauplatz. Die Teilchen waren sehr heterogen.

Es traten Agglomerate und Aggregate auf.

Die Elementkomposition unter EDS zeigte Au, Na, Cl, C und O in allen Feldern.

NATRUM MURIATRICUM LM1 (HANDVERSCHÜTTELT)

Die folgenden Bilder zeigen die FESEM Darstellung einer handverschüttelten Lösung von Natrum muriaticum LM1

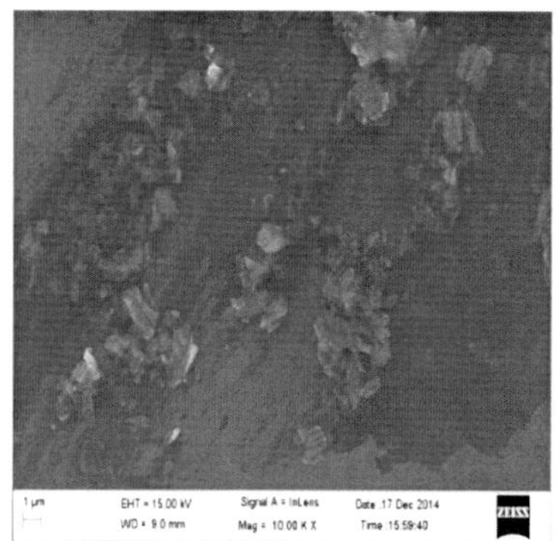

Foto 267. Natrum mur LM1 vergrößert auf 1µm

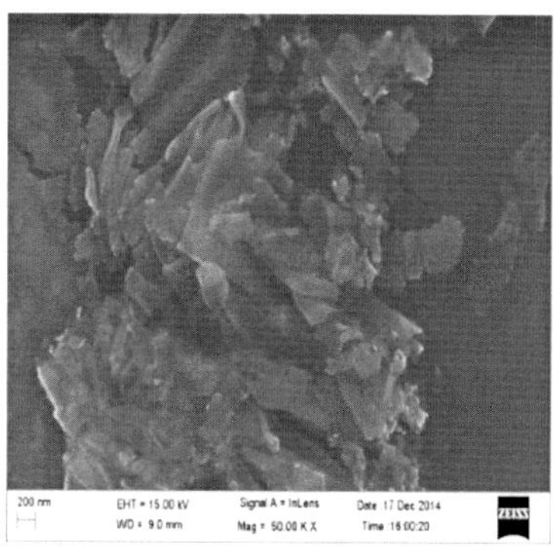

Foto 268. Natrum mur LM1 vergrößert auf 200nm

Elemente	Na	Cl	C	O	Ca	K
Prozentanteil	7.82	5.32	37.80	45.22	2.48	1.37

Tabelle 119: Elementkomposition der Partikel einer wässrigen, handverschüttelten Lösung von Natrum muriaticum LM1

Partikelgröße: 195nm

Die Partikel waren groß.

Fünf typische Granuli wurden in eine 5 ml Medizinflasche gegeben, mit 50 Tropfen medizinischem Alkohol vermengt, aufgefüllt mit gefiltertem Wasser, nach Verschluss wurden die 10 kräftigen Schläge (Sukussionen) erteilt.

Diese Probe wurde im Gegensatz zu den anderen Proben nicht beschallt. Es wurde weiter verfahren wie üblich für FESEM Untersuchungen und somit eine Lösung untersucht, wie sie üblicherweise an Patienten abgegeben wird. Damit sollte geklärt werden, was genau die Patienten erhalten.

Es zeigten sich viele Aggregate, mit auffälligen gläsernen Formen darin. Die Partikel waren an die Aggregate angebunden.

Die Zusammensetzung zeigte Na, Cl, C, O, Ca und K in den untersuchten Feldern.

ZUSAMMENGESETZTE MEDIKAMENTE

Reckeweg R1 (Apis mellifica D4, Barium chloratum D6, Belladonna D4, Calcium jodatum D4, Hepar sulf D12, Kalium bichrom D4, Lachesis D12, Marum verum D6, Merc sol cor D5, Phytolacca D4)

Die folgenden Bilder zeigen die FESEM Darstellung eines Reckeweg R1 Mittels

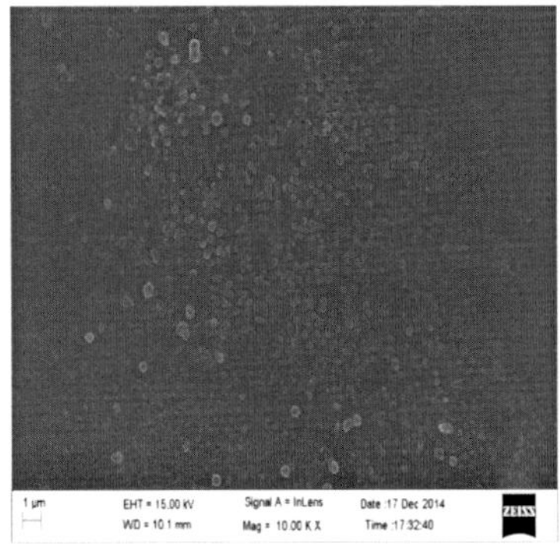

Foto 269. Reckeweg R1 vergrößert auf 1µm

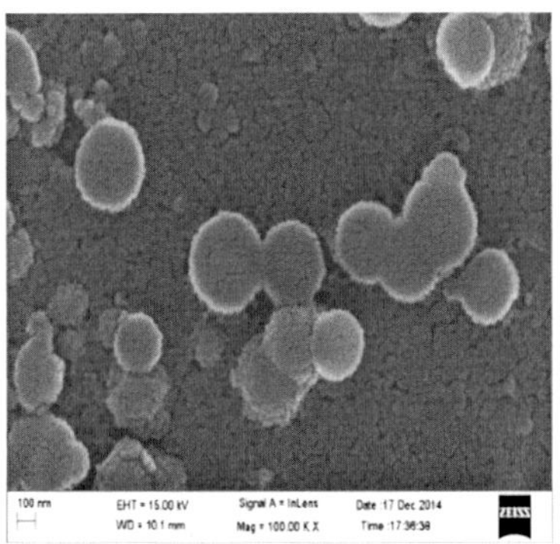

Foto 270. Reckeweg R1 vergrößert auf 200nm

Elemente	C	O	Na	Ca
Prozentanteil	10.35	81.37	2.43	5.84

Tabelle 120: Elementzusammensetzung der Partikel von Reckeweg R1

Partikelgröße: 198nm – 358nm

Die Partikel waren recht groß. Sie verteilten sich gleichmäßig über die Felder, mehr oder weniger rund. Einige klebten aneinander. Es fanden sich auch unregelmäßig geformte Teilchen.

Die Elementzusammensetzung fand C, O, Na und Ca.

Reckeweg R34 (Calcium fluorat D12, Calcium phosphoric D12, Calcium hypophosphor D6, Chamomilla D6, Hekla lava D12, Mezerem D6, Praec rubr D12, Silicea D30, Calc carb D30)

Die folgenden Bilder zeigen die FESEM Darstellung für Reckeweg R34

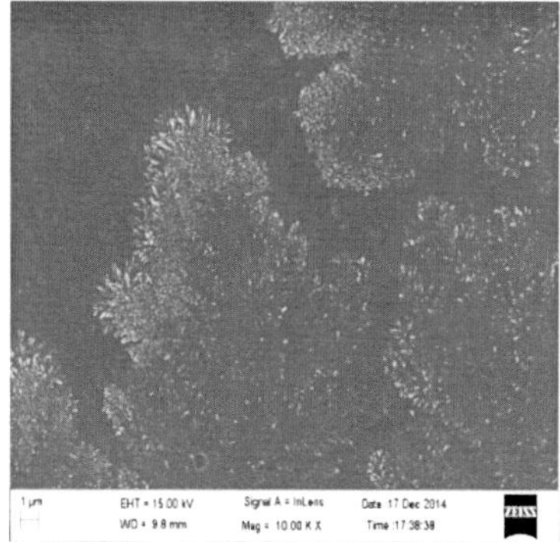

Foto 271. Reckeweg R34 vergrößert auf 1µm

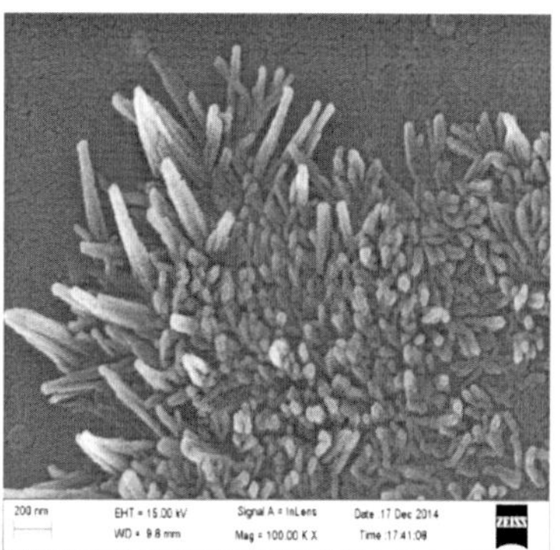

Foto 272. Reckeweg R34 vergrößert auf 200nm

Elemente	C	O	Na
Prozentanteil	11.90	76.51	11.59

Tabelle 121: Elementkomposition der Partikel von Reckeweg R34

Partikelgröße: 29nm – 600nm

Die Partikel zeigten große Unterschiede in der Größe. Es fanden sich ungewöhnliche Formen und reichlich Teilchen in allen Feldern. Lange Dornen und kleine Röhren waren überall zusammengesteckt. Ebenfalls traten isolierte, einzelne Partikel auf.

EDS fand C, O und Na.

Schwabe Alpha HA (Spigelia anthelmia D3, Belladonna D3, Glonoinum D5, Secale cornutum D3, Exzipiens und Medizinalalkohol 45% v/v)

Die folgenden Bilder zeigen die FESEM Darstellung von Schwabe Alpha HA.

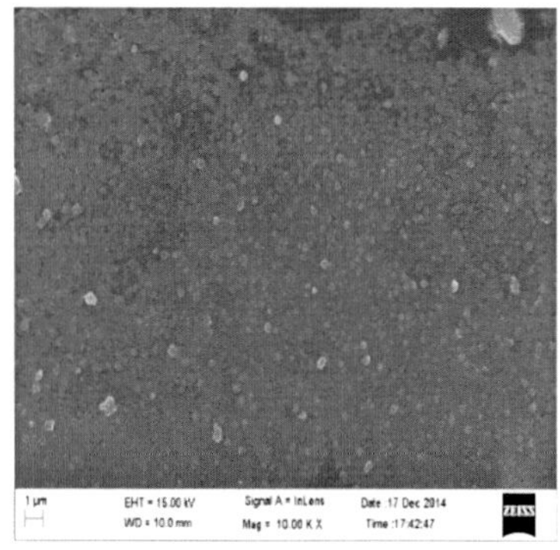

Foto 273. Schwabe Alpha HA vergrößert auf1µm

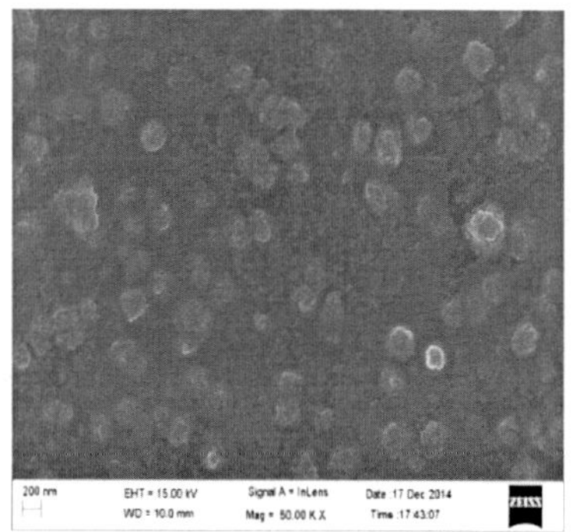

Foto 274. Schwabe Alpha HA vergrößert auf 200nm

Elemente	C	O	Na	Ca
Prozentanteil	16.38	77.59	2.61	3.41

Tabelle 122: Elementkomposition der Partikel von Schwabe Alpha HA

Partikelgröße: 220nm – 356nm

Es fanden sich große Partikel. Die Anzahl der einzelnen und isolierten Teilchen war hoch. Viele lagen aneinandergeklebt. Außerdem wurden einige Aggregate gesehen.

Die Zusammensetzung zeigte C, O, Na und Ca.

SBL Relax Head (Iris versicolor D3, Cedron D3, Ignatia amara D6, Spigelia anthelmia D6, Snea barbata D3, Alkoholgehalt 60% v/v, Exzipiens q.s.)

Die folgenden Bilder zeigen die FESEM Darstellung von SBL Relax Head.

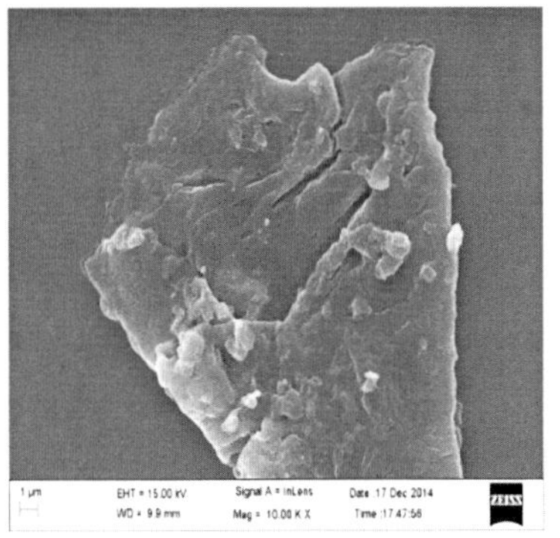

Foto 275. SBL Relax Head vergrößert auf 1µm

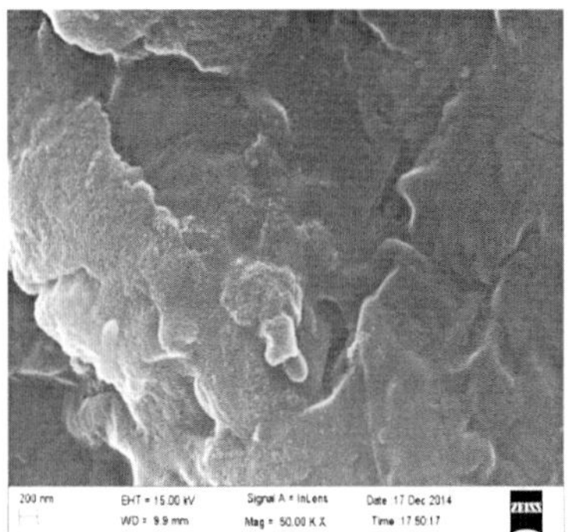

Foto 276. SBL Relax Head vergrößert auf 200nm

Elemente	C	O	Na	S	Cl	K
Prozentanteil	58.16	31.81	5.29	1.08	2.74	0.92

Tabelle 123: Elementzusammensetzung der Partikel von SBL Relax Head

Partikelgröße: 106nm - 297nm

Die Teilchengröße lag bei über 100nm. Es fanden sich große Aggregate und Matrix-Formationen. Die Partikel lagen darin eingebettet.

Die Elementare Zusammensetzung zeigte C, O, Na, S, Cl und K. C und O bildeten den größten Anteil.

Bioforce AG Migraine Headache (Ammi visnaga D1, Chionanthus virginica D6, Cimifuga racemosa D6, Ignatia amara D6, Iris versicolor D3, Secale cornutum D6, Spigelia D6, Alkoholgehalt ca. 66.5% v/v)

Die folgenden Bilder zeigen die FESEM Darstellung von Bioforce AG Migrain Headache

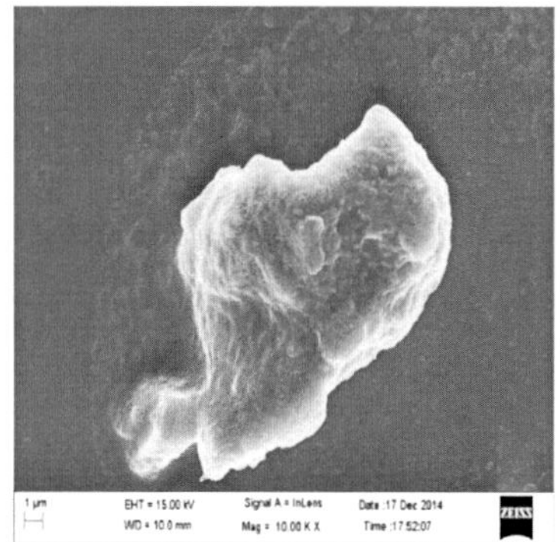

Foto 277. Bioforce AG Migrain Headache vergrößert auf 1µm

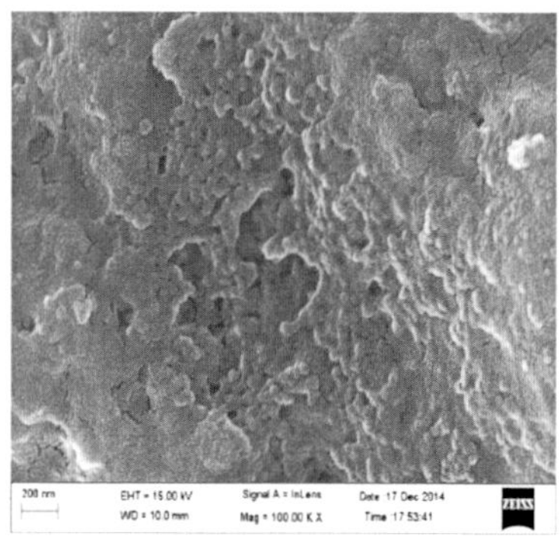

Foto 278. Bioforce AG Migrain Headache vergrößert auf 200nm

Elemente	C	O	Mg	Ca
Prozentanteil	12.56	36.27	11.30	39.87

Tabelle 124: Elementkomposition der Partikel von Bioforce AG Migrain Headache

Partikelgröße der Partikel von: 45nm – 52nm

Die Partikel waren auffällig klein. Es zeigten sich hier und dort isolierte, vereinzelte Teilchen, viele lagen allerdings eingebettet in Aggregaten und großen Matrix-Formationen.

Die Elementare Zusammensetzung bestand aus C, O, Mg und Ca.

Medizinalalkohol (ENA)

Das folgende Bild zeigt die FESEM Darstellung von Dispensationsalkohol / Medizinalalkohol

Foto 279. Medizinaler Alkohol, vergrößert auf 200nm

Das FESEM Bild für medizinalen Alkohol (Kontrolluntersuchung) zeigte keinerlei Partikel. Dies beweist, dass die Bilder Nanopartikel ausfindig machen konnten, die eindeutig den Mitteln zugeordnet werden müssen. Damit zeigt sich, dass homöopathische Potenzen nicht einfache Lösungen oder Verdünnungen sind, die über energetische Felder wirksam sind, wie bisher von Homöopathen angenommen wurde, und auch keine Placebo Lösungen darstellen, wie viele Gegner der Homöopathie gern behaupten.

Die vorliegende Studie stellt fest, dass homöopathische Mittelpotenzen Medikamente sind, die mit Nanopartikeln angereichert sind.

KAPITEL V
DIE PARTIKEL DER URSPRÜNGLICHEN MITTEL

Die Ergebnisse dieser Studie zeigen eindeutig, dass in jeder untersuchten Probe die typischen Inhaltsstoffe der jeweiligen Substanz enthalten waren. Der Nachweis konnte bei Metallen und Elementen unter HRTEM, für organische und pflanzliche Stoffe mittels FESEM erbracht werden.

Bei allen HRTEM Proben war die Partikelgröße der Metalle und Mineralien meist im Nanobereich. Noch wesentlicher war die Feststellung, dass dabei in den meisten Fällen die kleinen Metall- und Mineralienpartikel im QD Bereich lagen, mit seltenen Ausnahmen wie z. B. bei der 10M Potenz von Aurum met, wo die kleinsten Partikel 25nm maßen.

Dies ist eine einzigartige und hilfreiche Entdeckung zur Größe mineralischer und metallischer Partikel in homöopathischen Potenzen. Es zeigt uns die wahre Natur homöopathischer Potenzen! Es handelt sich um wundervolle NP Quellen, in denen der größte Anteil QD darstellt. Die funktionellen Eigenschaften von QD bei Metallen und Mineralien wurden in vorhergehenden Kapiteln erläutert.

Die Entdeckungen zu Natrum mur (LM und zentesimal Potenzen) sowie bei Aurum met (LM Serie) sind besonders wertvoll. Hier wird nachgewiesen, dass alle Potenzen ausschließlich QD enthalten, ausgenommen die C6 Potenz von Natrum mur, in der die größten Partikel 14nm maßen.

Die Fähigkeit von QDs sich frei innerhalb von Zellstrukturen, Organellen und sogar innerhalb der DNA zu bewegen macht diese Partikel zu einzigartigen Stoffen in der Interaktion zwischen lebenden Organismen und Nanopartikeln. Die hohe Zahl von NP in allen homöopathischen Mittelpotenzen ist mehr als nur ein einfacher Beweis zur Effektivität homöopathischer Medizin bei Erkrankungen.

Jedem Homöopathen ist bekannt, dass potenzierte Mittel funktionelle Anzeichen und Symptome im gesunden Menschen ("Prüflingen") auslösen können, künstlich ausgelöste, vorrübergehende Krankheitsbilder, die im Umkehrschluss bei an ähnlichen Krankheitsbildern erkrankten Menschen wieder zur Heilung führen ("simila similibus curentur").

Es scheint, dass die grundlegenden logischen Schlüsse des Dr. Hahnemann zutreffen. Nanopartikel sind in der Lage Symptome auszulösen, indem sie grundlegende sub-zelluläre und genetische Funktionen verändern; dabei ist dieser

Effekt von Individuum zu Individuum verschieden. Diese Hypothese führt uns zu einem nächsten Punkt, bei dem es um die Behauptung geht, dass auch wenn die Erkrankung auf pathologischem und morphologischem Gebiet vergleichbar sein mag, die funktionellen Symptome und Krankheitszeichen von Person zu Person unterschiedlich sein können. Diese individuellen Zeichen und Symptome zeigen uns die zu Grunde liegenden Ursachen hinter den sichtbaren pathologischen und morphologischen Prozessen. Diese Information wird mittels einer umsichtigen und detaillierten homöopathischen Fallaufnahme zusammengetragen und damit die dahinter liegenden Charaktermerkmale aufgedeckt.

Durch die Mittel-Prüfungen an gesunden Menschen lassen sich eine große Zahl an Zeichen und Symptomen finden, die spezifisch zu jedem homöopathischen Mittel gehören. So werden erneut Parallelen zwischen dem Mittel und der Erkrankung gezogen.

Für die Homöopathie entsteht diese parallele Beziehung durch die Nanoregulierung der Körperfunktionen. Die Ursachen von Krankheit und Heilung haben sich von der diagnostisch – pathologischen Ebene in die operative Nanoregulation verschoben.

Heute wissen wir, dass die wesentlichen Funktionen zum Betreiben eines menschlichen Organismus in zellulären und genetischen Ebenen der Nanoskala zwischen 1- und 100nm stattfinden. Da die Ursachen von Krankheit bis auf dieses Niveau zurückverfolgt werden können, ergibt sich logischerweise, dass auch die Heilung in dieser Größenordnung stattfindet.

In der modernen Medizin liegt der Schwerpunkt der Pharmakologie im Identifizieren von aktiven Wirkstoffen, die in pflanzlichen oder tierischen Stoffen enthalten sind, um sie im Anschluss zu synthetisieren.

Im Ayurveda System werden Wirkstoffe ebenfalls über unterschiedliche Prozesse herausgelöst. Aber in der Homöopathie wird die Wirkstoffaktion von der Molekül Ebene zur Ebene der Nanopartikeln übertragen und besonders auf QD bei Metallen und Mineralien.

Die HRTEM Untersuchung beweist ohne Zweifel die Nano–Natur homöopathischer Wirkstoffe. Es kann nicht bezweifelt werden, dass homöopathische Medizin nicht über einen „Placebo Effekt" wirksam wird, sondern über einen Nano-Effekt homöopathischer Potenzen.

HRTEM und EDS Untersuchungen zu Metallen und Mineralien

1. Natrum mur LM1 – LM30 (50.000-er Serie)

Die LM1 bis LM30 Serien führen eindeutig zu dem Ergebnis, dass jede Potenz von Natrum mur in LM sowohl Na als auch Cl enthält, wobei in allen Serien der prozentuale Gewichtsanteil von Na im Vergleich zu Cl sehr viel höher ausfällt. Kein anderes Element ist so beständig in allen Potenzen vorhanden. Es findet sich Cu in LM12 bis LM30, aber dies mag man noch als Verunreinigung aus den kupfernen Grids ansehen. Auffällig ist, dass „C" in keiner Potenz auftaucht, obwohl Kohlenstoff auch ein Bestandteil der Grids ist. Wo EDS eingesetzt wurde, fand sich überall auf den Grids eine enorm hohe Partikelzahl. Die Anzahl der NP aller Natrum mur LM Serien war hoch.

2. Natrum mur C6 – CM (Zentesimal Serie)

Die Untersuchung findet Na und Cl in allen Potenzen der C-Serien bei Natrum mur. Der Anteil von Na und Cl ist bei allen Potenzen erstaunlich niedrig. Kohlenstoff ist das einzige weitere Element, dass in allen Potenzen der Serie zu finden ist. Der prozentuale Mengenanteil von „C" ist in allen Potenzen hoch. Eine Erklärung für die sehr hohen Prozentanteile von Kohlenstoff mag sein, dass organische Stoffe in der Probe enthalten waren. Eine andere Erklärung kann der Kohlenstoffanteil bei der Herstellung der Grids sein. Die Größe der NP ist in QD Niveau, abgesehen von größeren Partikeln in der C6 Serie.

3. Aurum metallicum LM1-LM30 (50.000-er Serie)

Gold konnte in allen Potenzen der 50.000-er Serien nachgewiesen werden. Der Gewichtsanteil von Gold wechselt von Potenz zu Potenz in keiner gleichmäßigen auf- oder absteigenden Reihenfolge. Kein weiteres Element ist immer vorhanden. Kohlenstoff und Kupfer tauchen immer wieder auf, aber nicht immer. Na und Cl finden sich immer zusammen mit C und Cu.

Wie schon bei Na mur LM Serien, sind die Größenordnungen von Aurum in LM immer in QD Größe. Die kleinsten sind bei 1nm, außer in LM1, wo das kleinste NP 1.24nm maß.

4. Aurum metallicum C6-CM (Zentesimal Serie)

Es finden sich NP und QD aus Gold in allen Potenzen der Aurum met zentesimal Serie. Die Größe, Partikelform und Elementkomposition der Teilchen unterscheidet sich von der LM Serie. In der LM Serie blieben die Größen immer im QD Bereich, während in der zentesimalen Serie bei der Potenz 10M die kleinsten Partikel größer als QD waren und 25nm erreichten. Die größten Partikel der zentesimal Serie waren deutlich größer im Vergleich zur LM Serie, wobei die größten bis 458nm in der 50M Potenz maßen, im Vergleich zu den größten Partikeln der LM Serie die maximal 7.5nm erreichten.

Es wurden viele unterschiedliche Elemente in der zentesimal Serie von Au met identifiziert und außer Au nur noch Cu immer vorgefunden. Die anderen Elemente waren unterschiedlich verteilt.

5. Silicea C6 – CM (Zentesimal Serie)

Alle Potenzen von Silicea von C6 bis CM enthielten Silicea Partikel. Die Form und Größe der Partikel war einzigartig bei Silicea. Die kleinsten Partikel aller Potenzen waren im Bereich von QD, doch die größten Partikel waren bis zu 318nm groß in C6. Alle möglichen Formen konnten identifiziert werden. In CM Potenz waren alle Partikel in QD Größe. Es traten viele verschiedenen Elemente auf, doch nur „Cu“ war immer nachweisbar. Der Gewichtsanteil von Silicea war sehr hoch, bei Silicea 1M mit 53.94%, in Silicea 50M mit 37.55% und maximal in Silicea CM mit 100%.

6. Ferrum metallicum C6 – CM (Zentesimal Serie)

Eisen war in allen Potenzen nachweisbar. Die Partikel zeigten QD Größe, die kleinsten Partikel maßen 1 – 2.35nm, ausgenommen in der niedrigsten Potenz C6. Die größten Partikel waren kleiner als 25nm wieder in C6. Abgesehen von Eisen fand sich nur Cu in allen Potenzen. Kohlenstoff war außer in 10M in allen weiteren Potenzen enthalten. Viele weitere Elemente konnten identifiziert werden, wobei jede Potenz eine andere Kombination aufzeigte.

7. X-ray C200, 1M, 10M (Zentesimal Serie)

X-ray ist ein Mittel, dass zu den „Imponderabili“ („Unabwägbaren“) der Homöopathie zählt. Die D1 Potenz von X-ray wird durch die Bestrahlung von 1 kg Milchzucker oder 1 Liter Medizinal-Alkohol mit 1000 rad erstellt.

Kohlenstoff ist das einzige Element, dass immer in allen Partikeln enthalten war. Dabei waren fast alle Partikel aus Kohlenstoff. Die Größenordnung schwankt von QD bis zu 55.76nm in 1M. Die kleinsten Partikel fanden sich in C200.

8. Mischung von Arsenicum album C200, Ferrum met C200 und Iodum C200 (in einer wässrigen Lösung)

Partikel aus Arsen, Eisen und Iod wurden in der Analyse entdeckt. Die kleinsten Partikel waren in QD Größe, die größten deutlich über 100nm. Viele weitere Elemente konnten unter EDS gefunden werden, wie Co, Cu, B, Hf, W und Au in unterschiedlichen Prozentmengen.

9. Ferrum met C200 (Zentesimal Serie)

Eisen konnte in den drei untersuchten Proben nachgewiesen werden, in unterschiedlichen Prozentmengen. Die wechselten von 0.4% bis 6.86%. Weitere Elemente wie Co, Cu, Au, Hf, C und Cr wurden in unterschiedlichen Prozentanteilen gefunden.

10. Arsenicum album C200 (Zentesimal Serie)

Das Element „Arsen“ wurde in allen Proben identifiziert. Die kleineren Partikel waren in QD Größe, während die größeren bis zu 71.09nm maßen. Es fanden sich viele weitere Elemente in Ars alb C200, wie Na, Cu, In, Cl, K, S und Ca, alle in wechselnden Prozentanteilen.

11. Iodum C200 (Zentesimal Serie)

Das Element Jod wurde in allen Proben entdeckt. Die Partikel waren klein und meist in QD Größe. Der prozentuale Gewichtsanteil wechselte zwischen 2.35 bis 12.68%. Weitere Elemente waren: Cu, Hf, Ca und Fe.

12. Natrium mur LM1 (Hochfrequenzbeschallung zur Homogenisierung)

Die Proben von Na mur LM1 wurden wie zur Abgabe an Patienten aufbereitet und für 20 min beschallt („Sonication“), wie auch bei anderen medizinischen Proben üblich, und mit HRTEM untersucht. Alle Proben zeigten Na, einige Proben zeigten Cl. Die Partikelgröße war deutlich kleiner, alle in QD Größe. Weitere Elemente waren B, Cu, Zn, C und Si.

FESEM und EDS Untersuchungen zu pflanzlichen Stoffen, Nosoden und andere

Das Ergebnis der Untersuchung mittels FESEM und EDS Analysen zeigte, dass alle homöopathischen Mittelpotenzen eine hohe Anzahl von Nanopartikeln aufweisen. Die wesentlichen darin enthaltenen Elemente sind Kohlenstoff und Sauerstoff. Es fanden sich 4 mögliche Situationen:

1. Mittel, in denen Kohlenstoff den größten Anteil der NP ausmachte und Sauerstoff in eher geringem Anteil bleibt.
2. Mittel, in denen der Sauerstoffanteil im Verhältnis zu den NP aus Kohlenstoff hoch war.
3. Mittel mit annähernd gleichem Anteil von Sauerstoff und Kohlenstoff.
4. Die Präsenz anderer Elemente ist unvorhersehbar und scheint unwesentlich.

Allgemein konnte beobachtet werden, dass die Anwesenheit weiterer Elemente spontan variiert und keiner besonderen Regel folgt. Ebenso zeigte diese Studie, dass die Größenordnung der Partikel im Vergleich bei Pflanzen und Nosoden höher liegt. Dabei sollte jedoch beachtet werden, dass es einen wesentlichen Unterschied zwischen HRTEM und FESEM gibt: die Auflösungskapazität für diese Studien ist bei HRTEM höher als bei FESEM.

Metalle und Mineralien konnten unter HRTEM stärker fokussiert werden, ohne dass die Partikel dadurch zerstört wurden. Unter FESEM werden hauptsächlich organische Proben untersucht. Diese organischen Proben werden oft unter stärkerem Elektronenfocus verbrannt/desintegriert. Daher mussten die Untersuchungen in den Ordnungen 2µm und in 200nm vorgenommen werden, während HRTEM hauptsächlich in der Größenordnung 100nm bis 2nm vorgenommen werden konnte. Wir sollten also vorsichtig mit unseren Beurteilungen zur Partikelgröße sein. Bei Anwendung anderer Techniken und Geräte mag die Beurteilung zur Partikelgröße zu anderen Ergebnissen kommen.

Die Untersuchung zeigt, dass die NP aus organischen Mitteln, sowohl pflanzlich als auch tierischen Ursprungs, meist aus Kohlenstoff und Sauerstoff bestehen.

Die Prozentuale Zusammensetzung kann von Mittel zu Mittel wechseln, sogar von Partikel zu Partikel. Die Form der Partikel variiert zudem von Mittel zu Mittel. Aus praktischer, klinischer Erfahrung wurde die Effizienz schon lange unter Beweis gestellt. Die Wirkung dieser Mittel kann ebenso erklärt werden wie bei jenen, die mit TEM untersucht wurden, auch wenn Größe und Zusammensetzung der Nanopartikel bei pflanzlichem und tierischen Ursprung gänzlich anders als bei

Metallen und Mineralien ist. Daher können im Ergebnis die Wirkungsmechanismen genauso gut unterschiedlich sein.

1. Lycopodium clavatum LM1 – LM30 (50.000-er Serie)

Die Studie der Lycopodium LM1 zeigt Kohlenstoff und Sauerstoff in allen Proben. Weitere Elemente wie Na, Cl, Fe und Ca wurden in unterschiedlichen Potenzen in unterschiedlichen Prozentanteilen gefunden, doch keines war immer in allen Potenzen nachweisbar. „C“ und „O“ bleiben in regulären Anteilen erhalten, aber allgemein überwiegt „C“. Es finden sich Partikel, die nur aus „C“ bestehen. Die Partikelgrößen sind größer, sie variieren zwischen 29nm bis 6 µm.

2. Lycopodium clavatum C6 – CM (Zentesimal Serie)

Die Abweichungen zwischen den Größen in der zentesimalen Serie waren wesentlich geringer als in der LM Serie. Die kleinsten Partikel waren 12nm groß, während die größten in der 50M Potenz 832nm maßen. Die Elementkomposition der Partikel in der zentesimalen Serie bestand immer aus C und O. Bei C6, C200, 10M und CM war der „C“ Anteil größer als der O Anteil, während in den anderen Potenzen O überwiegt. Weitere Elemente wie Na, Al, Cl und K wurden gefunden, allerdings nicht in allen Potenzen.

3. Psorinum C6 bis CM (Zentesimal Serie)

Die Psorinum Partikel waren größer, wobei das kleinste in C30 mit 44nm auftrat und das größte in der C6 Potenz 623nm maß. Die Elementkomposition bestand ausschließlich aus C und O, in C6, C30, C200 und 50M. Abgesehen von „C“ und O, fanden sich Spuren von Na in 1M, 10M und CM Potenz. Der Gewichtsanteil von Kohlenstoff war in allen Potenzen höher als der des Sauerstoffs.

4. Carbo vegetabilis C6 – CM (Zentesimal Serie)

Die Partikel waren insgesamt groß, das Kleinste mit 45nm in der C200, und das Größte mit 287nm in C30. C und O waren in jeder Potenz und in jeder Probe enthalten; Sauerstoff war generell in allen Potenzen höher. Ein weiteres häufig vorgefundenes Element, wenn auch nicht immer anzutreffen, war Na. Cl fand sich allein in C6, allerdings in sehr geringer Prozentmenge.

5. Carbo animalis, C6, C30, C200, 1M, 10M und CM (Zentesimal Serie)

Es bestanden viele Gemeinsamkeiten in der Ausbildung der Partikel zwischen Carbo veg und Carbo animalis. Das kleinste Partikel maß 49nm und trat in C30 auf, das Größte maß 1.6 µm und fand sich in der CM Potenz. Alle Potenzen zeigten C und O, und wie bei Carbo veg, überwog Sauerstoff in allen Potenzen in der Gewichtsanteilmenge. Na wurde nur in 1M entdeckt. Cl fand sich in C200, 1M und CM, K fand sich in 1M.

6. Calcarea carbonica C6 und 1M (Zentesimal Serie)

Die durchschnittliche Partikelgröße lag etwas über 100nm. In C6 fand sich in den Proben kein Ca, nur C und O. In 1M zeigte Ca den höchsten Prozentanteil mit 42.14%, C und O lagen niedriger als Ca.

7. Nux vomica C6, 1M und CM (Zentesimal Serie)

Die Partikel waren allgemein groß. Das kleinste Partikel maß 113nm in der CM Potenz, das Größte maß 2.6 µm in der C6 Potenz. Wie bei allen anderen pflanzlichen Mitteln bestand die Elementkomposition hauptsächlich aus C und O. Der Gewichtsanteil von C und O war etwa gleich in C6 und 1M, während in der CM Potenz Sauerstoff überwog.

8. Kombimittel aus Arsenicum metallicum LM1, Natrum muriaticum LM1 und Aurum metallicum LM1 (50.000-er Serie)

Untersuchungen von Kombimitteln könnten eine große Menge an Information bringen. Die Partikelgröße variierte von 90 bis zu 665nm und unter EDS zeigten die untersuchten Proben Au, NA und Cl in gut messbaren Anteilen. C und O waren in den Proben ebenfalls nachweisbar.

9. Natrum mur LM1 (50.000-er Serie in wässriger Lösung)

Diese medizinische Lösung wurde wie zuvor erläutert hergestellt. Die Probe wurde nicht beschallt für die FESEM Analyse, sie wurde nur 10-mal kräftig gegen einen Gegenstand geschlagen (sukussiert). Im Fall der HRTEM wurde sie wie erwähnt 20 min beschallt.

Die Partikelgrößen im HRTEM betrugen 0.43-3.77nm, in der FESEM Probe 195nm. Es scheint logisch, dass die HRTEM-Proben kleinere Partikelgrößen zeigten, da die Probe beschallt wurde. So entstanden Partikelgrößen im QD Bereich. Bei der FESEM Studie waren die Partikel um 195nm und allgemein in den meisten Proben miteinander verklebt. Die HRTEM Probe zeigte kleinere, gut abgetrennte Partikel.

Unter FESEM und EDS fanden sich die Elemente Na, Cl, C, O, Ca und K, wobei Na 4.18 % und Cl 3.98 % betrugen.

10. Reckeweg R1 (Komplexmittel)

Es handelt sich um ein Kombimittel gegen Entzündungen von Dr. Reckeweg & Co. (Deutschland). Die Zusammensetzung wurde in Kapitel IV erläutert. Einzigartige Partikel von 198 bis 358nm wurden entdeckt. Die Elementzusammensetzung zeigte C, O, Na, Ca und Au. Sauerstoff lag in hoher Menge vor, von 61 bis 81 %.

11. Reckeweg R34 (Komplexmittel)

Hier handelt es sich um ein Kombimittel zur Recalzifizierung von Knochen von Dr. Reckeweg & Co. (Deutschland). Die Zusammensetzung wurde in Kapitel IV vorgestellt. Die Partikel waren einzig mit Größen von 29 bis 600nm. Die Elemente waren C, O und Na. Sauerstoff beherrschte die Zusammensetzung der Partikel (74 bis 76 %)

12. Schwabe – Alpha HA (Komplexmittel)

Dies ist ein Kombimittel gegen Kopfschmerzen von Wilmer Schwabe. Die Zusammensetzung wurde in Kapitel IV vorgestellt. Die Partikelgröße lag zwischen 220 und 356nm. Die Zusammensetzung der Elemente zeigte C, O, Na und Ca, wobei Sauerstoff vorherrschte (77.59 bis 84.75 %). Kohlenstoff war das nächsthäufigste Element (13.12 bis 16.38 %)

13. SBL Relax Head (Komplexmittel)

Dieses Kopfschmerzmittel ist von Sarada Boiron Laboratories. Die Liste der Inhaltsstoffe wurde in Kapitel IV vorgestellt. Die Partikel waren einzig bei Größen zwischen 106 -297nm. Die entdeckten Elemente waren C, O, Na, S, Cl und K. Die Anteile von C und O waren vorherrschend und nahezu gleich hoch.

14. Bioforce AG – Migraine Headache (Komplexmittel)

Dies ist ein Mittel für migräneähnliche Kopfschmerzen, vermarktet durch Bioforce AG. Die Liste der enthaltenen Mittel wurde in Kapitel IV vorgestellt. Die Partikel waren einzig, von 45 – 52nm. Ziehmlich kleine Partikel waren bei unter 100nm Größe. In den Partikeln fand sich C, O, Mg und Ca. O zeigte sich hoch, aber alle Elemente waren zweistellig vorhanden.

KAPITEL VI
VERGLEICH DER 50.000-ER UND ZENTESIMALEN SERIEN

Die Anwendung der Verdünnungsstufen von Medikamenten brachte Dr. Hahnemann zur Entdeckung der Dynamisierungen, von ihm auch „Potenzierung" genannt. Über 2 Jahrzehnte experimentierte er mit Zuckerverreibungen, Tinkturen und Verdünnungen, ohne damit zufrieden zu sein. So entwickelte er eine vollkommen neue Art, starke Medikamente aus jedwedem Rohmaterial zu gewinnen. Irgendwann in den 20-er Jahren des 19. Jahrhunderts entdeckte er schließlich die Dynamisierung in Hunderterschritten. Eine genaue Beschreibung der Vorgehensweise wurde bereits früher erläutert.

Eingangs war Dr. Hahnemann mit dem Ergebnis der Mittel- Potenzierung zufrieden, da er deutlich bessere Ergebnisse bei Behandlungen erzielte als mit simplen Verdünnungsstufen. Zunächst ließ er es bei Potenzierungen bis zur Stufe C30 bewenden und entschied, dass es hier ein Limit im Verfahren geben müsse. Außerdem empfahl er diese 30-er Potenz sowohl für Experimente als auch für die Therapie zu verwenden. So praktizierte er viele Jahre, verwendete mit Medikamenten betropfte Milchzuckerkügelchen (wie es heute noch viele Homöopathen machen) und perfektionierte die Therapiemethode. Lange Zeit bestand er darauf, nur eine einzige Dosis der Medizin einzusetzen und dann recht lange auf eine Wirkung zu warten, Tage, Wochen oder gar Monate. Er war der festen Überzeugung, so die beste homöopathische Methode gefunden zu haben und wurde ärgerlich und schalt seine Schüler, wenn diese die Verdünnungsstufe der C30 überschritten. Als diese dann später beweisen konnten, dass auch jenseits der C30 Potenz eine Wirkung nachweisbar war, akzeptierte Hahnemann auch dies und erlaubte höhere Potenzen der zentesimalen Serie.

Die positive Situation änderte sich für Hahnemann, als er in Paris zu praktizieren begann. Wir wissen nicht, was ihn dazu bewog, seine neue Potenzierungsserie zu entwickeln, die er die „neue veränderte aber verbesserte Methode" nannte, und die Pierre Schmidt später als „50.000-er Serie" übersetzte, da die Mittelstärke in jedem Schritt 1:50.000 verdünnt wird.

Eines scheint dabei klar zu sein: Hahnemann fand bei der Behandlung mit zentesimal Serien immer wieder Verschlimmerungen des Leidens, so wie er es schon vorher bei Verwendung von Urtinkturen, Zuckerverreibungen und einfachen Verdünnungen beobachten konnte. Weitere Ursachen für seine Unzufriedenheit mit zentesimal Serien ergaben sich, wenn Patienten nicht auf die erwartete Weise gesundeten, oder bei der Frage nach Wiederholung der Dosis oder um die beste Potenz (Fragen, die auch heute noch weltweit viele Homöopathen beschäftigen, die sich in derselben Situation befinden). Dies mögen wesentliche Gründe dafür gewesen sein, dass Dr. Hahnemann eine neue Potenzierung entwickelte die sich aus der Lektüre der §§246 bis 249 der 6. Auflage des „Organon der Medizin" und seiner Fußnoten ergibt:[(22)]

§ 246

„Jede, in einer Cur merklich fortschreitende und auffallend zunehmende Besserung ist ein Zustand der, so lange er anhält, jede Wiederholung irgendeines Arznei-Gebrauchs durchgängig ausschließt, weil alles Gute, was die genommene Arznei auszurichten fortfährt, hier seiner Vollendung zueilt. Dies ist in acuten Krankheiten nicht selten der Fall; bei etwas chronischen Krankheiten hingegen, vollendet zwar auch bei langsam fortgehender Besserung, zuweilen Eine Gabe treffend gewählter, homöopathischer Arznei die Hülfe, die dieses Mittel in solchem Falle seiner Natur nach auszurichten im Stande ist, in einem Zeitraume von 40, 50, 60, 100 Tagen. Aber theils ist dies sehr selten der Fall, theils muß dem Arzte, so wie dem Kranken viel daran liegen, daß, wäre es möglich, dieser Zeitraum bis zur Hälfte, zum Viertel, ja noch mehr abgekürzt und soweit schnellere Heilung erlangt werden könnte.

*Und dieß läßt sich auch, wie neueste, vielfach wiederholte Erfahrungen mich gelehrt haben, recht glücklich ausführen, unter folgenden Bedingungen: erstens, wenn die Arznei mit aller Umsicht recht treffend homöopathisch gewählt war - zweitens, wenn sie hoch potenzirt, in Wasser aufgelöst und in gehörig kleiner Gabe in, von der Erfahrung als die schicklichsten, ausgesprochenen Zeiträumen zur möglichsten Beschleunigung der Cur gereicht wird, doch mit der Vorsicht, daß der Potenz-Grad jeder Gabe von dem der vorgängigen und nachgängigen Gaben um Etwas abweiche, damit das, zur ähnlichen Arzneikrankheit umzustimmende Lebensprincip, nie zu widrigen Gegenwirkungen sich aufgeregt und empört fühlen könne, wie bei unmodificirt erneuerten Gaben, vorzüglich schnell nach einander wiederholt, stets geschieht *."*

** Was ich, um diese widrigen Reactionen der Lebenskraft zu verhüten, in der fünften Ausgabe des Organons zu diesem Paragraph in einer langen Anmerkung sagte, war alles, was meine damalige Erfahrung mir gestattete; seit den letzten 4, 5 Jahren aber, durch mein, seitdem abgeändertes, neues, vervollkommtes Verfahren, sind alle diese Schwierigkeiten völlig gehoben. Dieselbe wohlgewählte Arznei kann nun täglich und zwar Monate lang, wo nöthig, fortgebraucht werden; und zwar so, daß wenn der niedre Potenz-Grad binnen einer oder zweier Wochen verbraucht ist,* *(denn bei der, nachstellend gelehrten, neuen Dynamisations-Weise, fängt der Gebrauch mit den untersten Graden an) man bei Behandlung chronischer Krankheiten, in gleicher Art zu den höheren Graden übergeht.*

(Zitiert aus: Samuel Hahnemann, "Organon der Heilkunst", 6. Auflage, im Internet unter: http://www.homeoint.org/books4/organon/org240.htm#p246 und folgende)

§247

„Ganz dieselbe, unabgeänderte Gabe Arznei, selbst nur einmal, geschweige viele Male nach einander (und, wenn die Cur nicht verzögert werden soll, in kurzen Zeiträumen) zu wiederholen, bleibt ein unausführbares Vorhaben. Das Lebensprincip nimmt solche* ***ganz gleiche*** *Gaben nicht ohne Widerstreben an, das ist, nicht ohne andere Symptome der Arznei laut werden zu lassen als die, der zu heilenden Krankheit ähnlichen, weil die vorige Gabe schon die von ihr zu erwartende Umstimmung des Lebensprinzips vollführt hatte, eine zweite, an Dynamisation ganz gleiche, unveränderte Gabe derselben Arznei daher ganz dasselbe auf das Lebensprinzip nicht mehr auszuführen vorfindet. Nun kann der Kranke durch eine solche* ***unabgeänderte*** *Gabe nur noch anders krank, im Grunde nur kränker werden als er schon war, indem jetzt nur diejenigen Symptome derselben Arznei zur Wirkung übrig bleiben, welche für die ursprüngliche Krankheit nicht homöopathisch sind, also kann auch kein Schritt vorwärts zur Heilung, sondern nur wahre Verschlimmerung des Kranken erfolgen. Sobald man aber die folgende Gabe jedesmal in ihrer Potenz um etwas abändert, das ist, etwas höher dynamisirt, (§. 269., 270.) so läßt das Kranke Lebensprinzip sich unbeschwert ferner durch dieselbe Arznei umstimmen (sein Gefühl von der natürlichen Krankheit ferner vermindern) und so der Heilung näher bringen."*

* *„Man durfte daher von der, selbst bestens homöopathisch gewählten Arznei, z. B. ein Kügelchen von demselben Potenz-Grade, was zum ersten Male so wohl bekommen war, dem Kranken nicht bald darauf zum zweiten, dritten Male trocken einnehmen lassen, und wenn man von der in Wasser aufgelöseten Arznei, deren erste Gabe so wohl gethan, eine gleiche, selbst kleinere Gabe zum zweiten, dritten Male aus der ruhig da stehenden Flasche genommen und sie dem Kranken eingegeben hatte, selbst nach Zwischenräumen von ein paar Tagen, so bekam ganz dieselbe Arznei dem Kranken doch nicht wieder wohl, man mochte sie nun bei ihrer ursprünglichen Bereitung mit 10 Schüttelschlägen, oder wie ich, um diesen Nachtheil zu vermeiden, später vorschlug, selbst nur mit 2 Schüttelschlägen potenzirt gehabt haben; und zwar bloß aus oben angeführten Gründen.*

Aber bei Modificirung jeder Gabe in ihrem Dynamisations-Grade, wie ich hier lehre, findet kein Anstoß statt, selbst bei öfterer Wiederholung der Gaben, und wäre die Arznei auch noch so hoch, mit noch so vielen Schüttel-Schlägen potenzirt worden. Man möchte fast sagen, daß erst unter mehreren verschiednen Formen angewandt, auch die best gewählte, homöopathische Arznei dem Lebensprincipe die krankhafte Verstimmung am besten entziehen und bei chronischen Krankheiten in ihm auslöschen könne."

§248

„Zu dieser Absicht wird die Arznei-Auflösung vor jedem Male Einnehmen (mit etwa 8, 10, 12 Schüttel-Schlägen der Flasche) von Neuem potenzirt, wovon man den Kranken Einen, oder (steigend) mehrere Kaffee- oder Thee-Löffelchen einnehmen läßt, in langwierigen Krankheiten täglich, oder jeden zweiten Tag, in acuten aber, alle 6, 4, 3, 2 Stunden, in den dringendsten Fällen, alle Stunden und öfter. So kann in chronischen Krankheiten, jede richtig homöopathisch gewählte Arznei, selbst die, an sich von langer Wirkungs-Dauer, in täglicher Wiederholung Monate lang eingenommen werden, mit steigendem Erfolge. Ist aber die Auflösung (in 7, 8, oder in 14, 15 Tagen) verbraucht, so muß zu der folgenden Auflösung derselben Arznei - wenn ihr Gebrauch noch angezeigt ist - ein, oder (obwohl selten) mehre Kügelchen von einem andern (höhern) Potenz-Grade genommen werden, womit man so lange fortfährt, als der Kranke noch immer mehr Besserung davon spürt, ohne eine oder die andre, nie im Leben gehabte bedeutende Beschwerde davon zu erleiden. Denn wenn dieß sich ereignet, wenn der Rest der Krankheit in einer Gruppe abgeänderter Symptome erscheint, dann muß eine andre, jetzt mehr homöopathisch angemessene Arznei, an der Stelle der letztern gewählt, aber auch in ebenso wiederholten Gaben angewendet werden; doch nur auf gedachte Weise, das ist, nie ohne die Auflösung, bei jedesmaliger Gabe, durch gehörig starkes Schütteln um etwas zu modificiren, - in ihrem Potenz-Grade abzuändern, und so um etwas zu erhöhen. Zeigen sich hingegen bei fast täglicher Wiederholung der völlig homöopathisch passenden Arznei, zu Ende der Cur einer chronischen Krankheit, sogenannte (§. 161.) homöopathische Verschlimmerungen, so daß der Rest der Krankheits-Symptome sich wieder etwas zu erhöhen scheint (indem die, der ursprünglichen Krankheit so ähnliche Arznei-Krankheit, nun fast noch allein laut wird), dann müssen die Gaben entweder noch mehr verkleinert, und auch in längern Zeiträumen wiederholt, oder auch wohl mehrere Tage ganz ausgesetzt werden, um zu sehen, ob die Genesung keiner arzneilichen Hülfe mehr bedürfe, wo dann auch diese, bloß vom Ueberfluß der homöopathischen Arznei herrührende Schein-Symptome ebenfalls bald von selbst verschwinden und ungetrübte Gesundheit zurück lassen. Bedient man sich zur Cur bloß eines Fläschchens, (etwa Ein Quentchen verdünnten Weingeistes enthaltend, worin ein Kügelchen von der Arznei durch Schütteln aufgelöst sich befindet) worin täglich, oder alle 2, 3, 4 Tage gerochen werden soll, so muß auch dieses vor dem jedesmaligen Riechen 8, 10 Mal stark geschüttelt worden sein."*

**) „In 40, 30, 20, 15 oder 8 Eßlöffeln Wasser mit Zusatz von etwas Weingeist oder einem Stücke Holzkohle, um die Auflösung unverdorben zu erhalten. Nimmt man Holzkohle, so läßt man sie an einem Faden in der Flasche hängen, und zieht sie jedesmal nur heraus, wenn die Flasche geschüttelt werden soll. Die Auflösung des Arznei-Kügelchens (denn mehr als Ein Kügelchen braucht man von einer gehörig dynamisirten Arznei selten dazu) in einer sehr großen Menge Wassers, kann man dadurch ersetzen, daß man von einer Auflösung z. B. in nur 7, 8 Eßlöffeln Wassers, nach vorgängigem, starkem Schütteln der Flasche, einen Eßlöffel in ein Trinkglas Wasser* *(von etwa 8, 10 Eßlöffel Inhalt) gießt, letzteres mehrmals stark umrührt und dem Kranken hievon die bestimmte Gabe eingiebt. Wenn der Kranke ungewöhnlich erregbar und empfindlich ist, so nimmt man aus dem, so stark umgerührten Glase, einen Thee- oder Kaffee-Löffel voll, den man in ein zweites Trinkglas Wasser stark einrührt, um davon dem Kranken einen Kaffeelöffel (oder etwas mehr) einzugeben. Es giebt Kranke von so hoher Erregbarkeit, daß man für sie ein drittes oder viertes Trinkglas zu gehöriger Verdünnung der Arznei-Auflösung, auf ähnliche Weise bereitet, anzuwenden nöthig hat. Jeden Tag nach dem Einnehmen schüttet man das so bereitete Trinkglas (oder die mehreren) weg, um es jeden Tag von Neuem zu bereiten. Das Streukügelchen in hoher Potenz wird am besten in einem Pülverchen zerquetscht, was ein paar Gran Milch-Zucker enthält, welches der Kranke dann nur in die, zur Auflösung bestimmte Flasche zu schütten braucht, um es in der bestimmten Menge Wasser aufzulösen."*

§249

„Jede für den Krankheits-Fall verordnete Arznei, welche im Verlaufe ihrer Wirkung neue, der zu heilenden Krankheit nicht eigenthümliche und zwar beschwerliche Symptome hervorbringt, ist nicht vermögend wahre Besserung zu erzeugen)...*

**) Da nach allen Erfahrungen, fast keine Gabe einer hoch potenzirten, specifisch passenden, homöopathischen Arznei bereitet werden kann, welche zur Hervorbringung einer deutlichen Besserung in der angemessenen Krankheit zu klein wäre (§. 161., 279.), so würde man zweckwidrig und schädlich handeln, wenn man, wie von der bisherigen Curmethode geschieht, bei Nicht-Besserung, oder kleiner Verschlimmerung, dieselbe Arznei, in dem Wahne, daß sie ihrer geringen Menge (ihrer allzu kleinen Gabe) wegen nicht habe dienlich sein können, wiederholen oder sie wohl gar noch verstärken wollte. Jede Verschlimmerung durch neue Symptome - wenn in der Geistes- und Körper-Diät nichts Böses vorgefallen ist - beweiset stets nur Unangemessenheit der vorigen Arznei in diesem Krankheitsfalle, deutet aber nie auf Schwäche der Gabe.*

*...und nicht für homöopathisch gewählt zu halten; sie muß daher sobald als möglich, entweder wenn diese Verschlimmerung bedeutend war, erst durch ein Antidot zum Theil ausgelöscht werden**,...*

***) Dem wohl unterrichteten und gewissenhaft behutsamen Arzt, kann nie der Fall vorkommen, daß er nöthig hätte, ein Antidot in seiner Praxis zu geben, wenn er, wie er soll, in der kleinst möglichen Gabe seine wohl gewählte Arznei zu brauchen anfängt; eine eben so kleine Gabe der besser ausgewählten bringt alles wieder in Ordnung.*

..ehe man das, genauer nach Wirkungs-Aehnlichkeit gewählte, nächste Mittel giebt, oder bei nicht allzu heftigen widrigen Symptomen muß letzteres sogleich gereicht werden, um die Stelle jenes unrichtig gewählten zu ersetzen."

Die Methode zur Herstellung der 50.000er Serie wurde eindeutig im "Organon, 6. Auflage", § 270 und seinen Fußnoten erläutert[(22)].

Fortan war Dr. Hahnemann in seiner täglichen Praxis mit der Verwendung der 50.000er Potenz Serie sehr zufrieden. Er zeigte sich überschwänglich froh und wollte alle Welt zu dieser neuen Erkenntnis überzeugen, und schrieb daher:

„...was ich in einer langen Fußnote in der 5. Auflage des „Organon" sagte um einer unerwünschte Reaktion zur Lebensenergie vorzubeugen, war das Ergebnis der Erfahrung, die ich zu jenem Zeitpunkt besaß. Doch in den letzten 4 – 5 Jahren sind all diese Probleme gelöst worden durch meine „neue, verbesserte Methode". Die selbe sorgfältig ausgewählte Medizin kann nun täglich und über Monate gegeben werden, wenn nötig, sofern so hergestellt, nachdem die niedrigeren Grade der Potenz zuvor eine oder zwei Wochen zur Behandlung von chronischen Krankheiten gegeben wurden. Hier wurden große Fortschritte erzielt."

Ich denke, Dr. Pierre Schmidt und Dr. R.P. Patel waren die beiden Stützen der Homöopathie, die den enormen Wert dieser letzten authentischen Hahnemann Entdeckung erkannten, lehrten und verbreiteten. Als regulärer Anwender der 50.000-er Serien über die letzten 23 Jahre bin ich persönlich von der Behauptung Hahnemanns überzeugt, und ich versichere den Lesern, dass es Zeit für uns alle ist, auf die 50.000-er Serien zu wechseln, da diese allemal den einfacheren Verdünnungen überlegen sind. Wenn wir damit beginnen, stellen sich uns zwei Probleme in den Weg: Zunächst der innere Widerstand, um eine tief verwurzelte Verschreibungsform aufzugeben, die nur auf Vorurteilen gründet, und zweitens seitens der Patienten, die an ihre süßen Pillchen und Päckchen gewöhnt sind. Trotzdem bin ich der festen Überzeugung, dass dieser Weg unsere Praxis zu größerem Erfolg führen wird, wie es schon Dr. Hahnemann in Paris gelungen ist, wodurch leztendlich auch die Anerkennung der homöopathischen Behandlung weiter steigen wird.

Meine Neugier in Bezug auf die homöopathischen Potenzen und im Speziellen auf die positiven Unterschiede im Heilungseffekt zwischen zentesimalen und 50.000-er Serien inspirierte mich zu der hier vorliegenden Untersuchung.

Die folgende Mittel werden auf die Unterschiede zwischen den zentesimalen und 50.000-er Serien verglichen:

1. Natrum muriaticum - HRTEM und EDS Untersuchung
5. Aurum metallicum – HRTEM und EDS Untersuchung
6. Lycopodium – FESEM und EDS Untersuchung

Natrum mur LM1 wässrige Lösung und beschallt für 20 min – HRTEM und EDS Untersuchung

7. Natrum mur LM1 in wässriger Lösung, 10x handverschüttelt – FESEM und EDS Untersuchung

1. Natrum muriaticum - HRTEM und EDS Untersuchung

Die vergleichende Untersuchung von LM und C Potenzen bei Natrum mur und weiteren Mitteln sollte für jeden Homöopathen in der Welt von großem Interesse sein. Die einzelnen Aspekte zu beiden Potenzserien wurden in Kapitel V erläutert.

Es wird deutlich, dass in Natrum mur LM Serie praktisch nur Na und Cl auftreten. Die besonders kleinen Partikel zeigen, was geschieht, wenn die Mittel per LM oder C Serie verarbeitet werden. In der LM Serie finden sich die meisten Partikel unter der QD Ebene, bereits bei LM1. Während eine ähnlich kleine Partikelgröße unter C Potenzierung erst bei 1M erreicht wird.

Die Partikel erreichen bei den LM Potenzen eine mehr oder weniger gleichmäßige und dichte Verteilung in Vergleich zu den C Potenzen. In der Natrum mur C Serie sind die Partikelformen eher komplex, und sie enthalten verschiedene weitere Elemente, die in keinem Bezug zu Na und Cl stehen. Der Gewichtsanteil von Na und Cl in der zentesimalen Serie ist meist unter 1%. Dagegen sind die Partikel der LM Serie hauptsächlich aus Na und Cl gebildet, und ihr Gewichtsanteil beläuft sich in den meisten Proben, die untersucht wurden, zusammen auf nahezu 99%. Es ist klar, dass kleinere Partikel tiefer in die biologischen Strukturen von Zellen, Kern, DNA etc., eindringen können und somit den Heilungsprozess stärker beschleunigen.

Partikelgröße unter HRTEM

Natrum mur LM1 – LM30			**Natrum mur C6 - CM**	
Natrum mur LM1	0.69-6nm		Natrum mur C6	1-14nm
Natrum mur LM6	0.86-3.3nm		Natrum mur C30	1-3nm
Natrum mur LM12	0.75-6nm		Natrum mur C200	1-3nm
Natrum mur LM18	0.66-3.5nm		Natrum mur 1M	0.65-1.3nm
Natrum mur LM24	0.4-1.1nm		Natrum mur 10M	0.65-1.3nm
Natrum mur LM30	0.23-1nm		Natrum mur 50M	0.6-1.3nm
			Natrum mur CM	0.65-1.15nm

2. Aurum metallicum in 50.000-er Serie und zentesimaler Serie, mittels HRTEM und EDS

Die Vergleiche zwischen der Aurum met 50.000-er Serie und der zentesimal Serie brachte weitere Aufschlüsse.

Die Partikelgröße der LM Serie war deutlich geringer als die Potenzen der zentesimal Serie. Alle LM Potenzen von Aurum met waren im QD Bereich, und viele lagen unter 1nm. Das bedeutet, dass einige Partikel bis an die Atomgrößen herankamen. In der zentesimal Serie waren die Partikel größer und nur einige erreichten die QD Dimension.

Die Element Kompositionen eröffnen wahre Märchenwelten von unerforschten Geheimnissen. In der LM Serie fanden sich immer Aurum und Kohlenstoff. Na, O, Cu und Cl wurden immer wieder in einigen Potenzen entdeckt. Die Zusammensetzung in den zentesimalen Potenzen erinnerten eher an einen Element–Cocktail. Über 20 verschiedene Elemente tauchten in den zentesimalen Potenzen auf.

Größe der Partikel unter HRTEM

Aurum met LM1 – LM30			**Aurum met C6 - CM**	
Aurum met LM1	1.24-7.5nm		Aurum met 6CH	0.3-20nm
Aurum met LM6	0.6-2.7nm		Aurum met C30	3-366nm
Aurum met LM12	0.5-1.nm		Aurum met C200	5-125nm
Aurum met LM18	0.5-2.5nm		Aurum met 1M	5-50nm
Aurum met LM24	0.4—1.94nm		Aurum met 10M	25-50nm
Aurum met LM30	0.27-2nm		Aurum met 50M	7-100nm

3. Lycopodium, 50.000eer Serie und zentesimale Serie, unter FESEM und EDS

Die Vergleiche zwischen LM und zentesimaler Serie von Lycopodium zeigten eine sehr große Anzahl von Nanopartikeln. Höhere Potenzen beider Serien zeigten gleichermaßen viele Partikel. Keine Partikel erreichten QD Größe. In beiden Serien war die Partikelgröße hoch. Die Elementuntersuchung zeigte in beiden Fällen hauptsächlich Kohlenstoff und Sauerstoff. Ein Vorherrschen des einen Elementes gegenüber dem anderen war nicht auszumachen, sondern wechselte von Potenz zu Potenz. Weitere Elemente, die ausgemacht werden konnten, waren Al, Ca und K.

Partikelgröße unter FESEM

Lyco LM1 – LM30			**Lyco C6 - CM**	
Lyco LM1	668nm-6µm		Lyco C6	12-136nm
Lyco LM6	42-49nm		Lyco C30	22-79nm
Lyco LM12	100-726nm		Lyco C200	28-53nm
Lyco LM18	44-76nm		Lyco 1M	22-53nm
Lyco LM24	49-285nm		Lyco 10M	32-81nm
Lyco LM30	29-63nm		Lyco 50M	418-832nm
			Lyco CM	33-73nm

4. Wässrige Lösung von Natrum mur LM1, 20 min beschallt – HRTEM und EDS, im Vergleich mit Natrum mur LM1, als wässrige, 10-mal handgeschüttelte Dosis – unter FESEM und EDS

Die Partikelgröße bei HRTEM Kontrolle und EDS Analyse war trotz LM1 sehr klein. Sie erreichte Größen von 0.43 bis 3.77nm, eindeutig innerhalb der QD Größenordnung. Die selbe Lösung per Hand geschüttelt zeigte unter FESEM, dass die Partikel mehr aneinanderhingen und Klumpen (Agglomerate) bildeten. Scheinbar hat das Beschallen und Vibrieren die Partikel bei der Herstellung voneinander getrennt, die ansonsten miteinander verbunden gewesen wäre.

NP haben eine universale Neigung dazu, sich zu verbinden und verschiedene strukturelle Formen anzunehmen. Wenn wir in üblicher homöopathischer Weise die Lösungen von Hand schlagen, sind die Erschütterungen scheinbar nicht groß genug, um die Partikel vollständig zu verteilen. Jeder Mikrotropfen einer medizinisch wirksamen Lösung, selbst bei hoher Verdünnung (z. B. 5 Kügelchen in 5 ml Alkohol/Wasser Gemisch) zeigt noch eine hohe Anzahl miteinander verbundener Strukturen. Eine Wirkung auf den menschlichen Organismus von solchen Verdünnungen erfolgt zweifelsohne mittels NP. Die NP in der unter FESEM untersuchten und per Hand verschüttelten Probe waren eindeutig größer als die Partikel der beschallten, unter HRTEM untersuchten Probe. Die durchschnittliche Größe der Partikel unter FESEM lag bei 195nm. Dies ist zweifellos ein Verklebungseffekt der kleineren NP. Es wurden in beiden Proben viele verschiedene Elemente gefunden, hauptsächlich Na, Cl, C, O, Ca, Ti, K, Cu, Zn, Si, Fe und Hf.

KAPITEL VII
MITTEL-MISCHUNGEN: EINE UNTERSUCHUNG

Ursprünglich wandte man in der Homöopathie immer nur ein Mittel an. Die Einzelmittelverordnung erscheint hierbei als logische Konsequenz zweier homöopathischer Prinzipien. Auf der einen Seite steht die Mittelprüfung, auf der anderen der Hauptsatz: *simila similibus curantur*. Da die Mittelprüfung der einzige Weg zum Feststellen der pathogenen Kräfte des Mittels war, und die Symptome der einzige Weg, den Krankheitszustand des Patienten zu erfassen, war die beste denkbare Lösung die Verordnung eines einzigen Mittels.

Immer wieder experimentierte Dr. Hahnemann sowohl mit mehr als einem Mittel als auch mit verschiedenen Potenzen gleichzeitig. Er behauptete zu keinem Zeitpunkt, dass so ein Vorgehen gefährlich für den Patienten sei, er sagte dazu nur, „wenn ein Mittel ausreicht, warum dann mehrere geben?".

Bei der Einzelmittelverordnung in der Homöopathie gibt es einige wichtige Vorteile. Sorgsam ausgewählte Einzelmittel in akuten wie auch in chronischen Krankheitsfällen bedeuten einen wesentlichen Lerneffekt im Umgang mit Krankheiten und lassen den Arzt mit der Zeit effizienter arbeiten.

Leider ist bei Einzelmittelhomöopathie die Notwendigkeit von nachfolgenden Behandlungen und dem Verschreiben eines zweiten, dritten und vierten Mittels kaum zu umgehen. Ein individualisierter und konstitutioneller Behandlungsplan gehört notwendigerweise zur Einzelmittelhomöopathie.

Auch wenn es gute Gründe für diese Verschreibungsform gibt, hat es immer wieder abweichende Meinungen und Argumente dagegen gegeben. Ärzte haben ins Feld geführt, das Einzelmittelsystem sei zu strikt, und es sei einfacher mehrere Mittel anzuwenden. Sobald nicht alle Symptome zu einer bekannten Mittelbeschreibung passen, sei so ein Vorgehen logisch. Ein weiteres Argument für die Verschreibung von Komplexmitteln bzw. mehrerer Mittel ist die Tatsache, dass es funktioniert. Man kann also die Homöopathen in der Welt in jene aufteilen, die nur Einzelmittel verordnen und andere, die mehrere Mittel verordnen. Dieses Schisma trennt weltweit „Klassische Homöopathen" von den „Anderen", wobei die „Klassischen" nur Einzelmittel verschreiben. Die besonderen Hardliner gehen sogar noch einen Schritt weiter und verwenden nur die C30 Potenz.

Als Homöopath mit über 25 Jahren Erfahrung muss ich gestehen, dass ich im Wesentlichen immer nur zur Einzelmittelverordnung geneigt habe. Die Wiederholung des Mittels und die Potenz habe ich allein aus der Beschreibung der Symptome des Patienten abgeleitet. Ebenso muss ich zugeben, dass ich die letzten 22 Jahre alle „C" und „LM" Potenzen als in Wasser gelöst verwendet habe. Schließlich gestehe ich meine Überzeugung, jede akute oder chronische Krankheit eingangs mit einer Dosis des entsprechenden 50.000-er Mittels, dem LM1 oder Q/1, zu behandeln.

Der Grund für dieses Vorgehen entstammt Dr. Hahnemanns Überzeugungen, ausgedrückt in $246-249 der 6. Auflage des „Organons der Medizin". Meine Erfahrung mit verschiedenen Potenzen der Mittel zeigte mir, dass dies ein vernünftiger erster Schritt ist, wenngleich auch nicht der letzte. In der Praxis verwende ich durchaus auch Potenzen von C6, über CM bis zu allen LM Potenzen, keineswegs als Folge dogmatischer Ausbildung, sondern als Ergebnis meiner Experimentierfreudigkeit. Trotzdem fällt mir bei genauerem Nachdenken auf, dass ich bei den meisten Patienten zuerst eine LM1 Dosis verordnet habe.

Da die Frage nach der richtigen Potenz eine Menge Kontroversen in der Welt der Homöopathie auslöst, habe ich mich zu dieser vorliegenden Studie entschlossen, um ganz neutral dem Wesen der Mittel näher zu kommen.

Die Experimente wurden mit Kombinationen von Medikamenten durchgeführt, wie sie einerseits auf dem Markt erhältlich sind, und andererseits als Kontrast von mir selbst hergestellt wurden.

Dies ist die Liste der Komplexmittel, die hier untersucht wurden:

A: HRTEM & EDS Analyse

1. Komplex aus Ferrum met C200 + Ars alb C200 + Iodum C200 in wässriger Lösung (Siehe Seite 150)

B: FESEM & EDS Analyse

2. Ars met LM1 + Natrum mur LM1 + Aurum met LM1 in wässriger Lösung (siehe Seite 206)

3. Reckeweg R1 (Siehe Seite 208)

4. Reckeweg R34 (Siehe Seite209)

5. Willmer Schwabe –Alpha HA (Siehe Seite 210)

6. SBL – Relax Head (Siehe Seite 211)

7. Bioforce AG – Migraine headache (Siehe Seite 212)

Die Untersuchung dieser 7 Komplexmittel zeigte, dass die NP intakt blieben, wie ich bei den Proben 1 und 2 nachweisen konnte. Es handelt sich um jene, die ich selbst mit jeweils 5 ml Alkohol/Wasserlösung und 10 kräftigen Sukussionen hergestellt hatte. Die übrigen Proben Nr. 3 bis 7 wurden in verschlossenen Gefäßen gekauft. Die Proben wurden genauso verarbeitet wie alle weiteren Proben zur HRTEM und FESEM Untersuchung.

Die Untersuchung konnte zeigen, dass alle Proben reichlich NP enthielten. Die Ergebnisse der Probe 1 zeigten unter HRTEM eine große Anzahl von Partikeln in der Größenordnung zwischen 3.13nm bis 143nm. Es fanden sich auch reichlich QD Partikel.

Die FESEM Analyse zeigte reichlich Partikel in allen Feldern. Einzelheiten möge man der entsprechenden Beschreibung im Buch entnehmen. Patent-gesicherte Produkte aus Geschäften von verschiedenen Herstellern zeigten, dass die NP hauptsächlich aus C und O bestanden, und dass Na gelegentlich nachgewiesen werden konnte. Die klinische Wirksamkeit dieser Komplexmittel sollte anhand der vielen NP und QD, die in den Lösungen vorgefunden wurden, durchaus ausreichend nachgewiesen sein, abgesehen von den Erfahrungen der verschreibenden Homöopathen.

KAPITEL VIII
VON MOLEKULARER MEDIZIN ZUR NANOMEDIZIN

Vor 2500 Jahren glaubte man, die Erde sei das Zentrum des Universums. Noch bis vor 500 Jahren glaubte man, die Erde sei flach, und bis vor 100 Jahren glaubten wir noch, Materie und Energie seien voneinander unabhängige Größen. Heute wissen wir, dass Materie und Energie untereinander austauschbar sind. Was wird Morgen sein? So verläuft die Geschichte der Physik.

Ebenso glaubten wir vor 2500 Jahren, dass Krankheiten durch ein Ungleichgewicht der Säfte im Körper wie gelbe Galle, schwarze Galle, Phlegma und Blut ausgelöst würden. Die Galenische Medizintheorie war für über 2000 Jahre der Standard in der westlichen Welt. Erst mit der Theorie zur Zellpathologie von Virchow und der Entdeckung der Mikroorganismen durch Louis Pasteur schuf man entsprechend der Erwartung newtonianischer Physik einen vertrauenswürdigen Hintergrund für eine medizinische Wissenschaft: Objektivierbarkeit und Vorhersehbarkeit.

Die alten Griechen sahen Körper und Geist als nicht trennbare Elemente, aber Descartes widersprach dieser Idee später entschieden, und genau hier haben wir heute noch ein Problem. Im Fall der Physik ist die Stabilität, die wir früher durch objektives und vorhersehbares Verhalten der Materie erreicht hatte, schon verloren gegangen. Über 100 Jahre lang hat der Eindruck von Objektivität und Vorhersehbarkeit in der medizinischen Wissenschaft der Menschheit Gewissheiten über Gesundheit und Krankheit verliehen. Doch der Ausblick in die Zukunft ist ungewiss, Zweifel kommen auf, besonders was den Erfolg unserer therapeutischen Anstrengungen angeht. Nicht allein die Bedrohung durch fehlschlagende Antibiotika-Therapien, sondern auch das Unvermögen, trotz massiver Investitionen an finanziellen Mitteln und personellem Aufwand durch molekulare Medizin die Ziele in der Behandlung der Mehrheit chronischer Erkrankungen zu erreichen, bringt Ernüchterung.

Die aktuelle Situation verlangt nach einem neuen Ansatz zum Verständnis von Gesundheit, Krankheit und Behandlung. Die Entdeckung der Nanotechnologie und das konsequente Studium neuer Erkenntnisse wie z. B. der, dass der menschliche Organismus auf Nanoebene funktioniert, um die Lebensfunktionen auf einer gesünderen Ebene zu erhalten und dass die biologischen Funktionen auf

Nanoebene moduliert werden, erlaubt neue Einsichten zum Verständnis von Gesundheit, Krankheit und Heilung.

Bisher ist die „Nanomedizin“ als ein neuer Zweig der mechanistischen Medizin entstanden. Entstanden aus den überhandnehmenden Widersprüchen und neuen Paradigmen der modernen Medizin, sucht die neue Technologie Lösungsansätze für Notwendigkeiten unserer medizinischen Welt. Auch wenn bisherige Grundsätze der molekularen Medizin überholt sind, glauben noch immer viele Forscher, dies sei der einzig mögliche Weg. Diese veralteten Ansichten invadieren schleichend auch das Feld der Nanomedizin, was das Potential und die Chancen dieses neuen Gebietes enorm limitiert.

Nano-Wissenschaften und Nano–Technologie sollten einen völlig unabhängigen Weg in dieses neue Feld entwickeln, so dass wahre „Nanomedizin“ entstehen kann. Es sollte eine unabhängige Wissenschaft sein, nicht nur ein Instrument für Erhaltung und Transport von Molekülen in moderner Schulmedizin.

Nanomedizin sollte bei der Erforschung von Krankheitsursachen, beim Entwickeln von Medikamenten und der Erstellung von Therapieplänen völlig eigene Wege gehen. Nanowissenschaft als erste Post-Einsteinische Entwicklung sollte keine Zeit und Möglichkeiten damit verschwenden, alte Paradigmen von Objektivität und Vorhersehbarkeit newtonianischer Wissenschaft zu stützen.

Die Entdeckungen der Nanowissenschaft, welche die biologischen Funktionen als im Nanobereich moduliert definiert, sollten die Grundlage weiterer Forschung zum Thema Ursache und Heilung von Krankheiten bilden. Dies verlangt nach einem Bruch mit der aktuellen Ideologie moderner Medizin. Wenn die Ursache von Erkrankung auf nanometrischer Ebene identifiziert und sichtbar gemacht werden kann, muss sich auch der Heilungsansatz in dieser oder noch kleinerer Größenordnung abspielen. Dieses neue Bewusstsein sollte uns ungeahnte Möglichkeiten auf dem Gebiet der Nanowissenschaft und Nanomedizin eröffnen.

Man kann als bewiesen ansehen, dass homöopathische Mittel und homöopathische Potenzen auf den menschlichen Körper durch die schier unendlichen Möglichkeiten der Nanopartikel und Quantum Dots wirken. Diese Entdeckung wird zweifellos Folgen für die herkömmlichen Beurteilung der Hahnemannschen Ideen haben, so dass z. B. solche Begriffe wie „Lebenskraft“ usw. mehr oder weniger irrelevant werden. Alle wesentlichen Prinzipien der Homöopathie müssen im Licht dieser Entwicklung entsprechend der nanowissenschaftlichen und nanotechnologischen Hintergründe neu untersucht und neu bewertet werden.

Verknöcherte und orthodoxe Ansichten mit entsprechend veralteten Handlungsweisen werden hierbei die beschwerlichsten Hürden für den Fortschritt der Medizin sein. Wir sollten die rigide, reine Evidenz–basierte Medizin durch eine fortschrittlichere, wissenschaftlichere Medizin ersetzen, die auf nanomedizinischen Grundlagen und den Ursache-Wirkungs-Prinzipien aufgebaut ist.

Es scheint eine Tatsache zu sein, dass jede Form von Materie im Universum potenziell den Gesundheitsstatus eines Organismus verändern kann, und, in Erweiterung dieser These, auch potentielle Heilungskräfte besitzt. Vielleicht gilt dies nicht für einen rohen Massezustand, es ist aber zweifellos auf dem Nanopartikelniveau jeder Materie möglich. Einsteins Formel $E=mc^2$ eröffnete uns unbegrenzte Möglichkeiten zur Energieerzeugung. Auf ähnliche Weise wird sich uns die Wahrheit über das Verhältnis von Leben und Außenwelt, von Materie und Energie erschließen, wenn wir die Interaktion von lebenden Organismen (Leben) und Materie in ihrer kleinsten Form (nahe dem Welle-Teilchendualismus) erforschen.

Wir kennen eine Menge Probleme in der Physik, die uns daraus erwachsen sind, mit linearen Gleichungen nicht–lineare Prozesse beschreiben zu wollen. Die Wirkung homöopathisch potenzierter Produkte kann als ein nicht–lineares Phänomen beschrieben werden und fällt somit in den Bereich der Chaos–Mathematik. Bei aufmerksamer Betrachtung des Potenzierungsvorgangs, insbesondere der Sucussionstechnik, fällt auf, dass künstliche Turbulenzen in einem geschlossenen Glascontainer erzeugt werden, die in der Lage sind, ein vorrübergehendes chaotisches System zu erschaffen, in dem sich Partikel bilden und dauerhaft erhalten.

Jüngere Forschungsergebnisse haben gezeigt, dass Aufbau und Funktion eines Enzymes durch Nanopartikel (NPs) verändert werden kann. Die Interaktion zwischen Enzym und NPs wird im Wesentlichen durch Schlüsseleigenschaften der NPs gesteuert, also durch Struktur, Größe, Oberflächenchemie, Ladung und Oberflächenformen.

Die Regulation der Proteinaktivitäten spielt eine wichtige Rolle bei der Modulierung zellulärer Prozesse wie Signalübermittlung, DNA Replikation und Stoffwechselregulierung. Fehlfunktionen der Proteine werden mit Erkrankungsprozessen im Menschen assoziiert, so dass die Möglichkeit, Enzyme neu zu regulieren und Interaktionen zwischen Proteinen zu steuern, als vielversprechender Ansatz zur Heilung von Krankheiten verstanden werden kann. Nanopartikel haben einzigartige Vorteile gegenüber kleinsten organischen Molekülen. Zum einen haben sie, relativ gesehen, eine größere und spezifischere Oberfläche, um entsprechende Eiweiße zu binden und somit biologische

Interaktionen auszulösen. Zum anderen können NPs im Gegensatz zu kleinen chemischen Molekülen oder biologischen Molekülen leichter in Zellen eindringen.(23)

Weitere Untersuchungen bestätigen, dass die Größe der NPs ein wesentlicher Aspekt zur Beeinflussung der Interaktion zwischen der Proteinstruktur und dem NP darstellt. Untersuchungen mit Silicea-Nanos zeigten, dass nur absorbierte Partikel in 4nm Größe Struktur und Funktion des Proteins beeinflussen konnten.(23)

Im Vergleich zu herkömmlichen Materialien zeigen NPs eine größere Oberfläche, die durch kovalente und nicht-kovalente Bindungen mit organischen Molekülen zu funktionellen NPs modifiziert werden können. Die passenden, funktionellen NPs gewinnen dadurch Eigenschaften, die unveränderte NPs nicht haben, wie zum Beispiel der Schutz vor nicht-spezifischen Bindungen und stattdessen das Erkennen von spezifischen Biomakromolekülen. Auf diese Weise können Enzymaktivitäten, wenn sie an Oberflächen-angepasste NPs geraten, spezifisch reguliert werden.(23)

Es sollte nun ausreichend geklärt sein, dass NPs aus homöopathischen Mitteln funktionell sind und Eigenschaften besitzen, die unveränderte, bzw. nicht aktivierte NPs nicht haben. Es scheint, dass uns die Anwendung des Ähnlichkeitsprinzips *similia similibus curantur* bei der Wahl der Mittel die Richtung zeigt, in der wir suchen müssen, um passende, funktionelle NPs zur Heilung von Krankheiten auswählen zu können.

Persönlich bin ich davon überzeugt, dass funktionelle NPs, die durch den Prozess homöopathischer Potenzierung entstanden sind, als die richtigen medizinischen Mittel gelten können, die Erkrankungen auf einer tieferen Ebene heilen lassen. Daraus ergibt sich, dass die Homöopathie automatisch in den Status der Nanomedizin erhoben wird. Die Integration der Homöopathie in die moderne Medizin ist daher ein essentieller Schritt in allen Forschungsgebieten, besonders aber in Pharmakologie und Biologie.

KAPITEL IX
HOMÖOPATHIE IST EINE WISSENSCHAFT, DIE VON MATERIE HANDELT

Bei der Entwicklung seiner homöopathischen Medizin folgte Dr. Hahnemann einem logisch wissenschaftlich nachvollziehbaren System mit klaren therapeutischen Zielen. Diese Ziele formulierte er recht vehement im „Therapeutischen Journal“, in dem die Heilmethoden seiner Zeit veröffentlicht wurden. Sie wurden später Bestandteil seiner Einleitung zur Ersten Ausgabe des „Organon“. Die Forschung begann mit der Entdeckung des Prinzips der „Similia similibus curentur“. Dies war ein vielversprechender Anfang, von dem aus die Forschung immer weiter ging. In den ersten 10 Jahren seiner Praxis verwendete er noch messbare Dosierungen (unlösliche Produkte als Pulver und Urtinkturen in Flüssigkeiten oder Lösungsmitteln).

Der Glückszustand hielt nicht lange an. 1799 machte er bittere Erfahrungen durch eine heftige Krankheitsverschlechterung bei einem Kind mit „Cholicodynia“ (schmerzhaften Darmkrämpfen), das er mit ponderalen Dosen von Helleborus (Veratrum album), einem giftigen Mittel, behandelt hatte. Im Jahr 1800 versuchte er es bei einem Fall von Scharlach erneut mit einer noch giftigeren Pflanze, Belladonna. Doch diesmal verwendete er eine sicherere und vernünftigere Methode, in dem er das Mittel verdünnte: Er nahm 1 Dosis Belladonna Pulver und rührte es in 100 Tropfen destillierten Wassers, zerrieb alles in einem Mörser und gab den Brei in eine Medizinflasche. Sodann reinigte er Mörser und Stößel mit 300 Tropfen verdünntem Medizinalalkohol (5:1 Wasser/Alkohol) und goss die Reinigungslösung ebenfalls in die Medizinflasche, die danach gut geschüttelt wurde. So entstand die *„starke Belladonna Lösung*“.

Ein Tropfen dieser starken Lösung wurde gewissenhaft mit 300 Tropfen verdünnten Alkohols vermengt und eine Minute geschüttelt. Dies wurde die *„mittlere Verdünnung von Belladonna*“. Ein Tropfen dieser Lösung wurde wieder in 200 Tropfen verdünntem Alkohol gegeben und eine Minute geschüttelt. So entstand die *„schwache Belladonna Lösung*“, die als Medikament zur Behandlung und Vorbeugung von Scharlach angewendet wurde.

Nach der Berechnung Dr. Hahnemanns enthielt jeder Tropfen der schwachen Belladonna Lösung ein vierundzwanzig-Millionstel Teil einer Trockendosis eingetrockneten Belladonna-Saftes (Quelle unter: „Die kleineren Schriften“ – von S. Hahnemann, auf Englisch bei Dudgeon B Jain . Publishers, S 380-381)

Die angewendete Dosis lag jedes Mal zwischen 2 und 40 Tropfen. Die Dosierung wurde entsprechend dem Alter des Patienten angepasst: 2 Tropfen für ein 1- jähriges Kind, 40 Tropfen bei einem Erwachsenen.

Die materielle Größenordnung und somit die Intention bei der Medikamentengabe wurde erstmals verfeinert, als Dr. Hahnemann die Belladonna Verdünnung entdeckte. Sie wurde aber noch komplexer mit der Erfindung der Dynamisierung. Er arbeitete unermüdlich an einer vollständigen Theorie, die Ursachen und Heilung von Krankheiten erklären sollte. Aber trotz ernsthafter Bemühung konnte er keine perfekte und vollständige Theorie zur Erklärung aufstellen.

Es ist spannend zu sehen, wie er mit dem Problem umging. Die Lektüre zum Vorwort des vierten Bandes über „Die chronischen Krankheiten", erschienen 1828, zeigt dies gut. Der Titel, den Dr. Hahnemann für dieses Vorwort wählte, lautete: „Blick auf die Art wie homöopathisches Heilen zugehe". Er begann seinen Aufsatz mit:

„Den Vorgang des Lebens im Innern des Menschen können wir nicht mit unsern Sinnen erreichen, nicht wesentlich erkennen, und es ist uns nur zuweilen vergönnt, aus dem Geschehenden muthmasslich zurück auf die Art zu schliessen, wie es wohl möge zugegangen und zu Stande gekommen seyn, ohne dass wir jedoch aus den im Reiche des Unorganischen wahrzunehmenden Veränderungen treffende Belege zu diesen unsern Erklärungen darzulegen im Stande wären, weil das Lebendige mit letztern in seinen Veränderungen gar nichts gemein hat, vielmehr beide durch himmelweit von einander abweichende Prozesse entstehen".

Er führte weiter aus:

„Es war daher ganz natürlich, dass ich im Vortrage der homöopathischen Heillehre nicht wagte, zu erklären, wie die Heilung der Krankheiten durch unser Einwirken auf den kranken Menschen mit Substanzen wohl zugehen möge, welche die Kraft besitzen, sehr ähnliche Krankheits-Zustände im Gesunden zu erzeugen. Zweifelhaft gab ich meine Vermuthung darüber an, ohne es eine Erklärung, eine bestimmte Erklärung nennen zu wollen, die auch gar nicht durchaus nöthig war, da uns nur obliegt, nach dem erkannten und sich immerdar bestätigenden Natur-Gesetze durch Aehnliches richtig und mit gutem Erfolge zu heilen, nicht aber mit abstrakten Erklärungen zu prahlen und den Kranken dabei ungeheilt zu lassen, worin bisher das Thun der sogenannten Aerzte bestand.

Diese letztern machten daher eine Menge Einwendungen dagegen und hätten lieber gar die ganze homöopathische (einzig mögliche) Heilkunst aus dem Grunde verworfen, weil ihnen dieser mein Erklärungs-Versuch über die Art des Vorgangs beim homöopathischen Heilen im verborgenen Innern nicht genügte.

Nicht um diese zufrieden zu stellen, sondern um mir selbst und meinen Nachfolgern, ächt pracktischen Homöopathen einen noch wahrscheinlichern Erklärungs-Versuch dieser Art vorzulegen – weil der menschliche Geist doch nun einmal, unaufhaltsam den unschuldigen und löblichen Trieb fühlt, sich einige Rechenschaft zu geben, auf welche Weise es zugehen möge, was er mit seinem Thun Gutes bewirkt – nur desshalb habe ich diese Zeilen niedergeschrieben."

Schließlich brachte Hahnemann seine „Theorie der Lebenskraft" vor,

„Die organische Lebenskraft unsers Körpers ist es, welche natürliche Krankheiten aller Art, selbst direkt und ohne solche Aufopferungen heilt, sobald sie durch die richtigen (homöopathischen) Arzneien in den Stand gesetzt wird, zu obsiegen" ...

Des Weiteren stellte er einige Punkte klar, die seine Erklärungsversuche unterstreichen sollten. Der wichtigste Punkt bezog sich auf die Wirkungsweise seiner Mittel:

„Zweifelhaft gab ich meine Vermuthung darüber an, ohne es eine Erklärung, eine bestimmte Erklärung nennen zu wollen, ..."

sondern eher eine Version des modus operandi. An zweiter Stelle sagte er:

„ich schreibe diese Zeilen nicht um meine Kritiker zufrieden zu stellen",

und drittens:

„sondern um mir selbst und meinen Nachfolgern, authentischen praktischen Homöopathen einen (anderen und) noch wahrscheinlicheren Erklärungs-Versuch dieser Art vorzulegen."

Was das Konzept zur Homöopathie angeht, dreht sich die ganze Welt auch heute noch um die Beantwortung dieser drei von Hahnemann vorgestellten Aspekte.

Einige Homöopathen sind auch heute noch recht zufrieden mit den Überlegungen, die Hahnemann seinerzeit anstellte. Die Kritiker stehen ihrerseits noch immer auf demselben Standpunkt wie damals, indem sie die wissenschaftlichen Grundlagen zu homöopathischen Potenzen infrage stellen. Tatsächlich scheint aber die Wahrheit von den ursprünglichen Konzepten zur Homöopathie weit entfernt zu liegen.

Ich glaube kaum, dass die Homöopathen wirklich verstanden haben, was Hahnemanns Erklärung sein sollte. Die Idee einer „Lebenskraft“ war nur ein Vorschlag, um die Neugier seiner Schüler zu befriedigen. Er konnte keinen besseren Vorschlag machen, da die wissenschaftliche Welt seiner Zeit noch nicht weit genug fortgeschritten war, um eine tiefergehende Forschung zu betreiben.

Wir wissen, dass Dr. Hahnemann die Reise in die Homöopathie begann, um medizinische Wissenschaft rationaler zu gestalten und eine beweisbare materielle Realität zu erschaffen. Tragischerweise rückte ihn aber die unerklärbare Natur seiner Entdeckungen in die Esoterikecke des „Vitalismus“ und der „Lebenskraft“. Wahrscheinlich war er sehr unglücklich darüber, die „Lebenskraft“ als spekulative Erklärung anbieten zu müssen.

Allerdings glaube ich, dass die Entdeckung der NPs und QDs in ultrahohen Verdünnungen homöopathischer Mittel dazu führen kann, dass Dr. Hahnemanns visionärer Traum für die Homöopathie erfüllt wird, so dass diese zu einem therapeutischen System wird, mit dem man schneller, nachhaltiger, vernünftiger und weniger schädlich heilen kann. Tatsächlich hat sich endlich gezeigt, dass Homöopathie eine materielle, wissenschaftlich begründete Behandlungsmethode ist, ganz wie Dr. Hahnemann erwartete hatte.

Ausführliche Analysen mittels Elektronenmikroskopie und energiedispersiver Spektroskopie über fünf Jahre mit dreißig homöopathischen Mitteln haben mich zweifellos davon überzeugt, dass homöopathische Potenzen keine Placebo Lösungen darstellen, wie Kritiker immer gerne argumentieren, und auch keine vergeistigten oder dynamischen Varianten verschiedener Substanzen darstellen, die auf unerklärliche Weise mit der hypothetischen „Lebenskraft“ nach Hahnemann in Interaktion treten, auch wenn dies von vielen Homöopathen noch immer als definitive Wahrheit angesehen wird. Die Entdeckung materieller Spuren der ursprünglichen Mittelsubstanzen, die in jeder homöopathischen Potenz gefunden werden können, beendet diese beiden seit langem bestehenden Einwände.

Der Nachweis von Teilchen, als NPs oder QDs aus dem ursprünglichen Mittel, die in allen Potenzen und allen untersuchten Proben gefunden wurden, beweist, dass das mathematische Modell zur Berechnung der Anzahl von Molekülen pro Mol Substanz nach Avogadro nicht universell anwendbar ist.

Außerdem wird durch diese nachgewiesenen Partikel die Theorie einer „Lebenskraft“ oder einer Wirkung durch unsichtbare energetische Medizin in homöopathischen Potenzen überflüssig. Die Entdeckung der Teilchen erhebt die Homöopathie in einen neuen Status und zeigt die homöopathischen Potenzen als normale Arzneimittel mit rein materieller Natur.

Mit dieser Entdeckung hat die Zwiespältigkeit der Avogadro´schen Theorie endlich verloren. Die Fakten stehen für sich „Materie ist unendlich teilbar“, und Lösungen voller Nanopartikel und Quantum Dots sind zu materieller Interaktion fähig, wobei sie beim Menschen, anderen Organismen und Pflanzen therapeutische Wirkung entfalten können.

Was ist also die wahre Natur der Materie in homöopathischen Potenzen?

KAPITEL X
HOMÖOPATHIE IST NANOMEDIZIN

Nachdem jetzt offensichtlich geworden ist, dass Homöopathie von Materie handelt, haben wir die Aufgabe, weiter zu forschen, um zu verstehen, mit welcher Art Medizin wir es zu tun haben, wenn wir homöopathische Potenzen einsetzen. Dabei sollten wir vor Augen haben, dass die Herstellung der Potenzen im ersten Kapitel unter „Nanowissenschaft“ beschrieben wurde. So wird klar, dass die Nanotechnologie und die Herstellung von Nanopartikeln mit der Potenzierung, Trituration und Verschüttelung von homöopathischen Mitteln nahe verwandt ist, was genau der Vorgehensweise entspricht, die Dr. Hahnemann um 1810 entdeckt hat. Die Sukussionen sind ein weiters von Dr. Hahnemann entwickeltes Verfahren, das vielleicht in Zukunft von der Nanotechnologie übernommen werden könnte, um noch feinere NPs in unzählbarer Anzahl herstellen zu können.

Jetzt bleiben nur noch wenige Fragen von denen, die wir im 2. Kapitel gestellt haben, unbeantwortet. Einige davon sind mir im Laufe meiner homöopathischen Tätigkeit stets präsent gewesen. Diese Fragen sind:

1. „Worin bestehen die physikalischen und chemischen Veränderungen, die während der Potenzierung ablaufen?“
2. „Wie wirkt homöopathische Medizin?“
3. „Über welchen Weg wirkt sie?“

Wie bereits früher festgestellt, verfügten wir aus den Hypothesen des Dr. Hahnemann nur über rein spekulative Annahmen, wie z. B. die „Lebenskrafttheorie“. Auch wenn die Homöopathie ohne eine bessere Antwort lange überlebt hat, haben diese Thesen uns Homöopathen in wissenschaftlichen Debatten immer schwer geschadet.

Die einzige Befriedigung, die Homöopathen für sich verbuchen konnten, waren magische Heilerfolge und die regelmäßigen Besserungen bei der Behandlung von Kranken. Doch die Jahre des Überlebens am Rand der Wissenschaft und die Verunglimpfungen gegen Homöopathen waren nicht umsonst. Die vorliegende Untersuchung zeigt das volle Potential der Homöopathie als therapeutische Methode, die mittels unbegrenzter Zahl von Nanopartikeln und QDs in jeder homöopathischen Verdünnung, egal ob aus mineralischer, metallischer oder pflanzlicher Quelle stammend, nichts anderes als Nanomedizin ist. Anhand meiner Untersuchungen bin ich durch den Nachweis der NPs und QDs, und angesichts deren Fähigkeiten zur Regulation auf sub-zellulärer Ebene, DNA,

RNA, etc., vom Nanopotential und nanomedizinischen Aspekt der Homöopathie vollkommen überzeugt, so dass wir nach zahlreichen Beweisen jetzt von der NANODYNAMIK der homöopathischen Potenzen sprechen können.

Diese verantwortungsvolle neue Position der Homöopathie begründet sich nicht länger auf Spekulationen oder egozentrischem Wunschdenken, sondern auf dem Ergebnis einer wissenschaftlichen Untersuchung. Die neuen Entdeckungen bestätigen die Nanodimension der Homöopathie, ohne dadurch andere therapeutische Auswirkungen auszuschließen. Auf dieser Ebene befinden sich die Nanopartikel nahe des Welle/Teilchen Dualismus, wo ihr Verhalten so unvorhersehbar ist, wie es die Theorie der Quantenphysik erklärt.

Weitere Untersuchungen auf diesem Niveau mögen weitere therapeutische Aktionen jenseits der NP und QD Größenordnung erkennbar werden lassen. Der aktuelle Fokus in der Nanomedizinforschung, der sich noch auf das Konzept von molekularer Medizin stützt, ist nicht länger tragbar, schon darum nicht, weil die Theorien der Molekularmedizin nur auf großvolumige Zellebenen und biochemische Körperfunktionen anwendbar sind.

Wir wissen mittlerweile, dass die menschlichen Organfunktionen im subzellulären Niveau reguliert werden, insbesondere auf genetischer Ebene. Wir brauchen neue Grundregeln, die eine Nano-Realität für diese Ebenen zulassen. Nanomedizin ist die einzig zulässige Antwort auf diese Frage, aber wie wir zuvor sehen konnten, sind die Forschungsleistungen der modernen Medizin zurzeit grundsätzlich eher schwach und abwegig. Es wird ein neues nanomedizinisches Konzept gebraucht, mit dem die Paradigmen der molekularen Medizin auf den aktuellen Stand der Forschung gebracht werden.

Die bestehenden Argumente sind simpel, denn sie basieren auf der Zell-pathologischen Theorie nach Virchow, die besagt, dass Zellen die kleinsten lebendigen Einheiten des Lebens darstellen, und die Verletzung der Zellen als Ursache von Krankheit angesehen wird. Diese Theorie stammt etwa von 1860. Damals existierte keine Vorstellung von Genen, Chromosomen oder DNA. Es scheint paradox, dass die grundlegenden Vorstellungen zur Therapie trotz revolutionärer Fortschritte in Wissenschaft und Zellbiologie noch immer dieselben sind. Wir können daraus schließen, dass die modernen, heutigen therapeutischen Ansätze leider nicht ganz so modern sind.

Für eine Medizin der Zukunft benötigen wir Therapieoptionen, die auf der Nano-Realität aufbauen. Wir können sicher sein, dass Dr. Hahnemanns harte Arbeit und die Hartnäckigkeit seiner Nachfolger nicht sinnlos war. Homöopathie bietet eine perfekte Alternative zu chemischen Nanomitteln, die es in der aktuellen

Medizin nicht gibt. Tatsächlich ist Homöopathie eine wahre Nanomedizin. Meiner Meinung nach ist jetzt der Moment gekommen, alle Bereiche der Medizin zur Verbesserung unserer Gesundheit und Vermeidung weiterer wirtschaftlicher Belastungen im Gesundheitssystem zusammenzufügen.

Die Homöopathie wurde schon immer kontrovers diskutiert, weil Medikamente in Hochpotenzen wie C30, C200, 1000, 10.000 50.000 und 100.000, sich so weit jenseits der Avogadro´schen Zahl befinden, dass es rein theoretisch unmöglich sein muss, irgendwelche Teilchen des Ausgangsmaterial aufzufinden. Es wurden viele Hypothesen zur Wirkungsweise von homöopathischen Mitteln entworfen und die unterschiedlichsten Rechtfertigungen und Begründungen formuliert. Einige Theorien wie die „Erinnerung des Wassers", das Ausbilden von Clustern und mutmaßliche Epitaxis als „natürlicher Prozess" (Prinzip der Selbstordnung), quantenphysikalische Eigenschaften des Wassers oder die „Übergeordnete Selbstordnung in komplexen Netzwerken", bekannt als „Entanglement", wie von Iris R Bell vorgeschlagen, sind hierbei noch gar nicht ausreichend untersucht worden. All diese Vorschläge entstanden zu einer Zeit, als noch jeder Wissenschaftler davon überzeugt war, dass es keinerlei Ursprungssubstanz oder Teilchen in höheren homöopathischen Lösungen geben könne.

Die Entdeckung der NPs und QDs in allen höheren Potenzen verschiedener homöopathischer Mittel unterschiedlichster Herkunft verändert das bisherige Glaubenssystem, das all den zuvor genannten Theorien zugrunde liegt. Sie wandelt die Vorstellung von homöopathischen Potenzen von immaterieller zu materieller Realität, oder noch präziser, es bringt uns zu dem Punkt, an dem Homöopathie vor allem zur Nanomedizin wird. Die Wirkung homöopathischer Potenzen entsteht also durch die Aktion von NPs und QDs.

Wir stellen fest, dass die Homöopathie im Moment die einzige Medizin auf der Welt ist, die Nanopartikel als therapeutische Wirkstoffe von Anfang an eingesetzt hat. Die Entwicklung der Nanowissenschaften als unabhängiger Bereich der Wissenschaften trägt wesentlich dazu bei, dass die Potenzen als wahre Nanomedizin anerkannt werden konnten. Gleichzeitig ist diese Entdeckung wichtig genug, um die bisherige moderne Medizin auf molekular und zellulärer Basis abzulösen.

In meinen früheren Schriften, „New Lights – lectures on homoeopathy and philosophy" („Neues Licht: Vorträge zur Homöopathie und Philosophie"), vor über einem Jahrzehnt verfasst, schrieb ich in dem Kapitel „Die Logik der Homöopathie": „Was wäre aus der Homöopathie ohne die Potenzierung geworden?" Durch die

Potenzierung wurde die Homöopathie von einer materiellen Wissenschaft zu einer dynamischen Wissenschaft.

Ich denke dies ist der richtige Moment, meine frühere Aussage zu korrigieren und mit dieser Aussage zu ergänzen:

„Homöopathie ist wahrhaftig eine Wissenschaft auf materieller Ebene aber auf einem Nano–Niveau: Es ist Nanomedizin".

Mit all diesen Ausführungen erhoffe ich den Beginn einer neuen Ära therapeutischer Weisheit.

KAPITEL XI
HOMÖOPATHIE IST EINE INDIVIDUALISIERTE NANOMEDIZIN

Die Fundamente für homöopathisches Arbeiten beginnen mit einem einfachen Experiment, der Mittelprüfung. Was bedeutet das?

Die Mittel werden aufbereitet bis zur C 30 Potenz und diese Lösung wird für das Experiment eingesetzt. In flüssiger Form wird das Mittel auf Kügelchen getropft, bis diese durchweicht sind. Das nennt man „medikalisierte Globuli", von denen Hahnemann annahm, dass diese Globuli mit der dynamischen Kraft des Mittels durchdrungen waren. Heute wissen wir, dass die Globuli von NPs und QDs der Mittelsubstanz durchsetzt sind. Es ist also nicht die „dynamische Kraft", sondern es sind die kleinsten NP und QD, die im Organismus wirksam werden.

Mittelprüfung ist eine weitere einzigartige Entdeckung Dr. Hahnemanns, der sie entwickelte, um herauszufinden, wie die Mittel bei gesunden Menschen statt bei Labortieren wirken. Nur die Homöopathie verwendet diese Methode zur Bestimmung von Heilkräften eines Mittels.

Zwei bis drei dieser (großen) medikamentierten Globuli werden von Freiwilligen drei- bis viermal täglich oral eingenommen, bis nach ein paar Tagen Zeichen und Symptome (physiologische Veränderungen) im Körper auftreten. Sobald diese Veränderungen auftreten, wird die Medikation unterbrochen. Die kleinsten Details jeder Veränderung in Körper und Geist werden aufgezeichnet. Diese Information bildet die Grundlage zur homöopathischen „Materia Medica". So stellt man fest, welche pharmakologische Wirkung die homöopathischen Potenzen besitzen.

Bislang nahmen die Homöopathen an, die pharmakologische Wirkung würde durch die dynamische Kraft ausgelöst, die auf die dynamische Lebenskraft des menschlichen Körpers einwirkt. Mittlerweile wissen wir, dass die pharmazeutischen Wirkungen durch NPs und QDs der Mittelpotenzen auf subzellulärer Ebene auf die biologischen Nanoeinheiten im Körper, zum Beispiel DNA, RNA, Rezeptoren, Enzymen, Hormonen, etc. ausgelöst werden.

Ein bekannter Molekularbiologe, Prof. Khuda Bukhsh, konnte wiederholt nachweisen, dass Hochpotenzen einen Einfluss auf die Programmierung der Epigenetik in lebenden Organismen haben. Seine Entdeckung bewies einen biologisch nachweisbaren Einfluss homöopathischer Mittel auf genetischer Ebene.

Aktuelle Untersuchungen mit NPs und QDs verschiedener Mittel bewiesen, dass diese auf minimaler und zum Teil atomarer Größenordnung existierenden Teilchen epigenetische Programmierungen auslösen können. Wenn sie also in der Lage sind, epigenetische Programmierungen zu starten, werden sie mit Bestimmtheit auch auf eine Vielzahl subzellulärer, biologischer Nanostrukturen Einfluss ausüben.

Schon seit den Anfängen der Medizin haben Heiler davon geträumt, Medikamente individuell erstellen zu können. Die Erfüllung dieses Traumes ist letztendliche das Ziel jeder Medizin. Denn jeder medizinisch ausgebildete Forscher ist sich bewusst, dass jeder Mensch mit seinem genetischen Material einzigartig und in hohem Grade individuell unterschiedlich ist. Das Aufschlüsseln der Gene und die damit verwandte Forschung bestätigte eine hoch spezielle, individualisierte genetische Mischung in jedem Individuum, in jedem lebenden Organismus. Diese Einzigartigkeit ist besonders ausgeprägt in hochentwickelten Organismen wie im Menschen, der außer Körper und Geist auch noch über Bewusstsein verfügt. Individualisierte Medizin war jedoch ein unmöglicher Traum für die molekulare Medizin, die bis heute die Medizin im Wesentlichen bestimmt. Mit viel Intuition und genauer Beobachtungsgabe fand Dr. Hahnemann einen Schlüssel zur individualisierten Medizin.

Er begann seine homöopathische Reise mit Verordnungen auf der Basis vollständig aufgelisteter Anzeichen und Symptome jedes Patienten, wobei das Mittel, bei dem die größte Anzahl von bekannten Anzeichen übereinstimmte, als das „Similum" für diesen Patienten ausgewählt wurde. Später stellte er fest, dass dieser Ansatz bei vielen Patienten nicht ausreichte. Weitere Beobachtung brachten ihn dazu, die wesentlichen Zeichen und Symptome zu identifizieren, was er im Aphorismus 153 des „Organon der Medizin, 6. Auflage §153" folgendermaßen formulierte:

„Bei dieser Aufsuchung eines homöopathisch specifischen Heilmittels, das ist, bei dieser Gegeneinanderhaltung des Zeichen-Inbegriffs der natürlichen Krankheit gegen die Symptomenreihen der vorhandenen Arzneien, um unter diesen eine, dem zu heilenden Uebel in Aehnlichkeit entsprechende Kunstkrankheits-Potenz zu finden, sind die auffallendern, sonderlichen, ungewöhnlichen und eigenheitlichen (charakteristischen) Zeichen und Symptome[110] des Krankheitsfalles, besonders und fast einzig fest in's Auge zu fassen; denn vorzüglich diesen, müssen sehr ähnliche, in der Symptomenreihe der gesuchten Arznei entsprechen, wenn sie die passendste zur Heilung sein soll. Die allgemeinern und unbestimmtern: Eßlust-Mangel, Kopfweh, Mattigkeit, unruhiger Schlaf, Unbehaglichkeit u.s.w., verdienen in dieser Allgemeinheit und wenn sie nicht näher bezeichnet sind, wenig Aufmerksamkeit, da man so etwas Allgemeines fast bei jeder Krankheit und jeder Arznei sieht."

Später gab er weitere Angaben zu diesem Aspekt im Aphorismus 211, 6. Auflage des „Organon der Medizin“:

„Dieß geht so weit, daß bei homöopathischer Wahl eines Heilmittels, der Gemüthszustand des Kranken oft am meisten den Ausschlag giebt, als Zeichen von bestimmter Eigenheit, welches dem genau beobachtenden Arzte unter allen am wenigsten verborgen bleiben kann.“

Dies bezieht sich auf das Verlangen, Abneigungen, individuellen Angewohnheiten, thermischen Reaktionen, Ausscheidungen, Schlaf und Traum sowie alle physikalischen Konstitutionen des Individuums. Tatsächlich bedeutet dies den erkennbaren Ausdruck alles bestehenden Genmaterials eines Individuums. Bei dieser Liste erwartete Dr. Hahnemann von seinen Arztkollegen nicht einfach aufgrund der Zeichen und Symptome zu verordnen, sondern eben aufgrund aller genetisch bedingten Eigenarten eines Individuums, was er die individuelle „Konstitution“ nannte.

Bislang haben Homöopathen fälschlich behauptet, die Homöopathie sei eine Therapie basierend auf den Anzeichen und Symptomen des Patienten. Wahr ist, dass die homöopathische Beschreibung eine vollständige Beschreibung der genetischen Identität des Patienten darstellt. Da jedes Individuum über einzigartiges Genmaterial verfügt, muss auch der Erkrankungsprozess einzigartig. Daraus ergibt sich, dass eine statistische Erhebung zur Ermittlung einer effizienten Therapie, wie sie in molekularer Medizin angewandt wird, ein unlogischer Weg ist. Herkömmliche Krankheitsdiagnosen und normale, allgemeingültige Diagnostik muss nicht notwendigerweise eine allgemeingültige genetische Ursache haben. Genetisch bedingte Krankheitsursachen können von Person zu Person unterschiedlich auftreten.

Eine homöopathische Individualisierung und Verordnung unterschiedlicher Mittel bei gleichen klinischen und pathologischen Diagnosen bestätigen diese simple Feststellung. Wir können heute feststellen, dass Homöopathie eine individualisierte Nanomedizin darstellt.

Die Individualisierung der Therapie durch Homöopathen über die letzten zwei Jahrhunderte erschien Wissenschaftlern anderer Denkrichtungen seltsam. Die Ergebnisse dieser Individualisierung waren unterschiedlich, mal hervorragend und höchst wirksam in vielen Fällen, mal eher mäßig oder enttäuschend in vielen anderen. Als Homöopath war man gewohnt anzunehmen, dass wenn die Ergebnisse und die Verordnungen nicht funktionierten, der Fehler bei der eigenen Auswahl von Mittel und Potenz lag. In jedem Fall war dies immer ein schwerfälliger Prozess.

Ich denke, mit der Feststellung, dass Homöopathie eine individualisierte Nanomedizin ist, reicht es noch nicht. Die Zweifel zur Wahl der Mittel sollten verschwinden. Jede neue Theoretisierung mag hierfür unzureichend sein. Ein neuer, erhellenderer Ansatz ist nötig.

1. Die homöopathischen Mittelprüfungen müssen unter moderneren Aspekten vorgenommen werden, vielleicht indem man auch epigenetische oder subzelluläre Veränderungen untersucht, die bei den Prüflingen auftreten sollten.

2. Die Gültigkeit des „similia similibus curentur“ ist auf der Ebene der Erkrankung nachgewiesen worden. Nun müsste man dasselbe auf genetischer und subzellulärer Ebene untersuchen.

3. Wenn es uns gelingen sollte, eine Verbindung zwischen den genetischen Ebenen und der Mittelwirksamkeit auf genetischer und subzellulärer Ebene herzustellen, würde die zu ergreifende Therapie sonnenklar und einfach sein.

Viele Erkrankungen, die uns heute noch enorme Summen Geld kosten, können vielleicht in Kürze mit minimalem Kostenaufwand behandelbar werden.

Der Aspekt der „individualisierten Nanomedizin“ ist das Markenzeichen der Homöopathie.

ANHANG

Liste der in dieser Studie verwendeten Mittel und deren Hersteller

Nr.	**Mittel**	**Hersteller**
1	Natrum mur LM1 – LM30	Bahola Laboratories
2	Natrum mur 6C – CM	Dr Willmar Schwabe India
3	Aurum met LM1 – LM30	Bahola Laboratories
4	Aurum met 6C – CM	Dr Willmar Schwabe India
5	Silicea 6C – CM	Bio India Pharma Pvt Ltd
6	Ferrum met 6C – 50M	Bakson Drugs & Pharmaceuticals
7	X-ray 200, 1M, 10M	Bakson Drugs & Pharmaceuticals
8	Ars alb 200	Bakson Drugs & Pharmaceuticals
9	Iodum 200	Bakson Drugs & Pharmaceuticals
10	Lycopodium LM1 – LM30	Bahola Laboratories
11	Lycopodium 6C – CM	Dr. Willmar Schwabe India
12	Psorinum 6C – CM	Dr. Willmar Schwabe India
13	Carbo vegetabilis 6C – CM	Dr. Willmar Schwabe India
14	Carbo animalis 6C – CM	Dr. Willmar Schwabe India
15	Calcarea carbonica 6C, 1M	Dr. Willmar Schwabe India
16	Nux vomica 6C, 1M, CM	Dr. Willmar Schwabe India
17	Natrum mur LM1 (handverschüttelt)	Dr. Willmar Schwabe India
18	flüssige Lösung v Ars met LM1 + Natrum mur LM1 + Aurum met LM1	Dr. Willmar Schwabe India
19	Dr. Reckeweg R 1	Dr. Reckeweg & Co. Germany
20	Dr. Reckeweg R34	Dr. Reckeweg & Co. Germany
21	Schwabe Alpha HA	Dr. Willmar Schwabe India
22	SBL Relax head	Sharada Boiron Laboratories Ltd
23	Bioforce AG Migr. Headache	Holistic Remedies öPvt Ltd. India
24	Medizinalalkohol	Bahola Laboratories

QUELLENANGABEN

1. Pradeep. T, ***Nano: The Essentials: Understanding Nanoscience and Nanotechnology***,2007, Tata McGraw-Hill Publishing Company Limited, New Delhi, 3,20,32,34,37,43, 49,263.
2. Sellers Kathleen, Mackay Christopher, Bergeson Lynn. L et al. ***Nanotechnology and The Environment***, 2009, Taylor & Francis Group, LLC, USA, 12, 15.
3. Ramsden Jeremy, ***Essentials of Nanotechnology,*** 2009, Jeremy Ramsden and Ventus Publishing ApS, www.bookboon.com, 8.
4. Poole Charles P Jr, Owens Frank J, ***Introduction to Nanotechnology***, 2003, John Wiley & Sons, Inc., Hoboken, New Jersey, USA, 2.
5. Ueda Jumpei, Samusawa Makato, Kumagai Keisuke et al, ***Recreating the Lycurgus Effect Silver Nanoparticles in Solutions and in Silica Gel,*** J Mater Sci (2014) 49:3299-3304
6. Hai-Dong Yu, Michelle. D. Regulacio, Enyi Ye And Ming-Yong Han, ***Chemical Routes to Top-Down Nanofabrication***, Chem. Soc. Rev. 2013, 42, 6006.
7. Bandyopadhyaya. K., **Nano Materials**, 2008, New Age International Publishers Ltd, New Delhi, 12,72, 73,92, 93.
8. Manoharan. H. C, C. P. Lutze & D. Eigler, 2000, Nature, 403, 512.
9. ***Homeopathic pharmacopeia of India***, Vol II, Second edition, 1984, Government of India, Ministry of health and family welfare, 65, 163
10. Feldheim Daniel L, Foss. Jr Colby, A., ***Metal Nanoparticles, Synthesis, Characterization, and Applications***, 2002, Marcel Dekker, Inc., New York, USA, 263.
11. Goel Sumit, *Art and Science of Homeopathic Pharmacy,* 2nd edition, 2007, Mind technologies, Mumbai, 233, 234.Banerjee D.D, ***A textbook of Homoeopathic Pharmacy,*** reprint edition, 1995, 48.
12. Haehl Richard, ***Samuel Hahnemann-His Life and Works***, Volume I, 2006, B. Jain Publishers (P) Ltd, New Delhi, 268.
13. Isenhour L. Thomas, ***The Evolution of Modern Science,*** 1st edition, 2013, www.bookboon.com, 10, 25, 74, 75, 194, 196, 198, 202, 209, 212.
14. Pengju G Luo, Fan Yang, et al, ***Carbon Based Quantum Dots for Fluorescence Imaging of Cells and Tissues,*** RSC Advances, February 2014, 10791.
15. Zewei Quan, Yuxuan Wang, and Jiye Fang, ***High – Index Faceted Noble Metal Nanocrystals,*** American Chemical Society, 2013 – Vol.46, No.2, 191.
16. Gil Pilar Rivera, Aberasturi Dorleta Jimenez De, Wulf Verena et al, ***The Challenge to Relate the Physicochemical Properties of Colloidal Nanoparticles to their Cytotoxicity***, Accounts of Chemical Research – 2013, Vol.46(3), 747.

17. Yun Long Wu, Nirupama Putcha, et al, ***Biophysical Responses upon the Interaction of Nanomaterials with Cellular Interfaces***, Accounts of Chemical Research – 2013, Vol.46 (3), 788.
18. Francoise M. Winnik and DusicaMaysinger, ***Quantum Dot Cytotoxicity and Ways to Reduce it,*** Accounts of Chemical Research – 2013, Vol.46 (3), 677,679.
19. Kim Sung Tae, Saha Krishnendu, Kim Chaekyu et al, ***The Role of Surface Functionality in Determining Nanoparticle Cytotoxicity,*** Accounts of Chemical Research 2013, Vol46 (3), 681.
20. Zukav Gary, ***The Dancing Wu Li Masters: An Overview of The New Physics***, 1980, Batan Doubleday Dell Publishing group Inc., New York, USA, 37.
21. Hahnemann Samuel, ***Organon of medicine***, ***6th edition, Hahnemann's own written revision, translated by William Boericke***, Reprinted Edition, 1993, B. Jain Publishers, New Delhi, 270, 276.
22. Zhaochun Wu, Bin Zhang and Bing Yan, ***Regulation of enzyme activity through interactions with nanoparticles***, International journal of molecular sciences, Vol.10, 2009; 4198-4209.

BIBLIOGRAPHIE

1. Aliahmad. M, Noori. M, ***Synthesis and characterization of nickel ferrite nanoparticles by chemical method,*** Indian Journal of Physics Vol. 87 (5) May 2013; 431 – 435.
2. Alivisatos Paul A, Andrews Anne M, Boyden Edward S et al, ***Nanotools for Neuroscience and Brain Activity Mapping,*** American Chemical Society 2013, Vol.7, No.3, 1850-1866.
3. Alkilany Alaaldin M, Lohse Samuel E, and Catherine J. Murphy, ***The Gold Standard; Gold Nanoparticle Libraries to Understand the Nano–Bio Interface,*** Account of Chemical Research – 2013 – Vol.46, No.3, 650 – 661.
4. Andon Fernando Torres and Fadeel Bengt, ***Programmed Cell Death: Molecular Mechanisms and Implications for Safety Assessment of Nanomaterials,*** Accounts of Chemical Research 2013 – Vol.46, No.3 – 733-742.
5. Andrade Fernanda, Rafael Diana, Videira Mafalda et al, ***Nanotechnology and Pulmonary Delivery to Overcome Resistance in Infectious Diseases***, Advanced Drug Delivery Reviews 65 (2013) 1816-1827.
6. Arciprete Fabrizio, Placidi Ernesto, Magri Rita et al, ***The Unexpected Role of Arsenic in Driving the Selective Growth of In as Quantum Dots on GaAs,*** American Chemical Society 2013, vol.7, no. 5, 3868-3875.
7. Aseeva N. V, Gromov E. M and Tyutin V. V, ***Soliton dynamics in media with space stimulated Raman scattering and synchronic spatial variation of dispersion and self-phase modulation,*** Chaos, American Institute of Physics 2013, 23, Vol. 23 (1); 013143 1 – 6.Bafna Manish.K, SenPratima and Sen, P.K, ***Theoretical study of spin splitting in parabolic semiconductor quantum dots,*** Indian Journal of Pure and Applied Physics, Vol.50, August 2012; 571 – 575.
8. Baishya U, Sarkar U, ***Structural, optical and electrical properties of spherical shaped wurtzite ZnS nanoparticles dispersed in polyvinyl alcohol matrix***, Indian Journal of Physics Vol. 87 (8) August 2013; 763-766.
9. Bakewell David, ***Micro- and Nano-Transport of Biomolecules***, 2009, David Bakewell & Ventus Publishing ApS, www.bookboon.com.
10. Banerjee D. D, ***Augmented Textbook of Homoeopathic Pharmacy***, 2nd edition, 2006, B. Jain publishers (P) Ltd, New Delhi.
11. Banerjee Pathikrit, Bhattacharyya Soumya Sundar, et al, ***Evidences of Protective Potentials of Microdoses of Ultra-High Diluted Arsenic Trioxide in Mice Receiving Repeated Injections of Arsenic Trioxide,*** Evid Based Complement Alternate Med. 2011; 2011: 391752.Published online Feb 14, 2011.
12. Barry Nicolas P.E and Sadler Peter J, ***Challenges for Metals in Medicine: How Nanotechnology may Help to Shape the Future.*** American Chemical Society, 2013, vol.7, no: 7, 5654-5659.

13. Bartczak Dorota, Muskens Otoo L, Elsner Tilman Sanchez et al, ***Manipulation of in Vitro Angiogenesis Using Peptide-Coated Gold Nanoparticles,*** American Chemical Society, 2013, vol.7, no: 6, 5628-5636.
14. Bell Iris R, Koithan Mary, ***A Model for Homoeopathic Remedy Effects: Low Dose Nanoparticles, Allostatic Cross-Adaptation, and Time-Dependent Sensitization in a Complex Adaptive System,*** BMC Complementary & alternative Medicine 2012, 12:191.
15. Bell Iris R, Schwartz Gary E, ***Adaptive Network Nanomedicine: An Integrated Model for Homeopathic Medicine,*** Frontiers in Bioscience (Scholar Edition) 2013; 5(2): 685-708.
16. Belon Philippe, Banerjee Pathikrit et al, ***Can Administration of Potentized Homeopathic Remedy, Arsenicum Album, Alter Antinuclear Antibody (ANA) Titer in People Living in High-Risk Arsenic Contaminated Areas? I. A Correlation with Certain Hematological Parameters,*** Evid Based Complement Alternate Med. Mar 2006; 3(1): 99–107.
17. Bertheleme Nicolas, Chae Pil Seok, Singh Shweta et al, ***Unlocking the Secrets of the Gate Keeper: Methods for Stabilizing and Crystallizing GPCRs,*** Biochimicaet Biophysica Acta 1827(2013) 1003-1019.
18. Bhattacharjee Nandini, Pathak Surajit, and Anisur Rahman Khuda-Bukhsh. ***Amelioration of Carcinogen-Induced Toxicity in Mice by Administration of a Potentized Homeopathic Drug, Natrum sulphuricum 200,*** Evid Based Complement Alternate Med. Mar 2009; 6(1): 65–75.
19. Bouzigues Cedric, Gacoin Thierry and Alexandrou Antigoni, ***Biological Applications Of Rare-Earth Based Nanoparticles,*** American Chemical Society 2011, vol. 5, no. 11, 8488-8505.
20. Cajot S, Butsele K. Van, Paillard A. et al, ***Smart Nanocarriers for pH – Triggered Targeting and Release of Hydrophobic Drugs***, Acta Biomaterialia 8 (2012) 4215-4223. Available online: 7sept 2012. http://dx.doi.org/10.1016/j.actbio.2012.08.049.
21. Carney Randy P., Astier Yann, Carney Tamara M. et al, ***Electrical Method to Quantify Nanoparticle Interaction with Lipid Bilayers,*** American Chemical Society, 2013, vol.7, no: 2, 932-942.
22. Cartwright Jon***, Honey, I shrunk the proton.*** New Scientist, 20 July 2013; 30 – 33.
23. Chatterjee P, Mondal G and Wong C S, ***Electron acoustic dressed soliton in quantum plasma, Indian Journal of Physics***, Vol. 87 (8) August 2013; 827 – 834.
24. Chekmarev Sergei F, ***Tendency to occupy a statistically dominant spatial state of the flow as a driving force for turbulent transition***, Chaos, American Institute of Physics 23, Vol 23 (1); 013144 1 – 8.
25. Chikramane P S, Suresh A.K Bellare J R, et al, ***Extreme Homeopathic Dilutions Retain Starting Materials: A Nanoparticulate Perspective,*** Homeopathy (2010) 99, 231-242.

26. Chikramane P.S, Kalita Drubajyoti, ***Why Extreme Dilutions Reach Non-Zero Asymptotes: a Nanoparticulate Hypothesis Based on Froth Flotation,*** Langmuir, 2012, 28 (45), p 15864–15875, ACS publications (American chemical society), published online on Oct 19, 2012.
27. Cho Hoonsung, Alcantara David, Yuan Hushan et al, ***Fluorochrome-Functionalized Nanoparticles For Imaging DNA In Biological Systems***, American Chemical Society, 2013, vol 7, no:3, 2032-2041.
28. Choudhary B.L, Krishnamurthy Anjali, Srivastava Bipin. K, ***Size dependence of magneto-resistive behaviour of nano-particle magnetite,*** Indian Journal of Pure and Applied Physics, Vol 49(3), March 2011; 190 – 194.
29. Chu Ming-Wen and Chen Cheng Hsuan, ***Chemical Mapping and Quantification at The Atomic Scale by Scanning Transmission Electron Microscopy,*** American Chemical Society 2013, Vol.7, No.6, 4700-4707.
30. Close Stuart, ***The Genius of Homoeopathy: Lectures and Essays on Homoeopathic Philosophy with word index***, 2nd edition, 2006, B. Jain publishers (P) LTD, New Delhi.
31. Cohen Adam. E and Fields Alexander. P, ***The Cat That Caught The Canary: What To Do With Single-Molecule Trapping,*** American Chemical Society 2011, vol. 5, no. 7, 5296-5299.
32. Dam Duncan Hieu M, Lee Jung Heon et al, ***Direct Observation of Nanoparticle-Cancer Cell Nucleus Interactions,*** American Chemical Society, 2012, Vol.6, no. 4, 3318-3326.
33. Das Sreemanti and Saha Santu Kumar, ***Potential Of The Homeopathic Remedy, Arnica Montana 30C, To Reduce DNA Damage In Escherichia Coli Exposed To Ultraviolet Irradiation Through Up-Regulation of Nucleotide Excision Repair Genes,*** Journal of Chinese Integrative Medicine: Volume 10 March, 2012 No:3, 337-346.
34. Datta Swapna, Biswas Surjyo Jyoti, and Anisur Rahman Khuda-Bukhsh, ***Comparative Efficacy of Pre-Feeding, Post-Feeding and Combined Pre- and Post-Feeding of Two Microdoses of a Potentized Homeopathic Drug, Mercurius solubilis, in Ameliorating Genotoxic Effects Produced by Mercuric Chloride in Mice,*** Evid Based Complement Alternate Med. Dec 2004; 1(3): 291–300, Published online Aug 18, 2004
35. Davenas E and Beauvais F, ***Human Basophil Degranulation Triggered by Very Dilute Antiserum Against IgE,*** Scientific Paper, Nature Vol. 333, 30 June 1988, 816-818.
36. Dinesha M L, Prasanna, G D, Naveen C.S et al, ***Structural and dielectric properties of Fe doped ZnO nanoparticles***, Indian Journal of Physics, Vol. 87 (2) February 2013; 147-153.
37. Ding Mingming, Song Nijia He Xueling et al, ***Towards the Next-Generation Nanomedicines: Design of Multifunctional Multiblock Polyurethanes for Effective Cancer Treatment,*** American Chemical Society 2013, vol.7, no.3, 1918-1928.

38. Dudgeon R.E, ***The Lesser writings of Samuel Hahnemann***, B.Jain Publishers (P) Ltd, New Delhi.
39. Dudgeon.R.E, ***Lectures on the Theory & Practice of Homoeopathy,*** Reprinted edition, 2002, B. Jain publishers (P) Ltd.
40. Elinav Eran and Peer Dan, ***Harnessing Nanomedicine for Mucosal Theranostics-A Silver Bullet at Last***? American Chemical Society, 2013, vol.7, no: 4, 2883-2890.
41. Fedoruk Michael, Meixner Marco, Palacios Sol Carretero et al, ***Nanolithography by Plasmonic Heating and Optical Manipulation of Gold Nanoparticles,*** American Chemical Society, 2013, vol.7, no: 9, 7648-7653.
42. Feldheim Daniel L and Foss. Jr Colby, A., ***Metal Nanoparticles, Synthesis, Characterization and Applications,*** 2002, Marcel Dekker, Inc., New York, USA.
43. Galloway Ashley L., Murphy Andrew, De Simone Joseph M et al,, ***Development of a Nanoparticle-Based Influenza Vaccine using the PRINT Technology,*** Nanomedicine: Nanotechnology, Biology, and Medicine 9(2013)523-531.
44. Ganji S R Seyedalizadeh, Barari A, Karimpour S et al, ***Nonlinear oscillation system of mass with serial linear and nonlinear springs,*** Indian Journal of Physics, Vol. 87(8) August 2013; 787 – 792.
45. GaoZibin, Zhang Linan, Hu Jie et al, ***Mesenchymal Stem Cells: A Potential Targeted-Delivery Vehicle for Anti-Cancer Drug Loaded Nanoparticles,*** Nanomedicine: Nanotechnology, Biology, and Medicine, 9 (2013) 174-184.
46. Gault Baptiste, Moody Michael P, Cairney Julie M et al, ***Atom probe crystallography,*** Materials today, September 2012, Vol.15 (9); 378 – 386.
47. Goel Sumit, ***Art and Science of Homoeopathic Pharmacy,*** 1st edition, 2002, Leo Enterprises.
48. Grannis Paul and Jenni Peter, ***The evolution of Hadron-Collider experiments,*** Physics today, Vol.66 (6) June 2013; 38 – 44.
49. Greaves Tamar L and Drummond Calum J, ***Solvent Nanostructure, The Solvophobic Effect and Amphiphile Self Assembly in Ionic Liquids,*** Chem Soc Rev 2013, vol.42, no.3, 1096-1120.
50. Gunawan Cindy, Teoh Wey Yang, Marquis Christipoher P et al, ***Cytotoxic Origin Of Copper(II) Oxide Nanoparticles: Comparative Studies With Micron-Sized Particles, Leachate, and Metal Salts,*** American Chemical Society 2011, vol. 5, no.9, 7214-7225.
51. Haehl Richard, ***Samuel Hahnemann-His Life and Works***, Volume - II, 2006, B. Jain Publishers (P) Ltd. New Delhi.
52. Hahnemann Samuel, ***The Chronic Diseases – Their Peculiar Nature & Their Homoeopathic Cures***, Volume I, 12th Impression, 2009, B. Jain publishers (P) Ltd, New Delhi.
53. Handley Rima, ***In Search of Later Hahnemann***, South Asian Edition, 2007, Elsevier, A division of Reed Elsevier India Private Limited.

54. He Kai, Khorasani Firoozeh Babaye, Retterer Scott.T et al, ***Diffusive Dynamics of Nanoparticles in Arrays of Nanoposts,*** American chemical society, 2013, vol.7, no.6, 5122-5130.
55. Hennequin Yves, Allier Cedric P., McLeod Euan at el, ***Optical Detection and Sizing of Single Nanoparticles using Continuous Wetting Films,*** American Chemical Society, 2013, vol.7, no.9, 7601-7609.
56. Hoffmann Katrin, Behnke Thomas, Drescher Daniela et al, ***Near-Infrared-Emiting Nanoparticles for Lifetime-Based Multiplexed Analysis and Imaging of Living Cells,*** American Chemical Society 2013, Vol.7, No.8, 6674-6684.
57. Huang Shixian, Shao Kun, Liu Yang et al, ***Tumor-Targeting and Microenvironment-Responsive Smart Nanoparticles for Combination Therapy of Antiangiogenesis and Apoptosis,*** American Chemical Society 2013, vol.7, no. 3, 2860-2871.
58. Hughes Richard, ***The Principles & Practice of Homoeopathy***, 8th impression, 2011, B. Jain publishers (P) Ltd, New Delhi.
59. Ibanez Maria, Zamani Reza, GorsseStephane et al, ***Core-Shell Nanoparticles as Building Blocks for the Bottom-Up Production of Functional Nanocomposites: PbTe-PbS Thermoelectric Properties,*** American Chemical Society, 2013, vol.7, no.3, 2573-2586.
60. Inkpen Michael S and Albrecht Tim, ***Probing Electron Transport in Proteins at Room Temperature with Single-Molecule Precision,*** American Chemical Society 2012, vol.6, no. 1, 13-16.
61. Jia Yi, Tang Yuan, He Hongmei et al, ***Nanoassemblies from Homostructured Polypeptides as Efficient Nanoplatforms for Oral Drug Delivery,*** Nanomedicine: Nanotechnology, Biology, and Medicine 9 (2013) 408-418.
62. Karar N, Srivastava A K and Kotnala R K, ***Interdependence of nano grain size, alloying effects and magnetic properties of Ni-Cu-Al alloys,*** Indian Journal of Pure and Applied Physics, Vol. 50 (10) Oct 2012; 727 – 723.
63. Kent J. T, ***Lesser Writings – Clinical Cases New Remedies Aphorisms and Precepts***, 10th impression, 2012, B. Jain publishers (P) Ltd.
64. Kent James Tyler, ***Lectures on Homoeopathic Philosophy,*** 2nd edition, Reprinted Edition, 2004, B. Jain publishers (P) Ltd, New Delhi.
65. Khuda-Bukhsh A. R, ***Biological Action of Homeopathy Medicine***, Homeopathic Journal, Vol.4, Issue 4, Feb, 2011 (General Theme)-from Homeorizon.com.
66. Khuda-Bukhsh A.R, Bhattacharyya Soumya Sundar et al, ***Modulation Of Signal Proteins: A Plausible Mechanism to Explain How a Potentized Drug Secale cor 30c Diluted Beyond Avogadro's Limit Combats Skin Papilloma in Mice.*** Evid Based Compliment Alternat Med.2011, 2011:286320, published online June 18,2011.
67. Khuda-Bukhsh A.R and De Arnab, ***Analysis of the Capability of Ultra-Highly Diluted Glucose to Increase Glucose Uptake in Arsenite-Stressed Bacteria Escherichia Coli***, Journal of Chinese Integrative Medicine, August 2011, Vol. 9, No. 8, 901-912.

68. Khuda-Bukhsh A.R, ***Towards Understanding Molecular Mechanisms of Action of Homeopathic Drugs: An Overview,*** Molecular and Cellular Biochemistry 253: 339–345, 2003.
69. Khuda-Bukhsh Anisur Rahaman, ***Current Trends in High Dilution Research with Particular Reference to Gene Regulatory Hypothesis,*** Nucleus – International journal of cytology and allied sciences (Springer publications), published online: 18 Mar 2014.
70. Kim Byung-Ho, Yoon In Seon and Lee Jae-Seung, ***Masking Nanoparticle Surfaces for Sensitive and Selective Colorimetric Detection of Proteins,*** Anal.Chem.2013,85,10542-10548.
71. Kim Jong Ah, Aberg Christoffer, Carcer Guillermo de et al, ***Low Dose of Amino-Modified Nanoparticles Induces Cell Cycle Arrest,*** American Chemical Society, 2013, vol.7, no: 9, 7483-7494.
72. Kim Sung Tae, Saha Krishnendu, Kim Chaekyu et al, ***The Role of Surface Functionality in Determining Nanoparticle Cytotoxicity,*** Accounts of Chemical Research 2013, Vol.46, No.3 – 681-691.
73. Kim Tae-Hyung, Waleed Said Ahmed El, An Jeung Hee et al, ***ITO/Gold Nanoparticle/RGD Peptide Composites to Enhance Electrochemical Signals and Proliferation of Human Neural Stem Cells,*** Nanomedicine: Nanotechnology, Biology, and Medicine 9(2013) 336-344.
74. Kingham Emmajayne and Oreffo Richard O.C., ***Embryonic and Induced Pluripotent Stem Cells: Understanding, Creating, and Exploiting the Nano-Niche for Regenerative Medicine,*** American Chemical Society 2013, Vol.7, No.3, 1867-1881.
75. Knecht Leslie D, Ali Nur, Wei Yinan et al, ***Nanoparticle-Mediated Remote Control of Enzymatic Activity,*** American Chemical Society, 2012, vol. 6, no. 10, 9079-9086.
76. Knittel Fabien, Gravel Edmond, Cassette Elsa et al, ***On The Characterization Of The Surface Chemistry Of Quantum Dots,*** American Chemical Society 2013, 13, 5075-5078.
77. Kreyling Wolfgang G, Behnke Manuela Semmler, Takenaka Shinji et al, ***Differences in The Biokinetics of Inhaled Nano-Versus Micrometer Sized Particles,*** Accounts of Chemical Research – 2013, Vol.46, No.3, 714-722.
78. Lee Gee Young, Qian Wei Ping, Liya Wang et al, ***Theraostic Nanoparticles with Controlled Release of Gemcitabine for Targeted Therapy and MRI of Pancreatic Cancer,*** American Chemical Society 2013, vol.7, no.3, 2078-2089.
79. Lehner Roman, Wang Xueya, Marsch Stephan et al, ***Intelligent Nanomaterials for Medicine: Carrier Platforms and Targeting Strategies in the Context of Clinical Application,*** Nanomedicine: Nanotechnology, Biology, and Medicine 9 (2013) 742-757.
80. Lundqvist Martin, Stigler Johannes, Cedervall Tommy et al, ***The Evolution Of The Protein Corona Around Nanoparticles: A Test Study,*** American Chemical Society 2011, vol. 5, no. 9, 7503-7509.

81. Ma Liang, Kohli Manish and Smith Andrew, ***Nanoparticles for Combination Drug Therapy,*** American Chemical Society 2013, vol.7, no.11, 9518-9525.
82. Mandal and Mandal, ***A Textbook of Homoeopathic Pharmacy***, Reprint Edition, 2002, New Central Book Agency (P) Ltd.
83. Marchesano Valentina, Hernandez Yulan, Salvenmoser Willi et al, ***Imaging Inward and Outward Trafficking of Gold Nanoparticles in Whole Animal,*** American Chemical Society 2013, Vol.7, No:3, 2431-2442.
84. Masoud Hassan and Alexeev Alexander, ***Controlled Release of Nanoparicles and Macromolecules from Responsive Microgel Capsules,*** American Chemical Society 2012, vol. 6, no. 1, 212-219.
85. Matile Stefan and Flyes Tom, ***Transport Across Membranes,*** Accounts of chemical research 2013; vol.46; no.12; 2741-2742.
86. McBride James R, Pennycook Timothy J., Pennycook Stephan J. et al, ***The Possibilty and Implications of Dynamic Nanoparticle Surfaces,*** American Chemical Society, 2013, vol.7, no:10, 8358-8365.
87. Moghimi. S. Moein and Farhangrazi Z. Shadi, ***Nanomedicine and the Complement Paradigm,*** Nanomedicine: Nanotechnology, Biology, and Medicine 9 (2013) 458-460.
88. Mohammed Abdul M and Schulman Rebecca, ***Directing Self-Assembly of DNA Nanotubes using Programmable Seeds,*** American Chemical Society, 2013, Published: August 6,2013 dx.doi.org/10.1021/nl400881w / Nano lett.2013,13,4006-4013.
89. Mouli Samdeep K, Tyler Patrick Mc Devitt Joseph. L et al, ***Image-Guided Local Delivery Strategies Enhance Therapeutic Nanoparticle Uptake in Solid Tumors,*** American Chemical Society, 2013, Vol.7, no.9, 7724-7733.
90. Moyle Peter M., Hartas Jon, Henningham Anna et al, ***An Efficient, Chemically Defined Semisynthetic Lipid-Adjuvanted Nanoparticulate Vaccine Development System,*** Nanomedicine: Nanotechnology, Biology, and Medicine 9(2013) 935-944.
91. Muniz Alfredo de la Escosura and Arben Merkoqi, ***Nanochannels Preparation and Application in Biosensing,*** American Chemical Society 2012, vol.6, no. 9, 7556-7583.
92. Nam Jutaek, La Wan-Geun, Hwang Sekyu, et al, ***pH-Responsive Assembly of Gold Nanoparticles and "Spatiotemporally Concerted" Drug Release for Synergistic Cancer Therapy,*** American Chemical Society,2013, vol.7, no:4, 3388-3402.
93. Niikura Kenichi, Matsunaga Tatsuya, Suzuki Tadaki et al, ***Gold Nanoparticles as a Vaccine Platform: Influence of Size and Shape on Immunological Responses in Vitro and in Vivo,*** American Chemical Society 2013, vol.7, no. 5, 3926-3938.
94. Park Kinam, ***Facing the Truth about Nanotechnology in Drug Delivery,*** American Chemical Society, 2013, vol.7, no: 9, 7442-7447.
95. Parolo Claudio and Merkoci Arben, ***Paper Based Nanobiocensors for Diagnostics,*** Chem. Soc. Rev 2013, 42, 450-457.

96. Paul Saili, Bhattacharyya Soumya Sundar, Boujedaini Naoual et al, ***Anticancer Potentials Of Root Extract Of Polygala Senega And Its PLGA Nanoparticles-Encapsulated Form,*** Evid Based Complement Alternat Med. 2011; 2011: 517204.Published online Sep 21, 2010.
97. Pelaz Beatriz, Jaber Sarah Dorleta, Aberasturi Jimenez de et al, ***The State of Nanoparticle-Based Nanoscience and Biotechnology: Progress, Promises, and Challenges,*** American Chemical Society, 2012, vol.6, no.10, 8468-8483.
98. Perriman Adam.W and Mann Stephan, ***Liquid Proteins_ A New Frontier for Biomolecule-Based Nanoscience,*** American Chemical Society 2011, vol. 5, no.8, 6085-6091.
99. Peters Ruud, Kramer Evelien, Oomen Agnes G et al, ***Presence of Nano-Sized Silica During in Vitro Digestion of Foods Containing Silica as a Food Additive,*** American Chemical Society 2012, vol.6, no.3, 2441-2451.
100. Pettibone John M., Gigault Julien and Hackley Vincent A, ***Discriminating the States of Matter in Metallic Nanoparticle Transformations: What are We Missing?*** American Chemical Society 2013, Vol.7, No.3, 2491-2499.
101. Pogodin Sergey, Werner Marco, Sommer Jens-Uwe et al, ***Nanoparticle-Induced Permeability of Lipid Membranes,*** American Chemical Society, 2012, vol.6, no: 12, 10555-10561.
102. Rajendran. E. S, ***New Lights – Lectures on Homoeopathy and Philosophy,*** 1st edition, 2002, Mohna Publications, Cochin.
103. Rajendran. E. S, ***The Nucleus – Lectures on Chronic Diseases and Miasms,*** 1stedition 2004, Mohna Publications, Cochin.
104. Rao C.N.R, Cheetham.A and Muller A.K., ***Nanomaterials Chemistry – Recent Developments And New Directions,*** 2007, WILEY-VCH Verlag GmbH &Co,KGaA, Weinheim, Germany.
105. Roberts. A. Herbert, ***The Principles and Art of Cure by Homoeopathy,*** 3rd edition, 2005, B. Jain publishers (P) LTD, New Delhi.
106. Saha Santu Kumar, Das Sreemanti and Khuda-Bukhsh A.R, ***Phenotypic Evidence of Ultra-Highly Diluted Homeopathic Remedies Acting at Gene Expression Level: A Novel Probe on Experimental Phage Infectivity in Bacteria***. Journal of Chinese Integrative Medicine: Volume 10, 2012 Issue 4, 1-9.
107. Sarkar. B. K, ***Organon of Medicine,*** Reprinted Edition, 2004-2005, Birla Publication Pvt. Ltd.
108. Sengupta Shiladitya and Kulkarni Ashish, ***Design Principles for Clinical Efficacy of Cancer Nanomedicine: A Look into Basics,*** American Chemical Society 2013, vol.7, no.4, 2878-2882.
109. Shao Xia, Zhang Huanan, Rajian Justin R et al,, ***^{125}I-Labeled Gold Nanorods for Targeted Imaging of Inflammation,*** American Chemical Society, 2011, vol.5, no:11, 8967-8973.
110. Simon Avi Ben, Eshet Hagai and Rabani Eran, ***On the Phase Behavior of Binary Mixtures of Nanoparticles,*** American Chemical Society 2013, vol.7, no.2, 978-986.

111. Smith Candice A., Simpson Carrie A., Kim Ganghyeok et al, ***Gastrointestinal Bioavailability Of 2.0nm Diameter Gold Nanoparticles,*** American Chemical Society, 2013, vol.7, no:5, 3991-3996.

112. Stefanick Jared F, Ashley Jonathan D and Basar Bilgicer, ***Enhanced Cellular Uptake of Peptide-Targeted Nanoparticles Through Increased Peptide Hydrophilicity and Optimized Ethylene Glycol Peptide-Linker Length,*** American Chemical Society 2013, Vol.7, No.3, 1867-1881.

113. Summers Huw D, Brown Martyn R, Holton Mark D et al, ***Quantification of Nanoparticle Dose and Vesicular Inheritance in Proliferating Cells,*** American Chemical Society 2013, Vol.7, No.7, 6129-6137.

114. Taghizadeh N, Mirzazadeh M and Mahmoodirad A, ***Application of Kudryashov method for high-order nonlinear Schrodinger equation,*** Indian Journal of Physics Vol. 87(8) August 2013; 781 – 785.

115. Tarn Derrick, Ashley Carlee E, Xue Min et al, ***Mesoporous Silica Nanoparticle Nanocarriers: Biofunctionality and Biocompatibility,*** Accounts of Chemical Research 2013, Vol.46, No.3, 792-801.

116. Tenzer Stefan, Docter Dominic, Rosfa Susanne et al, ***Nanoparticle Size Is A Critical Physico-Chemical Determinant of The Human Blood Plasma Corona: A Comprehensive Quantitative Proteomic Analysis,*** American Chemical Society 2011, vol. 5, no. 9, 7155-7167.

117. Toy Randall, Hayden Elliott, Camann Andrew et al, ***Multimodal in Vivo Imaging Exposes the Voyage of Nanoparticles in Tumor Microcirculation,*** American Chemical Society 2013, Vol.7, No.4, 3118-3129.

118. Tsoi Kim M., Dai Qin, Alman Benjamin A. et al, ***Are Quantum Dots Toxic? Exploring The Discrepancy Between Cell Culture and Animal Studies,*** Accounts of Chemical Research – 2013, Vol.46, No.3 – 662-671.

119. Ullal Adeeti. V, Reiner Thomas, Yang Katherine. S et al***, Nanoparticle-Mediated Measurement of Target-Drug Binding in Cancer Cells,*** American Chemical Society, 2011, vol:5, no:11, 9216-9224.

120. Ullal Adeeti.V, Reiner Thomas, Yang Katherine.S et al, ***Nanoparticle-Mediated Measurement of Target-Drug Binding in Cancer Cells,*** American Chemical Society, 2011, vol.5, no:11, 9216-9224.

121. Upadhyay Rajendra Prakash and Nayak Chaturbhuja, ***Homeopathy Emerging as Nanomedicine,*** Int J High Dilution Res 2011; 10(37): 299-310.

122. Valentini Paola, Fiammengo Roberto, SabellaStefania et al, ***Gold-Nanoparticle-Based Colorimetric Discrimination of Cancer-Related Point Mutations with Picomolar Senstivity,*** American Chemical Society, 2013, vol.7, no: 6, 5530-5538.

123. Vial Stephanie, Nykypanchuk Dmytro, Yager Kevin G et al, ***Linear Mesostructures in DNA_Nanorod Self-Assembly,*** American Chemical Society, 2013, vol.7, no: 6, 5437-5445.

124. Wang Bing, He Xiao, Zhang Zhiyong et al, ***Metabolism of Nanomaterials in Vivo: Blood Circulation and Organ Clearance,*** Account Of Chemical Research, 2013- Vol.46, No.3, 761 – 769.

125. Wang E.Q, Chen Y.H, Li B.C et al, ***Dependences of charged particle pseudorapidity distributions on impact parameter and center-of-mass energy in nucleus-nucleus collisions at relativistic energies,*** Indian Journal of Physics, Vol. 87 (8) August 2013; 793 – 801.

126. Wang Guankui, Norton Ann S, Pokhorel Deep et al, ***KDEL Peptide Gold Nanoconstructs: Promising Nanoplatforms for Drug Delivery,*** Nanomedicine: Nanotechnology, Biology, and Medicine 9 (2013) 366-374.

127. Wang Hong, Chen Liyong, FengYuhua et al, ***Exploiting Core-Shell Synergy for Nanosynthesis and Mechanistic Investigation,*** Accounts of Chemical Research 2013, Vol.46, No.7, 1636-1646.

128. Wang Tiantian, Bai Jing, Jiang Xiue et al,, ***Cellular Uptake of Nanoparticles by Membrane Penetration: A Study Combining Confocal Microscopy with FTIR Spectroelectrochemistry,*** American Chemical Society 20123, vol.6, no.3, 1251-1259.

129. Wei Hui and Wang Erkang, ***Nanomaterials with Enzyme-Like Characteristics (Nanozymes): Next-Generation Artificial Enzymes,*** Chem. Soc. Rev 2013, 42, 6060-6093.

130. Wong Bin Sheng, Yoong Sia Lee, Jagusiak Anna et al, ***Carbon Nanotubes For Delivery Of Small Molecule Drugs,*** Advanced Drug Delivery Reviews 65 (2013) 1964-2015.

131. Wu Yun Long, Putcha Nirupama, Woei Ng Kee et al, ***Biophysical Responses upon the Interaction of Nanomaterials with Cellular Interfaces,*** Accounts of Chemical Research – 2013, Vol.46, No.3 – 782-791.

132. Yan Yan, Bjornmalm Mattis and Frank Caruso., ***Particles Carriers for Combating Multidrug-Resistant Cancer,*** American Chemical Society, 2013, vol.7, no.11, 9512-9517.

133. Yan Yan, Lai Zon W, Goode Robert J et al, ***Particles on the Move: Intracellular Trafficking and Asymmetric Mitotic Partitioning of Nanoporous Polymer Particles,*** American Chemical Society, 2013, vol.7, no: 6, 5558-5567.

134. Yang Kai, Feng Liangzhu, Shi Xiaoze et al, ***Nano-Graphene in Biomedicine: Theranostic Applications,*** Chem. Soc. Rev 2013, 42, 530-547.

135. Yang Rui, Huang Liang, Lai Ying-Cheng et al, ***Harnessing quantum transport by transient chaos***, Chaos, American Institute of Physics 23, Vol.23 (1); 013125 1-9.

136. Yau Sung Hei, Varnavski Oleg, Iii and Theodore Goodson, ***An Ultrafast Look at Au Nanoclusters,*** Accounts of Chemical Research 2013, Vol.46, No.7, 1506-1516.

137. Yu Yong, Luo Zhentao, Yu Yue et al, ***Observation of Cluster Size Growth In CO-Directed Synthesis of*** $Au_{25}(SR)_{18}$***Nanoclusters,*** American Chemical Society, 2012, Vol.6, No.9, 7920-7927.

138. Yucaiwang, Kvar C. L. Black, Leumann Hannah et al, ***Comparison Study of Gold Nanohexapods, Nanorods, and Nanocages for Photothermal Cancer Treatment,*** American Chemical Society, 2013, vol 7, no. 3, 2068-2077.

139. YueTongtao and Zhang Xianren, ***Cooperative Effect in Receptor-Mediated Endocytosis of Multiple Nanoparticles,*** American Chemical Society 2012, vol.6, no.4, 3196-3205.

140. Zaric Marija, Lyubomska, Oksana Touzlet Olivier et al, ***Skin Dendritic Cell Targeting via Microneedle Arrays Laden with Antigen-Encapsulated Poly-D, L-Lactide-co-Glycolide Nanoparticles Induces Efficient Antitumor and Antiviral Immune Responses***, American Chemical Society 2012, vol.7, no.3, 2042-2055.

141. ZengHua Chun, ***Integrated Nanocatalysts,*** Accounts of Chemical Research 2013, Vol.46, No.2, 226-235.

142. Zhang Pengcheng, CheethamAndrew.G, Yi-an Lin et al, ***Self-Assembled Tat Nanofibres as Effective Drug Carrier and Transporter,*** American Chemical Society, 2013, vol. 7, no. 7, 5965-5977.

143. Zhang Yuan, Ke Xianliang, Zheng Zhenhua et al, ***Encapsulating Quantum Dots into Enveloped Virus in Living Cells for Tracking Virus Infection,*** American Chemical Society 2013, vol.7, no. 5, 3896-3904.

144. Zhou Weilie and Wang Zhong Lin, ***Scanning Microscopy for Nanotechnology: Techniques and Applications,*** 2006, Springer science Business Media, LLC, New York, US